中医古籍医案辑成·学术流派医案系列

温病学派医案
（六）

柳宝诒

主　编　李成文

中国中医药出版社

·北京·

图书在版编目（CIP）数据

温病学派医案（六）/李成文主编．—北京：中国中医药出版社，2015.8

（中医古籍医案辑成·学术流派医案系列）

ISBN 978–7–5132–2276–1

Ⅰ．①温…　Ⅱ．①李…　Ⅲ．①温病学说—医案—汇编—中国　Ⅳ．① R254.2

中国版本图书馆 CIP 数据核字（2015）第 022819 号

中国中医药出版社出版
北京市朝阳区北三环东路 28 号易亨大厦 16 层
邮政编码　100013
传真　010 64405750
廊坊市三友印刷有限公司印刷
各地新华书店经销
*
开本 880×1230　1/32　印张 15.5　字数 362 千字
2015 年 8 月第 1 版　2015 年 8 月第 1 次印刷
书号　ISBN 978–7–5132–2276–1
*
定价　49.00 元
网址　www.cptcm.com

中医古籍医案辑成

九七叟朱良春题

《温病学派医案（六）》编委会

主　编　李成文

副主编　宋金芳　张　妍　马玮莉　习志辉

编　委　（按姓氏笔画排序）

习志辉　马玮莉　张　妍

李成文　宋金芳　姚文轩

内容提要

　　本书收录温病学派著名医家吴有性、余霖、薛雪的临证医案，包括他们的著作中所载的部分他人医案。全书以医家为纲，以病为目，重新分类，按内科、妇科、儿科、外科、骨伤科、五官科排序，注明出处，便于查阅。

　　本书贴近临床，切合实际，方便阅读，对学习掌握古代名医辨证、辨病思路与临证用药特色很有帮助，适于中医临床医师、中医药院校师生及中医爱好者参阅。

前　言

　　医案揭示了历代医家在临证过程中的辨病辨证思路、经验体会和用药特色，浓缩并涵盖了中医基础理论、临床、本草、针灸推拿等多学科内容，理法方药俱备，临病措方，变化随心，对学习借鉴名医经验、临证思路，指导用药，提高临床疗效，继承发展中医学具有重要的意义，因而备受历代医家青睐。

　　明代医家李延昰在《脉诀汇辨》中指出："医之有案，如弈者之谱，可按而覆也。然使失之晦与冗，则胡取乎？家先生之医案等身矣，语简而意明，洵足以尽脉之变。谨取数十则殿之，由此以窥轩岐之诊法焉，千百世犹旦暮也。"孙一奎在《孙氏医案》中指出："医案者何？盖诊治有成效，剂有成法，固纪之于册，俾人人可据而用之。如老吏断狱，爰书一定，而不可移易也。"清代医家周学海强调说："宋以后医书，惟医案最好看，不似注释古书之多穿凿也。每部医案中，必有一生最得力处，潜心研究，最能汲取众家之所长。"俞震在《古今医案按》中说："闻之名医能审一病之变与数病之变，而曲折以赴之，操纵于规矩之中，神明于规矩之外，靡不随手而应，始信法有尽，而用法者之巧无尽也。成案甚多，医之法在是，法之巧亦在是，尽可揣摩。"方耕霞指出："医之有方案，犹名法家之有例案，文章家之有试牍。"余景和在《外证医案汇编》中说："医书虽众，不出二义。经文、本草、经方，为学术规矩之宗；经验、方案、笔记，为灵悟变通之用。二者皆并传不朽。"章太炎指出："中医之成绩，医案最著。欲求前人之经验心得，医案最有线索可寻，循此钻研，事半功倍。"恽铁樵在给《宋元明清名医类案》作序时强调："我国汗牛充栋之医书，其真实价值不在议论而在方药，议论多空谈，药效乃事实，故选刻医案乃现在切要之图。"姚若琴在阐述编辑《宋元明清名医类案》大意时指出："宋后医书，多偏玄理，惟医案具事实精核可读，名家工巧，悉萃于是。"张山雷在《古今医案评议》中说："医书论证，但纪其常，而兼证之纷淆，病源之递嬗，则万不能条分缕析，反致杂乱无章，惟医案则恒随见症为迁移，活泼无方，具有万变无穷之妙，俨如病人在侧，謦咳亲闻。所以多读医案，绝胜于随侍名师，直不啻聚古今之良医而相与晤对一堂，上下议论，何快如之。"秦伯未说："合病理、治疗于一，而融会贯通，卓然成一家言。为后世法者，厥惟医案。""余之教人也，先以《内》《难》《本经》，次以各家学说，终以诸家医案。"程门雪认为："一个中医临床医生，没有扎实的理论基础，就会缺乏指导临床实践的有力武器，而如无各家医案作借鉴，那么同样会陷入见浅识寡，遇到困难束手无策的境地。"俞长荣认为："医案是中医交流和传授学术经验的传统形式之一。它既体现了中医辨证论治的共同特点，又反映了中医不同学派在诊疗方法方面的独特风格。读者从医案中可以体会到怎样用理论来指导实践，并怎样通过实践来证实理论；怎样适当地运用成法和常方，并怎样有创造性地权宜应变。因此，医案不仅在交流临床经验、传播中医学术方面具有现实意义，同时对继承老中医学术经验也起了积极的推进作用。"

医案始于先秦，奠基于宋金元，兴盛于明清。晋代王叔和的《脉经》内附医案。唐代孙思邈《备急千金要方》记录有久服石散而导致消渴的医案，陈藏器《本草拾遗》药后附案。北宋钱乙首次在《小儿药证直诀》中设置医案专篇，寇宗奭《本草衍义》药后附案。南宋许叔微首撰医案专著《伤寒九十论》，其《普济本事方》与王璆《是斋百一选方》方后附案，张杲《医说》记录了许多医案。金代张从正撰《儒门事亲》，李杲撰《脾胃论》《兰室秘藏》《东垣试效方》，王好古撰《阴证略例》，罗天益撰《卫生宝鉴》，以及元代朱震亨撰《格致余论》等综合性医著中论后均附案。自宋金元以后，学习医案、应用医案、撰写医案蔚然成风，医案专著纷纷涌现，如《内科摘要》《外科枢要》《保婴撮要》《女科撮要》《孙氏医案》《寓意草》《里中医案》《临证指南医案》《洄溪医案》《吴鞠通医案》《杏轩医案》《回春录》《经方实验录》等。明代著名医家韩懋、吴昆及明末清初的喻昌还对撰写医案提出了详细要求。而从明代就开始对前人的医案进行整理挖掘并加以研究利用，代不乏人，代表作有《名医类案》《续名医类案》《宋元明清名医类案》《清代名医医案精华》《清宫医案》《二续名医类案》《中国古今医案类编》《古今医案按》《历代儿科医案集成》《王孟英温热医案类编》《易水四大家医案类编》《张锡纯医案》《〈本草纲目〉医案类编》等。由于中医古籍汗牛充栋，浩如烟海。但是，受多方面因素的影响及条件制约，已有的医案类著作所收医案不够全面，参考中医古籍有限，分类整理方法简单局限，难以满足日益增长的不同读者群及临床、教学与科研的需求。因此，从 3200 多种中医古籍包括医案专著中系统收集整理其中的医案日益迫切。这可以充分发挥、利用中医古籍的文献学术价值，对研究中医证候特点与证型规律，提高临床疗效，具有重要的支撑价值。

本套丛书收录 1949 年以前历代医家编纂的 3200 余种中医古籍文献中的医案，分为学术流派医案、著名医家医案、常见疾病医案、名方小方医案四大系列。本书在建立专用数据库基础上，根据临床实际需要，结合现代阅读习惯，参考中医院校教材，对所有医案进行全面分类，以利于了解、学习和掌握历代名医治疗疾病的具体方法、应用方药技巧，为总结辨治规律，提高临床疗效提供更好的借鉴。其中，《学术流派医案系列》以学派为纲，医家为目，分为伤寒学派医案、河间学派医案、易水学派医案、温病学派医案、汇通学派医案;《著名医家医案系列》以医家为纲，以病为目，选取学术成就大、影响广、医案丰富的著名医家的医案;《常见疾病医案系列》以科为纲，以病为目，选取临床常见病和多发病医案;《名方小方医案系列》以方为纲，以病为目，选取临床常用的经方、名方、小方所治医案。

本丛书编纂过程中得到中华中医药学会名医学术思想研究分会的大力支持，年届 97 岁的首届国医大师朱良春先生特为本书题写书名，中国工程院院士王永炎教授担任主审，在此一并表示衷心的感谢。

由于条件所限，加之中医古籍众多，医案收录过程中难免遗漏，或分类不尽如人意，敬请读者提出宝贵意见，以便再版时修订提高。

《中医古籍医案辑成》编委会

2015 年 6 月

凡 例

《中医古籍医案辑成·学术流派医案系列》依据贴近临床、同类合并、参考中医教材教学大纲、利于编排、方便查阅的原则对医案进行分类与编排。

内科医案按肺系、心系、脾胃、肝胆、肾系、气血津液、肢体经络等排列。

妇科医案按月经病、带下病、妊娠病、生产与产后病、乳房疾病、妇科杂病等排列，并将传统外科疾病中与妇科相关的乳痈、乳癖、乳核、乳岩等医案调整到妇科，以满足临床需要。

儿科医案按内科、外科、妇科、五官科、骨伤科顺序排列。年龄限定在十四岁以下，包括十四岁；对于部分医案中"一小儿"的提法则视医案出处的具体情况确定。

外科医案按皮肤病、性传播疾病、肛门直肠疾病、男性疾病等排列。

五官科医案按眼、耳、鼻、口齿、咽喉顺序排列。

对难以用病名或主症分类，而仅有病因、病机、舌脉等的描述者，归入其他医案。

《学术流派医案系列》为全面反映各学术流派的学术成就，其著作中所摘录或引用其他人的部分医案采用"附"的形式也予以摘录。医案中的方药及剂量原文照录，不加注解。对于古今疾病或病名不一致的医案，按照相关或相类的原则，或根据病因病机，或根据临床症状，或根据治法和方剂进行归类。同一医案有很多临床症状者，一般根据主症特征确定疾病名称。

对因刊刻疑误或理解易有歧义之处，用括号加"编者注"的形式注明本书作者的观点。原书有脱文，或模糊不清难以辨认者，以虚阙号"□"按所脱字数——补入，不出校。

原书中的异体字、古字、俗字，统一以简化字律齐，不出注。

原书中的药物异名，予以保留，不出注。原书中的药名使用音同、音近字者，如朱砂作珠砂、僵虫作姜虫、菟丝子作兔丝子等，若不影响释名，不影响使用习惯，以规范药名律齐，不出注。

本书采用横排、简体、现代标点。版式变更造成的文字含义变化，今依现代排版予以改正，如"右药"改"右"为"上"，不出注。

每个医案尽量标明出处，以助方便快捷查找医案原文，避免误读或错引。

对部分医案或承上启下，或附于医论，或附于方剂，或附于本草，或案中只有方剂名称而无组成和剂量，采用附录的形式，将原书中的疾病名称、病机分析、方剂组成、方义分析、药物用法等用原文解释，以便于更好地理解和掌握。附录中的方剂组成，是根据该医案作者的著作中所述该方剂而引用的，包括经方或名方。

温病学派概论

　　中医学术流派研究是研究中医学术发展沿革的重要方法之一，其便于理清中医学术发展的思想脉络，深入研究历代名医学术思想与临床经验，分清哪些是对前人的继承，哪些是继承中的发展，哪些是个人的创新见解与经验，为中医学进一步发展提供借鉴。学术流派或体系是后人依据著名医家们的师承关系、学术主张或学术倾向、学术影响而划分的。由于中医学术流派形成发展过程中的融合、交叉、分化，学派之间存在千丝万缕的联系，故划分学派的标准不一，有按学科分类，有按著名医家分类，有按学术研究方向分类，有按著作分类，有按地域分类，因而划分出外感学派、内伤学派、热病学派、杂病学派、刘河间学派、李东垣学派、张景岳学派、薛立斋（薛己）学派、赵献可学派、李士材学派、医经学派、经方学派、伤寒学派、河间学派、易水学派、温病学派、汇通学派、攻邪学派、丹溪学派、温补学派、正宗学派、全生学派、金鉴学派、心得学派、寒凉学派、蔺氏学派、经穴学派、穴法学派、重灸学派、重针学派、骨伤推拿学派、指压推拿学派、一指禅推拿学派、经穴推拿学派、腹诊推拿学派、儿科推拿学派、五轮学派、八廓学派、内外障学派、少林学派、武当学派、新安学派等，这对中医学术的发展起到了积极作用。然而，学派研究目前也存在不少问题，主要在于学术流派形成年代、学派划分标准、学派研究学术价值等方面。争论的焦点是基础医学及临床领域中的医经学派、经方学派、汇通学派是否存在，攻邪学派、丹溪学派、温补学派能否另立门户，学派之间的渗透与交叉重复如何界定等；另外，每一学派的代表医家虽然在师承或学术上一脉相承，但其学术理论、临证辨病思路、处方用药方面或相差甚远，这些医学大家大多数是全才，如以学派分类，难免以偏概全；加之以往学术流派研究偏重理论，忽略临床，因此，以派为纲研究著名医家也有其不利的一面。为弥补学术流派研究轻临床的不足，拓展学派研究的内涵与外延，收集学术流派相关医家的涵盖中医基础理论和临床经验的医案已成为当务之急。因为这些医案不仅是著名医家学术思想的直接鉴证，也是研究学术流派源流的最重要的参考依据。

温病学派是研究温病的病因病机、传变规律及防治方法的一个学术流派。汉唐时期对外感温热病的探讨为温病学派的形成打下了一定的基础；金元时期刘完素阐发火热理论成为温病学派的先导；明清之际温疫猖獗，南方地区热病盛行，为研究温病提供了有利条件，吴有性、戴天章、余霖、叶桂、薛雪、吴瑭、王士雄等为温病学派的形成做出了巨大贡献。使温病的证治从《伤寒论》体系中脱离出来，促进了中医的学术发展。

《黄帝内经》对温病的病因、发病类型、症状、传变、治则、善后禁忌及疫病特点等曾有论述。如《素问·热论》："凡病伤寒而成温者，先夏至日者为病温，后夏至日者为病暑。"《素问·生气通天论》："冬伤于寒，春必温病。"《素问·刺法论》："五疫之至，皆相染易，无问大小，病状相似。"《难经·五十八难》："伤寒有五，有中风，有伤寒，有湿温，有热病，有温病……伤寒之脉，阴阳俱盛而紧涩；热病之脉，阴阳俱浮，浮之而滑，沉之散涩。"《伤寒论》对风温、暍病也有论述，如"太阳病，发热而渴，不恶寒者为温病。若发汗已，身灼热者，名风温"，"太阳中热者，暍是也，汗出恶寒，身热而渴，白虎加人参汤主之"。《肘后备急方》认为温病主要是感受疠气所致，"其年岁中有疠气，兼挟鬼毒相注，名曰温病"。该书还收录了防治温病、温疫、温毒的方药，如太乙流金方、辟温病散等。《诸病源候论》论述了温热病的病因病机、症状特点，列举热病候28论、温病候34论、时气病候43论。书中认为温病、时气、疫疠等皆"因岁时不和，温凉失节，人感乖戾之气而生病"，且具有强烈的传染性，"病气转相染易，乃至灭门，延及外人"。《千金要方》与《千金翼方》对风温、春温、温病、温毒与温疟进行了阐发，并收载不少防治温病的方剂。其后的《伤寒总病论》《类证活人书》对温病的证治亦多有论述。

刘完素根据宋金时期外感热病的发病特点与传变规律，提出"六气皆能化火"理论，总结治疗方法，创制防风通圣散、双解散、三一承气汤等，标志着外感温热病在理法方药方面开始自成体系，为温病学派的形成奠定了坚实的基础。

汪机在《石山医案》中提出了新感温病的概念，"有不因冬月伤寒而病温者，此特春温之气，可名曰春温，如冬之伤寒、秋之伤湿、夏之中暑相同，此新感之温病也"。《先醒斋医学广笔

3

记》阐发温疫是邪气从口鼻而入，补充了外邪侵犯人体从皮毛而入的不足。《伤暑全书》强调暑邪"从中鼻而入，直中心包络经，先烦闷，后身热"。

明末清初，河北、山东、江苏、浙江温疫猖獗，缺乏有效的防治方法。众多医家皆深入研究其病因病机与发病规律，探讨治法方药。

吴有性，字又可，明代人，著《温疫论》。《温疫论》详细阐发了温疫的致病因素、感邪途径、侵犯部位、传变方式、临床表现。吴有性认为，温疫的病因是感受异气，邪从口鼻而入，伏于膜原，表里分传，感之深者，中而即发，感之浅者，未能顿发，或由诱因，正气受伤，邪气始张。他还创制达原饮与三消饮疏利膜原，表里分消，大获奇效。自此温疫学说开始建立，并得到迅速发展。

戴天章，字麟郊，清代人，著《广瘟疫论》。其在《温疫论》基础上，重视温疫的早期诊断，通过辨气、辨色、辨舌、辨神、辨脉识别温疫，并总结治疗温疫的五种大法（汗、下、清、和、补）。强调温疫汗不厌迟，下不厌早，清法贯穿始终，补法用于善后，表里寒热虚实并见或余邪未尽则用和法。

余霖，字师愚，清代人，著《疫疹一得》。他就乾隆之际的温疫大流行阐发己见，认为温疫的病因病机为淫热入侵于胃，敷布于十二经脉，并创制清瘟败毒饮，重用石膏泻诸经表里之热，补充了吴有性《温疫论》之不足。《疫疹一得》内有医案 11 个，均为应用清瘟败毒饮大剂和中剂的医案。

叶桂，字天士，清代人，著《温热论》《临证指南医案》《叶氏医案存真》《未刻本叶氏医案》等。叶氏主张博采众长、融汇古今，重视学术创新。他详细阐发温热病的发病规律、辨治方法，创立卫气营血的辨证纲领辨治温病，使温病证治形成了更为独立完整的体系，彻底从《伤寒论》中摆脱出来。他还提出"肝风内动、久病入络"说，总结了治疗胃阴不足及虚损症的经验，对后世产生了重大影响。《临证指南医案》（包括《幼科要略》）、《叶氏医案存真》《未刻本叶氏医案》等记载了大量叶氏的临证医案，症状记述虽简，但病机分析中肯，尤其是其门人在《临证指南医案》中所作的按语，更使该书锦上添花，成为临证必读之书。

薛雪，字生白，清代人，著《湿热条辨》《扫叶庄医案》《碎玉篇》，对湿热病的病因病机、发病特点、传变规律、临床证型、遣方用药等进行了论述。他认为，湿热病病因为湿热，宜在脾虚湿胜时感而发病，多由上受，直趋中道，或归于膜原，或波及三焦与肝脏，临床辨治应分清湿热偏胜、留滞部位及伤阴伤阳之不同；并指出"湿热之病，不独与伤寒不同，且与温病大异"，补充了《温热论》之不足。薛氏医案简略，用药没有剂量，复诊也少，但症状、病机、治则俱备，需要认真揣摩才能领会其辨病思路。

吴瑭，字鞠通，清代人，著《温病条辨》《吴鞠通医案》《医医病书》。吴氏在《温热论》的基础上，进一步阐发温病的发病规律，指出温病自口鼻而入，先病于肺，肺病逆传，即犯心包；上焦病不治，则传中焦脾与胃，中焦病不治，即传下焦肝与肾，始于上焦，终于下焦，并以上中下三焦为纲，统论温热、湿热与温疫。他还提出"治上焦如羽，非轻不举；治中焦如衡，非平不安；治下焦如权，非重不沉"。吴氏总结了清络、清营、清宫、育阴等治疗原则，创制桑菊饮、银翘散等方剂，使治疗温病的方药更加完备。

王士雄，字孟英，清代人，著述颇丰，如《温热经纬》《随息居饮食谱》等。王氏治学主张博采众长，重视临床，善治温病，还精于治疗内科与妇科疾病，善于从实践中总结经验，与沿袭旧说、空发议论者迥然有别。《温热经纬》集温病学之大成，并对暑邪、伏气温病、顺传逆传及霍乱病等均做了深入阐发。书中系统总结了辨治暑病的理法方药，认为暑为阳邪，易夹湿邪，伤气耗津，治疗首用辛凉，继用甘寒，再用酸泄酸敛，创制新的清暑益气汤清暑热、益元气。书中还探讨了伏气温病的传变方式、临床表现，主张治疗先治血分后治气分；初起宜投清解营阴之药，迫邪从气分而化，舌苔开始渐布，再清气分热邪；伏邪较重，亟宜大清阴分伏邪，待厚腻黄浊之苔渐生后，再解气分。另外，王氏还重视饮食疗法，并详论食物药效，采撷食疗验方。王氏临诊之余为后世留下大量的医案，见于《王氏医案》《王氏医案续编》《王氏医案三编》《归砚录》《随息居重订霍乱论》等书。医案涉及临床各科，案中症状详略有序，病机分析中肯，辨病用药思路独特，治疗过程完整，并附有预后及治疗效果，深受后人青睐。王氏医案中用药缺少剂量乃美中不足。

雷丰，字少逸，清代人，著《时病论》。《时病论》是重要的时病专著，为学习温病的入门读物，清末名医陈莲舫加注后用来课徒。书中对风热、伤暑、中暑、暑温、热病、湿热、湿温、秋燥、冬温、春温、风温、温毒、伏暑等十余种非疫性外感病及伏气温病的病因、病理、症候特点、理法方药详加论述，并按季节编排先论，法方继之，末附医案，形式新颖简洁，颇为实用。雷氏医案治疗经过完整，其辨病思路或设问答形式，或由门人评述，使人一目了然。

柳宝诒，字谷孙，清代人，著《温热逢源》，编纂《柳选四家医案》。柳氏针对"重新感，轻伏邪"的时弊，详论伏气温病，强调伏邪为病颇多，致病轻重，治疗宜以清泄里热为主，兼顾温肾育阴，疏解新邪。柳氏医案详于症状记录和病机分析，部分医案有多达十八诊者，也有不少病案均为一诊，治则明确，但用药没有剂量，也无疗效说明。

总之，温病学派对中医学术发展起到了巨大的推进作用，促进了中医理论与临床的发展与进步。

目　录

柳宝诒

附一：柳宝诒评选继志堂医案

附二：柳宝诒评选环溪草堂医案

附三：柳宝诒评选爱庐医案

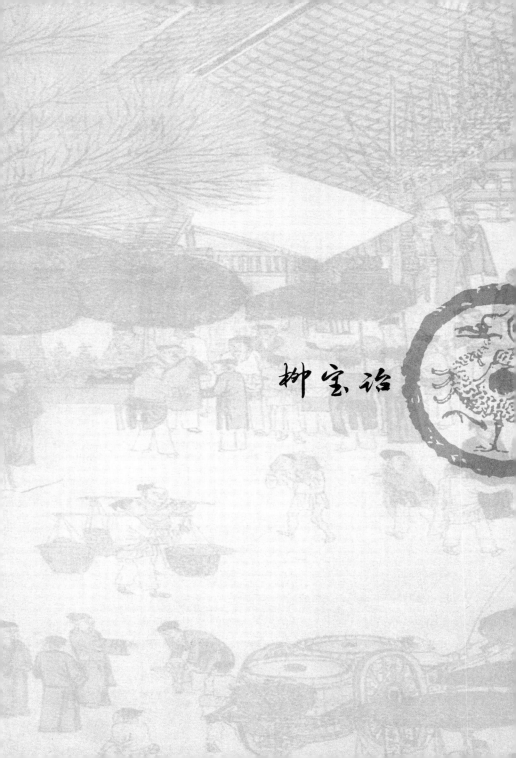

柳宝诒

内科医案

◆ **温病**

丁。伏邪湿重于热，致气机阻塞，浊积不化，缠绵匝月。脘闷腹胀，跗肿色浮，小水短赤，大解暂通而不爽，切脉左濡数，右浮数，唇色干极，舌苔白腻。种种见证，均属湿积内阻，气分不得疏通之象。其两足酸楚，乃湿邪流于经络所致，调治之法，必须以疏通气分为主。冀其两便畅行，则湿热积滞均有出路，诸恙乃能轻也，拟方用宣通三焦法。

豆卷、茅根、蔻仁、滑石、川朴、瓜蒌皮、生熟神曲（各）、通草、杏仁、长牛膝（桂枝煎汁炒）。

另。莱菔汁。（《柳宝诒医案·卷一》）

郭。伏温内发，三阳受病：形寒壮热，有汗不解，小便梗痛，太阳病也；寒热往来，每日数次，目眩头痛，少阳病也；舌苔中一块干燥起刺，根苔带浊，腹痛拒按，阳明病也。惟口渴便闭，积热燔灼，胃津已伤，而湿热尚未化尽。三阳之病，阳明为重，拟方先从阳明清泄。二经兼参可也。

川朴、川石斛、知母、黑山栀、鲜生地（豆豉打）、锦纹（指大黄，编者注）、枳实、木通、茅根。

二诊：原方去大黄，加郁金、菖蒲。（《柳宝诒医案·卷一》）

冯。伏邪留恋，复成新寒。中焦气机下畅，浊积内阻。当拟和中泄邪，兼以疏畅。

豆豉、杏仁、川朴、赤苓、蔻仁、槟榔、淡黄芩、滑石、知

母、郁金、苏叶、瓜蒌皮、荷叶。(《柳宝诒医案·卷一》)

冯。湿邪郁遏中焦，复挟浊积，阻结不通。寒热间日而重，舌苔黄厚带腻，烦渴脘闷，有汗不解，大便不行，邪无外泄之路。脉象左弦，右关浮大而数。少寐神烦，有热入厥阴之象。刻下当先疏邪导滞，俾得下泄乃松。

豆豉、黑山栀、制半夏、川连、枳实、杏仁、黄芩(酒炒)、川朴、带心翘、块滑石、通草、赤苓、莱菔子、竹茹。

二诊：昨日多行垢粪，刻下舌上黄灰已退，底色嫩红，此积垢去而胃阴伤也。自觉虚热烦扰，脉象软数，此阴液烁而虚火浮也。存阴即是泄热，是此病最要之义。所嫌胃口不开，胸脘气闷，滋补之剂，犹恐壅塞，兹拟养阴和胃，兼畅气机。

西洋参、麦冬肉(川连包扎刺孔)、霍石斛、醋半夏、白扁豆(炒)、炒於术、鸡内金(炙)、枳壳炭、生牡蛎、白芍(土炒)、柿蒂、玫瑰花、竹二青、鲜稻根穗(煎汤代水)。(《柳宝诒医案·卷一》)

高。湿温蕴蒸不达，病将一月，其邪内伏太阴，两便虽通，而里热不解。脉象细数，舌质嫩红，中苔灰黄浊厚，咽痛唇肿。热郁于脏，仍须借阳明为出路，较寻常之属于胃者，多一转折。兹拟从太阴疏湿，由阳明泄热，两层兼治，但亦不能求速效也。

淡酒芩、川连、茯苓皮、鸡内金、广陈皮、酒大黄、杏仁、佩兰、茵陈、黑山栀、豆卷、通草、枳实、竹二青。

服后得大解，即去大黄，加川柏；如热重加芦根。(《柳宝诒医案·卷一》)

刘。内伏暑湿，外袭凉风，病为暑疟。其暑邪伏于募原，其风邪束于经络。或日作或间日轻重，与病机相合。胸脘痞闷，舌苔黄薄，呕恶烦渴，募原之邪入犯于胃腑也。形寒战栗，热若燔炭，经络之邪并争于营卫也。左脉弦数，右关尺重按颇硬，寸部独细，此肺气不畅之象。小水赤少，热郁于三焦也。夫经络之邪当从汗解，募原之邪宜芳香透达，其蕴化为热者宜辛凉清化。于此三法中，相其缓急，权其轻重而治之。三五发后，经邪已达，暑邪已化，只须将胃热一清，疟自止矣。刻下用药，三层并到，而以达原为主。

杏仁、豆卷、苏叶、川朴、海南子、赤苓、蔻仁（连壳）、黄芩（酒炒）、知母、滑石、佩兰、广郁金、枳壳、桔梗、芦根。

（《柳宝诒医案·卷一》）

王。寒热早晚间作，胀闷呕恶，邪由少阳阳明而发。病已经旬，汗出不多，舌尖将干，经水先期而来，热之内蕴者已重。便溏不爽，胃气下流。法当表里两解。

葛根、淡芩、川连（姜汁炒）、青蒿、豆卷、苏叶、槟榔、青皮、郁金、黑山栀、丹皮、竹二青。

二诊：内蕴之热，尚未畅达，脉象弦而不畅，胀呕仍作。拟清少阳而通阳明，仍兼表里两解之意。

川连、半夏、广皮、茯苓、枳实、郁金、青皮、淡芩、滑石、蔻仁、苏叶、青蒿、竹茹、茅根。

三诊：阴分邪热未清，太阴之气，因而不化。胸脘浮满。于清阴中，兼和脾胃。

青蒿、丹皮、白薇、银花、荆芥、滑石（薄荷同研）、大腹皮、茯苓皮、广皮、砂仁壳、通草、薄荷叶露、香稻叶露（冲服）。

四诊：阴分留热未清，便溏减而未止。清热和中两法，均宜轻用。

藿梗、广皮、六神曲、茯苓皮、奎砂仁、青蒿、白扁

豆、银花炭、丹皮炭、益元散、香稻叶露（冲服）。(《柳宝诒医案·卷一》)

葛。郁伏之邪，挟浊积蒸蕴于中焦，宜从肺胃外达。若大便溏泄，中气下陷，不能托邪，以致汗出不畅，邪机留恋，舌苔黄腻不化。拟方从肺胃疏化，冀得外达。

豆豉卷（各）、葛根、淡黄芩、川连、木香、广陈皮、生熟曲（各）、生甘草、江枳壳、桂枝、茯苓皮、茅根。(《柳宝诒医案·卷一》)

黄。伏邪蒸郁，六七日不透。呕恶，胀闷，大便不行，脉小弦，舌苔灰黄而腻，乃中宫积湿蕴遏不化之象。拟方用苦辛宣泄法。

细川连（姜汁炒）、小枳实（生切）、制川朴、瓜蒌皮（炒）、苏叶、白杏仁、青盐半夏、橘白、茯苓皮、淡豆豉、黄芩、通草、竹二青、二稻叶。

二诊：热象外面向减，而大便仍未通行，舌中黄浊，不饥不纳。此中焦胃气为浊热所蒸，阻遏不降也。再拟苦辛导腑，望其浊气升降乃松。

瓜蒌皮（炒）、连翘、淡芩、制川朴、白杏仁、赤苓皮、生苡米、青盐半夏、枳壳、槟榔、广郁金、梨皮、竹二青。(《柳宝诒医案·卷一》)

李。发热六七日，得汗不畅，胸闷呕恶，乃伏邪晚发之象。脉左手较急，舌心有黄浊苔。邪由募原外透于胃，而不能达表。时已涉冬，势恐淹滞。先拟由胃达表，冀其爽达。

香豆豉、白杏仁、广陈皮（盐水炒）、川厚朴、苏叶、海南槟榔、淡黄芩（酒炒）、炒香蒌皮、细川连、小枳实、茅根肉、二稻叶。(《柳宝诒医案·卷一》)

李。伏温之邪，由少阴而及太阴。左半头先肿胀，复由额渐及巅顶。半月以来，发热不解，汗便两窒，邪机无从透达。刻诊脉象细数，舌干红无苔。阴气先虚，不能托邪。久郁热蒸，而津液亦伤矣。姑仿普济法，佐以养阴泄热，俾得汗便两通乃可。

鲜生地（豆豉打）、鲜石斛、元参、桔梗、丹皮、大力子、银花、杭菊、青皮、山栀、生甘草、薄荷、生锦纹。（《柳宝诒医案·卷一》）

李。湿温阻窒化热。苔浊质红，发热脘闷。当芳香疏泄，佐以清化。

藿梗、豆卷、槟榔、川朴、郁金、连翘、黄芩、黑山栀、滑石、通草、菊花、竹茹。（《柳宝诒医案·卷一》）

林。始由伏邪挟积，缠绵不退，燔热化燥，已阅两旬，曾经下泄，而积垢未净，仍复烦躁渴饮，舌色干红，根苔灰黄未退，胸前红疹逼发，热势尚盛。脉象右手软浮而数，左手虚弦。推其病情，积热固未清泄，而邪热之燔于营分者，亦未清透，此所以淹留不解也。刻下却有正虚邪挟之虞矣。然营热与腑热两燔，苟非兼与清解，则热灼而内陷，势必昏痉并至也。拟方仿气血两燔之治法，望其营热外达，积热下泄，方可许其无妨。

鲜生地（豆豉同打）、丹皮、玉泉散、麦冬、花粉、元参、枳实、连翘心、银花、黑山栀、瓜蒌皮、茅根、芦根、竹叶心（各）。

二诊：前方去玉泉散，加鲜沙参、杏仁。（《柳宝诒医案·卷一》）

庞。悬拟贵恙，起手本属湿温，因气机窒塞，不得疏达，故淹缠日久，而余邪尚觉留滞不化。胸脘之间，时有攻撑板痛诸恙，此肺胃络气中阻，失通降之常。调治之法，当泻心法以泄邪除痞，如芍、连、半夏、生姜、干姜之类；蒌、薤以开结通痹，如：瓜蒌、薤白之类；旋覆花以通结畅气，如：旋覆花、归须、橘红、郁金、枳壳、桔梗之类。合此三法，以除湿泄热。苟得气机一通，则病邪自退矣。至于饮食之道，总以清洁不腻，易于清化者为佳，如荤腥黏腻之品则恋邪，生冷难化之物则气滞，均非病后所宜。（《柳宝诒医案·卷一》）

钱。发热咳嗽，头痛，脉浮数，温邪发于肺胃，当用辛凉疏散。

豆豉、荆芥、薄荷、大力子、杏仁、象贝母、橘杠、淡芩、前胡、连翘、茅根肉、枇杷叶。（《柳宝诒医案·卷一》）

秦。舌质嫩红无苔，胃中津液不复也。脉数口干，阴伤而虚火上炎也。大解溏泄不爽，小水不畅，气化不和，湿热留恋也。邪少虚多，以扶正为主。

西洋参、霍石斛、牡蛎、麦冬肉、银花炭、丹皮炭、醋枳壳、车前子、春砂仁（连壳）、荷蒂。

另：台参须。（《柳宝诒医案·卷一》）

沈。风温犯肺，咳嗽，发热，无汗，法当辛凉疏泄。

豆豉、大力子、杏仁、象贝、桑叶、广橘红、荆芥、前胡、桔梗、连翘。（《柳宝诒医案·卷一》）

宋。湿浊在胃，上蒸于肺则咳痰，内郁于脾则黄汗。经曰：秋伤于湿，冬生咳嗽。又曰：胃咳之状，咳而呕。此与专属于肺者不同，当专治胃。

青盐半夏、橘红、焦山栀、本山术、前胡、西茵陈、白茯苓、白扁豆、黄芩、南沙参、通草、枇杷叶。（《柳宝诒医案·卷一》）

王。伏暑之邪在气分者，由汗痦而达。在中焦者，尚留恋不化。苔灰，唇焦，目黄，胸闷，皆湿积阻室气机下舒之象。拟方泻心合陷胸法。

川连（干姜煎汁炒）、制半夏、小枳实、黄芩（酒炒）、焦楂炭、广藿梗、白杏仁、黑山栀、生熟神曲（各）、瓜蒌皮（姜汁炒）、瓜蒌仁（元明粉同打）、西茵陈、荷叶。（《柳宝诒医案·卷一》）

翁。壮热无汗，咳促痰多。伏热新寒，阻于肺胃。舌白尖红，中带微灰，大解不行，恐其热燔于胃。拟用疏表肃肺，清泄胃腑之法。

鲜沙参、鲜石斛、淡豆豉、广橘红、白杏仁、生枳壳、瓜蒌皮、淡芩（酒炒）、前胡、象贝、连翘、桑白皮、霜桑叶、茅根肉、枇杷叶。

二诊：汗泄热减，但咳逆未平，舌苔白厚、中灰。肺胃浊邪，蕴结未化。仍当肃肺疏浊，乃能得松。

鲜沙参、白杏仁、前胡、苡仁、郁金、橘红、生枳实、瓜蒌皮、黄芩、豆豉、旋覆花、桑白皮、茅根肉、枇杷叶。（《柳宝诒医案·卷一》）

项。寒热少汗，此暑湿而兼新凉也；脘中痛闷，便溏不爽，中焦有湿积瘀阻也。防其内外合邪，转为滞痢之病。拟方用表里两解法。

败毒散、江枳壳、苏叶、煨木香、川朴、薄荷、六神曲、块滑石、砂仁、通草、海南子、瓜蒌皮。

另：香砂枳术丸。（《柳宝诒医案·卷一》）

谢。形寒发热，无汗，脘闷，苔厚。暑湿伏邪内攻于胃，外越于经。仿吴氏三消饮例，经腑合法。

柴胡、葛根、川朴、槟榔、蔻仁、淡酒芩、滑石、赤苓、川木通、姜衣、荷叶。

二诊：时邪由膜原外发于表，得汗泄因溃于胃腑，郁蒸颇重。呕恶泄泻，苔灰浊近焦，而脉象软细数急。气弱不能托邪，势将渐剧。

细川连、豆卷、小川朴、枳实炭、佩兰、姜半夏、广陈皮、海南子、郁金、黄芩、知母、茅根。

三诊：邪溃于胃，而泄泻不爽。脉象细弱而数。不能托邪，仍芳香疏达为主。

豆豉卷（各）、郁金、小川朴、海南子、黄芩、块滑石、知母、菖蒲根、半夏、广陈皮、白茯苓、竹茹。

四诊：湿温挟浊积，阻窒中焦。汗泄而热不解，本属可下之症。因舌苔黄腻未燥，里热未结，遂投攻泄，胃气不下降而反上逆，呕恶之后，更加呃逆。正伤邪恋，颇难着手，姑与泻心法，和解其升降之气，冀其呃止为幸。

川连、西洋参、干姜、半夏、枳实、蔻仁、生甘草、广陈皮、菖蒲、刀豆子、竹茹、黄芩。（《柳宝诒医案·卷一》）

徐。肾脏具水火二气，此人身阴阳之正气也。湿热两邪分属水火，此外感六淫之邪气也。湿热混入肾脏之中，水火相合，湿热相混，其间虚实寒热或偏或平，杂出无定。时时腰脊酸重，腹筒满闷，甚则神烦少寐，得便与气则快然如衰，可见湿蕴于脾而气不通也。拟方补泻兼施，虚实并治。

於术、茅术、菟丝子、潼沙苑、黄柏、泽泻、牡蛎、稆豆衣、大生地、丹皮、小青皮、茯苓神（各）、胡桃肉。（《柳宝诒医案·卷一》）

许。病之初起，由乎停积饮冷。迨寒热大发，即觉胸脘痞闷，烦扰不安。七八日来，汗便通而未畅，邪机不得清化。刻诊痞闷仍然，舌苔黄腻底红。想系向有痰湿，复为时令湿热所侵，内外合邪，湿郁热伏，气机窒闷，故邪机愈觉不达。脉象沉细，不能应指，职是故也。此时清热则助湿，燥湿则助热。古人治湿热两感之病，必先通利气机，俾气水两畅，则湿从水化，热从气化，庶几湿热无所凝结。拟三仁滑石汤合泻心法。

白杏仁、蔻仁、苡仁、滑石、川朴、赤苓皮、豆卷、法半夏、川连（干姜拌炒）、广陈皮、干菖蒲、姜竹茹。

二诊：昨进三仁合泻心法，右脉较畅，左部尚见沉郁，胸痞恶心，气机仍不爽快。此症因暑湿外侵，痰浊内蕴。而寒热烦扰，则引动内郁之邪，并乘肺胃，不得爽达也。拟栀、豉泻心，佐芳香法，以泄浊开痞。

豆豉、黑山栀、川连（干姜炒）、豆卷、半夏、藿梗、佩兰、蔻仁、淡黄芩、滑石、菖蒲、前胡、瓜蒌皮、姜竹茹。

三诊：脉象通而未畅，胸前仍觉痞闷。宗仲景胸痹治例，参入泻白法。

瓜蒌皮、薤白、郁金、杏仁、前胡、旋覆花、江枳壳、姜半夏、川连、桔梗、橘红、滑石、枇杷叶露。

四诊：脉象两手均觉较前流畅，寒热之时较短，伏邪似有外达之机。惟苔腻虽化，而舌底色红，胸前仍觉烦闷。盖邪热内扰则烦，痰湿阻遏则闷。病象虽退，而湿遏热伏，仍与初病不殊。拟方疏浊化热，用苦辛合芳香法。

豆豉卷（各）、川连（干姜炒）、淡黄芩、枳实、法半夏、川朴、陈皮、黑山栀、瓜蒌皮仁（各）、滑石、藿梗、竹二青、竹叶心。

五诊：湿郁热伏，屡经疏泄，而烦闷仍未清畅。近因暑热偏胜，热象较胜，拟仿湿温治例。

茅术、川朴、半夏、玉泉散、菖蒲、淡酒芩、赤苓、滑石、

杏仁、蔻仁、竹茹叶（各）。（《柳宝诒医案·卷一》）

叶。形寒发热，无汗，脘闷呕恶。此暑湿之邪，久郁膜原，外为秋燥所束而内动。其邪不得外达，内蕴于胃。病在初起，当用芳香合苦辛法，表里两疏。

川朴、蔻仁、郁金、豆卷、杏仁、通草、紫苏叶、川连、枳实、滑石、生姜、荷叶。（《柳宝诒医案·卷一》）

张。湿热未化，胃积未清，小溲虽利，而大解不爽，腹痛，垢腻。当和气化热，仍佐清利。

茯苓皮、煨木香、六神曲、焦楂炭、枳壳、桔梗、杏仁、砂仁、滑石、通草、陈皮、竹叶、荷叶。（《柳宝诒医案·卷一》）

赵。发热作于午后，盛于夜间，衰于寅卯，此邪机郁于阴分。缘阴气不充，不能托邪外达。四五日来，未得畅汗。舌红而不绛，苔白而不燥，口干而不渴，但觉腰酸头晕，热甚则烦躁谵语。此温邪深伏少阴，尚未外达气分。治法宜从阴经疏达，不可拘执外感风寒，而温散其表也。录方候商。

鲜生地（豆豉打）、荆芥（炒）、带心翘、青蒿、赤苓、白前、广郁金、菊花、茅根肉、朱灯心。

二诊：伏温之邪由少阴而发，邪机已深，不能外达，总由少阴阴阳两弱，不能鼓邪所致。脉象左手细数弱，尺脉弱不应指。腰脊酸板，耳聋不聪，发热夜盛，神情不爽。病经五六日，汗泄未畅，大便日解，或溏或泄，而病势依然不增不减。此病之机关，在目下不系于汗便之通窒，而系乎少阴经气之盛衰。尝读喻嘉言《尚论后篇》少阴温病，凡正虚不能托邪者，必用麻附细辛汤，以温经托邪，其用意仍不免偏于伤寒一面。但寒伤人之阳，温病烁人之阴，而其为正虚邪陷则一也。仲景既立助阳托邪之法，以治伤寒。从对面推想，岂不可用助阴托邪之法，以治温病乎？惟但助其阴，而不鼓动其阴中之阳，恐邪机仍深伏而不出，拟于大剂养阴托邪之中，佐以鼓荡阳气之意，俾邪机得外达三阳，方可着手图治。

生地（附片汁拌）、鲜生地（豆豉打）、元参、桂枝、白前、归身、淡芩、白芍、茅根肉、童便。

三诊：昨与养正达邪，以托少阴之法，腰板得和，热势较盛，口燥渴饮，邪渐有外达之象。左手脉象，亦见稍畅。惟尺脉尚未弦数，少阴之得补托而渐透。然少阴之虚不能遽复，即邪势不能遽平也。拟方从前法而小其制，再进一层，以观动静。

生地、鲜生地（豆豉打）、鲜石斛、元参、淡芩、归身、黑山栀、西洋参、白前、茅根肉。

四诊：伏气发温，本由少阴外出，而肾气虚馁，不能托邪。初起腰膝酸强，邪窒于阴络也。神糊耳聋，热溃于阴经也。缠绵一候，曾经清托，邪机渐得外达。刻诊左脉弦数，尺部浮动，右脉虚数，尺寸细弱。今日热象外扬，而大便溏泄，热亦随之下泄。舌色嫩红无苔。鼻煤气促。肺胃津液先亏，恐不胜里热之燔灼。似宜一面托邪，一面清化，虚实兼顾，庶不致因虚生幻也。

鲜生地（豆豉打）、西洋参、大生地、白前、带心翘、淡芩、牡蛎、元参、茅根肉。

五诊：脉象调畅，小溲通利，得汗后腰脊松动，热势转入阳分，是属佳境。惟两日来大解之溏泄较减，胃腑之浊热渐有融化之意。今视舌苔由白转黄，即其候也。足踝一节，独不发热，足三阴尚有未尽疏通之处。早晨热来时烦躁不静，神糊指蠕，此由内蕴之邪热欲达不达，而内溃于厥阴之界也。刻当疏达阴分之邪，俾得渐达于阳明，勿内溃于阴分。候腑热既聚，冀得一下而净，乃为顺手。

鲜生地（豆豉打）、鲜石斛、羚羊角、西洋参、知母、丹皮、黑山栀、带心翘、淡芩、净钩钩、牡蛎、茅根。

六诊：今日外达之热势较平。惟终日倦卧，不知所苦，手指蠕动。此少阴虚弱，不能托邪外达于阳，反有陷入厥阴之势。即稍有涉阳明者，则因大便溏泄，胃气下陷，热气随之下泄，不能透达，此病所以缠绵不得爽快也。惟病已及旬，而病邪仍伏于阴，津液日渐干涸，病之危紧者全在乎此。拟方仍以养阴托邪为本，余则随症兼治可也。

鲜生地（豆豉打）、鲜石斛、西洋参、白前、黑山栀、淡芩、生枳实、归身、鲜芦根。

七诊：热势时发时平，每发则神情有昏谵之象，此邪热本蕴于营，营者心之所主，热蒙于心，故谵语神昏也。近数日内，大便所下黏腻臭垢颇多。其气分之热势，所以不重者，未始不由乎此。刻诊两手脉象和平，舌上苔净，昏倦嗜卧，此系营分热郁，阳气不能并入与营气调和所致。然而治法仍不外养阴托邪一法。至于大便溏泄，亦可听其自然，固不必攻下，亦不必止涩。候其热达于胃，舌苔见灰厚，然后可下也。

鲜生地（豆豉打）、元参、鲜石斛、西洋参、郁金、白前、生地、连翘、银花炭、丹皮、山栀、茅根。

八诊：昨日连得大解四五次，其色瘀黑，热势渐松，神情渐爽。此缘邪热久郁营分，营血蕴而为瘀。今既如此畅通，阴分之伏热得以外达矣。惟舌苔黄色未化，唇焦齿板，中焦瘀热尚觉留恋未清。病久正伤，扶正泄邪，必须两面兼顾。今拟滋养营阴，佐以疏导瘀热。

鲜生地（豆豉打）、鲜石斛、西洋参、归须、元参、羚羊角片、丹皮、麦冬、锦纹、丹参、桃仁、鲜藕（煎汤代水）。

九诊：大便瘀黑，畅通数次，神情已得爽朗。脉象左手稍软，右手较前浮大。此阴分之热，随下泄而减，而肺胃之热，转因松动而愈甚也。苔灰未化，耳聋不减，皆里热未清之征。拟方仍以疏泄余垢，佐以清化气热。

蒌仁（元明粉炒）、鲜石斛、淡芩、知母、绵纹、竹茹、丹皮炭、滁菊、西洋参、青蒿、鲜生地（薄荷打）、黑山栀、茅根。

十诊：齿板舌浊，小溲短赤，皆里热未能清泄之象。耳聋未减，久寐初醒，神识尚糊，是内而厥阴之脏，外而少阳之路，均有余热熏蒸。拟方通上彻下，随处清泄，俾热邪无再留恋为要。

鲜生地（薄荷打）、鲜石斛、豆卷、黑山栀、枳实、木通、青蒿、元参、丹皮、西洋参、姜皮、滑石、淡竹心、夏枯草。

十一诊：阴分之热，渐次疏达，由两便而解，此伏温病自然之出路也。刻诊右脉较大，苔灰，溲赤，耳聋，是胃腑、三焦、营络三处，均有蕴伏之热，留遗未净。就此逐层清泄，庶几渐入坦途。

鲜生地（薄荷打）、鲜石斛、豆卷、知母、黑山栀、枳实、蒌皮、淡芩、丹皮、西洋参、滑石、夏枯草、竹叶心（各）、姜竹茹。

十二诊：浊热聚于脘膈之间，多眠少醒，热势蒸闷不解。用凉膈法，佐以清营泄浊。

带心翘、黑山栀、淡芩、橘红、西洋参、郁金、蒌皮仁（各，元明粉炒）、生军（酒制）、鲜生地（薄荷打）、生枳实、竹茹。

十三诊：昨进清泄腑热之法，大解畅行三四次，内郁之热，渐次松动。今诊脉象右手浮数而大，是邪热燔于阳明气分之象。惟热来则多睡少醒，仍属热蒙阴分之见症。拟清胃凉营，两法兼施。

鲜生地（薄荷打）、犀角尖、西洋参、知母、丹皮炭、元参、生石膏、生地、蒌皮、川贝、鲜菖蒲、郁金、竹叶心（各）、茅根。

十四诊：旬日来，迭进清泄腑热之剂，所下垢腻已多，而中焦蕴热未能清泄无余。每大解必迟至一二日不通，热势即蒸郁渐甚。多寐少醒，有昏沉之象。考昏沉一症，在温病中无大实，即大虚，此症表里两通，热势渐平，断无纯属实热。而每日大解，即觉清醒，则又无纯虚可知。想缘平昔肾之阴气先亏，中焦浊热乘虚内蒙所致，此虚实兼见之象。刻诊脉象软数，右浮。大便周时未行，唇齿有干板之象。拟方清营养液，导泄余热，亦以虚实兼顾法治之。

鲜生地、西洋参、鲜石斛、青蒿、淡芩、橘红、郁金、蒌皮仁（各，元明粉炒）、知母、枳实、黑山栀、竹叶心（各）。

十五诊：邪热在皮肤筋骨间者，由汗而泄，已能一律肃清。其内着于脏腑者，由大小便而出，虽经清泄，而隐微曲折之处，不无有宿痰瘀热留恋其间。刻下里热未清，小溲短赤而浑，神情又不能爽朗，即其征也。拟方导腑泄热。

西洋参、鲜石斛、蒌皮、车前子、麦冬、川贝、川柏、黑山栀、川连、郁金。

另：犀角、川连、琥珀屑、川贝、胆星、郁金、白矾、黑山栀，同研末调服。

十六诊：热象表里俱彻，两便通调。伏邪由内而出者，至此可云肃清。惟气液因病而伤，不能旦夕复原，当此大患初平，必须格外慎调，勿令再生波折，是为至嘱。立法用气阴双补之意。

人参须、霍石斛、青蒿、生地、砂仁、白芍、野於术、新会皮、川贝、红枣（煨）。

十七诊：改方加淡子芩、南花粉。（《柳宝诒医案·卷一》）

赵。浊热蕴于肺胃，蒙及心包。热势晚重，时有谵语，咳嗽气逆，痰色干黄。姑与泄浊化热，冀得外解为幸。

鲜沙参、鲜生地、鲜石斛、生苡仁、冬瓜仁、紫蛤壳、桑白皮、粉丹皮、丝瓜格、广郁金、石菖蒲、鲜芦根、枇杷叶。（《柳宝诒医案·卷一》）

朱。湿温病经两月，其热为痰浊所遏。迭经清化疏泄而邪机未能尽达，故热势虽退而呃逆未止。灰苔未净，中焦之湿热仍有留恋之象也。近因坐蓐之后，寒热又作。脉象浮弦数急，而右手转细。肺胃之气为痰浊所阻，不得疏通也。齿垢唇焦而肿。舌根灰尖白，干燥起刺，而色均晦白不红。面色黄浮，咳痰不爽，闷热昏倦，渴不多饮。种种见证，皆属热蕴痰蒙，湿遏津枯之象。清润则助浊，香燥则伤津。此证即非产后，亦属棘手。凡湿浊之属阳明者，其邪由腑而泄，出路较便，若内涉太阴，则缠绵日久，仍须得阳明之燥化，再由胃腑而外达。其间托化疏泄，层折最多。以病久正虚之体，又值新产之后，遇此邪机深曲不易外达之病，即使用药得手，亦有正气不足之虑。况未必能丝丝入扣乎！姑拟仿泻心法以泄浊降胃，参以化痰泄热，清肺养津。冀得胃气下行，浊热随降，仍有转机。

川连、黄芩、干姜、姜半夏、瓜蒌仁（元明粉同炒）、西洋参、菖蒲根、广郁金、枳实、杏仁、豆卷、竹二青。

二诊：改方去干姜、洋参、菖蒲，加青蒿、茯苓皮、沙参、橘红、紫菀。（《柳宝诒医案·卷一》）

左。伏温初起，热势郁而未达。适当肝气挟发，多饮酸酢，因致小便不通者数日，耳聋神躁，足冷无汗，肢节痛强，时复昏倦。脉细弱不鼓，温邪伏于少阴，欲达不达，势恐内溃于阴，易生变幻。刻下诸窍皆闭，而小便尤急。姑与助阴托邪，佐以导赤疏腑，冀有松机再议。

大生地（制附子四钱，煎汁，拌炒干）、元参、桂枝、淡芩（酒炒）、西洋参（生切）、鲜生地（豆豉同打）、羚羊角（先煎）、川独活、生枳实（姜汁拌炒干）、细川连（姜汁炒）、竹二青（姜汁炒）。

二诊：伏温发于少阴，在肾脏先虚之人，不能托邪外达。病发之初，不见三阳热象，其邪留滞阴分，每每乘脏气之虚，窜入厥阴，即成险候。此证发作数日，而表热不扬。前与透邪导腑，小便畅行，足冷转温。里气似有通达之机，而热象仍伏。腰痛脊强，脉象沉细不数，是邪机内郁，尚未化热也。其气逆作呕，舌苔灰燥，神情昏倦模糊，时或痉掣，里伏之热已窜阳明厥阴之象。盖肾阴亏则不能鼓邪，肝火盛则易于引入。设热势蒸郁，而遗于少阴，陷于厥阴，则危候迭出，即难措手。此时邪正相搏，正当吃紧关头，所难者用透发之剂，恐邪不外达，而转助其焰，若用养阴清化，则循题敷衍，难以平稳，而药不能胜病。且恐邪机得清凉而愈形郁伏，均非策之善者也。考伏温治法，自金元以来，诸家所论，虽各有见地，而总未能源流贯澈，惟喻氏《尚论后篇》，于未化热者，有温经托邪一法；已化热者，有养阴托邪一法。此证在已化未化之间，则温经养阴，固当兼用。况厥阴已为热扰，胃气逆而不降，虽属标病，亦宜兼顾。再《伤寒论》本有少阴病，二三日口燥咽干者急下之例。盖诚恐热燔阴烁，少阴真水有立涸之势，故此证于救阴托邪中，宜兼泄热存阴之意，乃为周密。兹拟依喻氏托邪为主，参入清肝泄热之品，望其热邪外达，乃可着手。

大生地（切薄片，用大附块煎汁，煎好去附）、元参、豆豉、西洋参（切片）、广皮、鲜石斛、小枳实（元明粉化水拌磨，冲）、绵纹大黄、鲜竹茹（姜汁炒）、参须（另煎代茶）。

三诊：今诊两尺较大，尺肤热，少阴伏邪有外出之机。惟热势不盛，舌心下板微灰。此属阴热外熏，尚非腑热自燔之象。凡伏温之热，能出三阳即属松象。此证有由阴达阳之机，而不见三阳确证，尚无把握。拟从少阴温托伏邪，佐以清肝导腑。

大生地（切薄片，用大附块煎汁，制好去附）、元参、豆豉、丹皮（酒炒）、黑山栀、左牡蛎（生打）、瓜蒌皮（元明粉化水拌）、小枳实（生切）、西洋参（生切）、鲜石斛、茅根肉。

四诊：少阴温托，欲达不达，热势不扬，而腰脊板窒不舒，肾俞之气不通也。自觉烘热头晕，此髓热乘风木而上浮也。邪热伏于至深之处，非寻常汗下之法可解。唇齿干板，舌苔灰而不燥，大解不行。热之标见于胃，热之本仍不离乎肾也。昨方从少阴托邪，今日热势不增，脉象亦不加数，是肾气先馁，邪不速化之象。兹拟仍依温化少阴之法，参入疏营达邪之意，冀得伏邪外出为佳。

大生地（附块煎汁拌炒）、左牡蛎（生打）、归须（炒）、桂枝、东白芍、元参、丹皮（炒黑）、白薇、淡芩（酒炒）、生甘草、西洋参（生切）、豆豉、茅根肉、童便。

五诊：伏温得战汗而解，兼得大便畅行，腑热亦泄。表里两通，于病机最为顺境。今诊脉象平软，是病退之象。惟舌上浊苔罩灰，唇齿尚干，胃中余热未能一律清泄。凡病退之后，本宜养阴为主，兹值胃热未清，尤宜滋养与清泄兼用，即为善后张本。

鲜石斛、西洋参（生切）、瓜蒌皮仁（各）、生枳实、甘蔗、南花粉、青蒿、淡芩（酒炒）、广皮、白薇、茅根。（《柳宝诒医案·卷一》）

罗。暑邪郁伏而发。形寒壮热，脘闷少汗。病在初起，从三焦气分疏通。

白杏仁、小川朴、赤苓皮、制半夏、广陈皮、桔梗、枳壳、飞滑石、黄芩（酒炒）、白蔻仁（研后入）、豆豉、豆卷、苏叶、鲜藕（煎汤代水）。(《柳宝诒医案·卷一》)

夏。伏暑。表证，寒热往来；里证，便溏不爽。脉象左关独硬，舌苔浊腻而黄。病在中焦，宜少阳阳明同治。

细柴胡、黄芩、川朴、海南子、炒枳壳、桔梗、豆卷、赤苓、通草、茅根肉。

二诊：改方去柴胡、海南子，加蔻仁、滑石、知母、藿梗。(《柳宝诒医案·卷一》)

童。暑湿之邪，留滞膜原，以致寒热日作，每在午后，此外散经络也。腹痛滞陷不爽，此下注肠腑也。拟仿吴氏三消饮，而小其制。

小川朴、海南子、蔻仁、淡酒芩、葛根、枳实、归身、青蒿、豆卷、煨木香、茅根、生姜。(《柳宝诒医案·卷一》)

缪。暑湿之邪，覆于中焦，即为脘闷呕恶；外达于经，即为发热无汗，下陷大肠，为腹痛滞痢。皆暑湿为患也。拟方疏泄暑湿为主，从中焦着手。

豆卷、蔻仁、杏仁、桔梗、江枳壳、木香、淡黄芩、连皮茯苓、藿梗、荷叶。(《柳宝诒医案·卷一》)

胡。寒热呕恶无汗，五六日来不得大便，邪机无外泄之路。面黄，两目赤肿，暑湿蒸蕴中宫，热并于上也。拟方宜表里两解。

豆豉卷（各）、黑山栀、姜川连、淡酒芩、枳实、半夏、制川朴、茵陈、瓜蒌皮、桔梗、茯苓、橘红、薄荷。

另：青麟丸。

二诊：前与疏化湿热，中焦之湿较减，惟里热仍恋，目赤生翳，浊热仍未清泄，再与辛凉疏化。

豆卷、黑山栀、茵陈、黄柏、广陈皮、连皮苓、木通、车前、滑石、鲜生地（薄荷打）、淡黄芩、二稻叶。（《柳宝诒医案·卷一》）

封。寒热之起伏如疟，而内热不彻，胸脘窒闷，呕恶不止。此暑湿之邪，留伏募原，渐犯胃口。凡伏暑之病，传变相同，惟脉象数急细软，热来时有谵语。此则因营阴之气，为疡症所耗，营阴内馁，热邪易于内侵也。刻视舌质不绛，中苔黄浊。暑浊之邪，燔结于中焦气分。宜先拟疏气达邪为主，仿辛开苦降之法。候气机流畅，再拟清营可也。

细川连、姜半夏、小枳实、瓜蒌皮、广郁金、赤茯苓、苏叶、淡黄芩、橘红、滑石、石菖蒲、竹二青、西瓜翠衣。

二诊：汗便两室，邪机无外泄之路。脉数，舌浊底绛。浊壅热遏，用芳香合辛凉流泄法。

淡豆豉、大豆卷、白杏仁、川朴、连皮赤苓、瓜蒌皮、细川连、淡黄芩、小枳实、郁金、滑石、通草、石菖蒲、竹二青。（《柳宝诒医案·卷一》）

邬。左脉浮弦未静，邪机外出而不能宣解也，再与和中泄邪。

归身、白芍、柴胡、丹皮、黄芩、青蒿、蒌皮、大腹皮、通草、荷叶。（《柳宝诒医案·卷一》）

丁。向患营血不充，近感暑湿。腹痛便溏，舌苔黄浊。当先清理新邪，调达气机。

青皮、木香、左金丸、藿梗、枳壳、小川朴、苏叶、赤苓、焦楂炭、砂仁、通草、荷叶、益母草。（《柳宝诒医案·卷一》）

刘。气机不化，暑湿之邪，阻于中焦，形寒脘闷，内热少汗；更兼木火内动，嘈绞呕恶。当疏畅中宫，兼以泄木。

豆卷、杏仁、藿梗、小川朴、制半夏、广陈皮、细川连、黄芩（酒炒）、郁金、块滑石、川通草、苏叶、竹茹、姜皮。（《柳宝诒医案·卷一》）

马。壮热无汗。脉象数急而硬，右脉按之不衰，下唇肿腐。湿热郁于脾中，暑凉外遏，两便通而不畅。当解表清里，内外并治。

香薷、川朴、苏叶、扁豆、姜半夏、赤苓、豆卷、川连、黄芩（酒炒）、滑石、银花炭、荷梗。

另：青麟丸（开水送下）。（《柳宝诒医案·卷一》）

某。形寒发热，咳嗽少汗。风温之邪，袭于肺胃。脉数苔黄。法当清泄。

淡豆豉、杏仁、淡子芩、青蒿、鲜沙参、前胡。（《柳宝诒医案·卷一》）

孙。伏温之邪，深郁血分，外泄于肺。壮热七八日，无汗，咳嗽气促，胁痛吐血。幸大便屡出瘀黑紫水，其血分郁邪得有外达之势。所嫌舌质深绛而嫩，脉象细数不畅，时有谵语。恐其内陷厥阴，有痉蒙之险；上烁肺金，有喘逆之变。当清营透邪，清降肺金，冀其透达为幸。

鲜生地（豆豉打）、丹皮、沙参、紫蛤壳、金银花、赤芍、川贝、郁金、淡芩、苡仁、杏仁、芦根、茅根肉。（《柳宝诒医案·卷一》）

左。尊体脾气先伤，暑湿之邪易于留伏。近因冒寒受惊，里蕴之邪化热于内，新受之邪郁遏于表。刻下内热脘闷，小便赤浊不畅，此里恶之热也。形寒恶风，此表气之窒也。脉象弦数，右关尤觉浮硬，暑湿蕴热甚于中焦，舌质偏红，苔色黄浊。表里相较，且热甚于表寒。即以邪之浅深论，亦新邪易去而伏邪难彻。

调治之法，当疏畅气机，俾里热有外达之机，佐以疏达表邪，俾新邪由表出。冀其内外分解，三焦通彻，不致内外合病，乃免淹重。拟方呈请采择。

杏仁、豆卷、川朴、茯苓皮、广皮、苡仁、蔻仁、滑石、黄芩（酒炒）、车前子、木通、通草、淡竹叶、薄荷叶、鲜荷叶。（《柳宝诒医案·卷一》）

伍。暑积挟发，滞下不爽，发热腹痛，脉象弦数。当和中导滞，畅气彻邪。

大豆卷、茯苓皮、紫川朴、枳实炭、鸡内金、青广皮、青蒿、黄芩、连翘、滑石、通草、蔻仁、生熟神曲（各）。（《柳宝诒医案·卷一》）

张。暑湿之邪为新寒所引。发热咳嗽，面黄肢倦。邪在两太阴，当手足兼治。

豆卷、杏仁、川朴、茯苓皮、南沙参、前胡、白蔻仁、冬瓜仁、青蒿、黄芩、佩兰叶、枇杷叶。（《柳宝诒医案·卷一》）

◆ 发热

张。形寒发热无汗，脉弦细，舌黄。表邪与食积交结不化，当与表里两解。

豆豉卷（各）、苏叶、荆芥、杏仁、枳实、瓜蒌皮、楂炭、焦曲、淡芩、连翘、青蒿、茅根、姜皮。（《柳宝诒医案·卷一》）

柴。病由去秋迄今，大概属阴弱阳浮之象，交夏以来，眠食两善，惟自觉虚热由腰俞上轰及背，遇劳动则发，遇声响则作，即偶尔劳神多语，亦无不发。午后足心热，稍兼形寒，此乃阴气不充，阳气不敛。其病在于肝肾，而不涉于心肺。脉象弦数搏硬，六部九候，并无虚软之处。凡治浮阳外露，内风震越者，有养阴配阳一法，有潜熄镇摄一法，有引火下行一法。此数法者，有独用，有兼用，均可随证而施。前当夏至之期，咯血一日，足见身中阴阳之气，不能随时顺接，病蒂颇非轻浅，拟于前数法中，参互其意而用之。俟挨过关夏炎蒸之令，则人身之气，与天时同其升降，自可渐增清泰矣。

西洋参（生切）、大直枝熟地（制白附片煎汁拌炒，去附）、东白芍（生切）、左牡蛎（盐水炒）、怀牛膝（秋石化水拌炒黑）、灵磁石（醋煅）、春砂仁、潼蒺藜、丹皮（炒）、元武板（刷净）、甘杞子（盐水炒黑）、女贞子（制熟）、山栀仁（炒）、白薇头、核桃仁（盐水炒）。（《柳宝诒医案·卷四》）

河南人某友肝风证论治。接读手笔，并贵友病原，具领一是。兹所述各节，条答如下：从前每遇劳心等事，即头面发热，汗出肢冷，此肝阳不藏，易于浮越之象。肝为将军之官，谋虑出焉。肝阳升，则气浮肢厥，本属重证；况用心稍勤，即有头目胀痛等病，昔肝木化火生风，上扰于头之象。用药当以潜阳熄肝为主。近年稍觉劳心，即通宵不寐，亦属肝火不潜所致。每睡偏着一边，即觉胀痛，此肝经脉络不舒之见端。其甚于左半者，以左属肝经所主之部分也；其扰及周身者，肝横而肺不足以制之，则升多降少，窜及旁络故也。通观所见各证，悉缘肝木不柔，风阳上越所致；而肝木之所以不柔者，则由乎肾水不充，水不涵木，则燥而化风生火，亦理势所必至。调治之道，惟有滋水生木，前人所谓乙癸同源之治，与此症最合。肝气和则胁痛自止，不必泥于寒凉滞络之说。况于滋养中，仍可佐通络之品乎！兹就鄙见所及，悬拟一方。仿滋肝潜阳，取乙癸同源治法，呈候裁正。

西洋参、大生地、干首乌、东白芍、左牡蛎、丹参、制料豆、龙齿、橘络、酸枣仁（川连煎汁拌炒）、潼刺蒺藜（各）、丹皮、归须、池菊、竹茹。

另：濂珠粉少许，空心临睡用西洋参汤送下。(《柳宝诒医案·卷四》)

吴。寒热初来，经水适至。四五日来，足冷不温，热势夜甚无汗，唇颧俱赤，舌苔红浊，脘痛下掣腰脊。此邪机乘虚内袭营络，而中焦之暑湿，郁而不宣。病机转折甚多，故屡淹缠，更有变幻。拟方清营达邪，疏泄中焦，俾得渐次外达，庶免痉蒙之险。

鲜生地（豆豉打）、带叶苏梗、丹皮、杭菊、泽兰叶、山栀、木香、郁金、连皮茯苓、豆卷、金铃子、川朴、茅根。

二诊：前与清泄达邪，足能渐温，寒热较轻。惟里郁之邪颇深，未能一律外达，且邪机留于营分，更多周折。刻下寒热往来，头晕且痛，邪气有从少阳而出之势。舌绛苔浊渐燥，唇红而焦，胃中有化燥之象。拟方从少阳阳明疏邪泄热，仿大柴胡汤而小其制。

细柴胡、青蒿、带叶苏梗、凉膈散（包）、丹皮、鲜生地（豆豉打）、鲜佛手。

三诊：入夜热甚谵语，齿缝出血，头痛偏左，烦躁恶心，汗便两窒。邪机不从外解，燔灼营分，波涉厥阴。倘再不从气分而解，即有痉蒙之虑。拟方专从营分疏邪清热。

鲜生地（薄荷打）、丹皮、白薇、蒺藜、连翘、细川连、黑山栀、杭菊、淡酒芩、苏叶、竹茹、茅根。

四诊：温邪内郁，不得疏达，汗便不通。脉象两关弦数，左手尤甚，头痛偏左，舌绛苔黄。浊蕴于中，风火上炎。唇干齿黑。拟方且与清泄肝胃，观其动静再商。

黑山栀、杭菊、生锦纹、羚羊角、丹皮、薄荷、蒌皮（元明粉打）、淡芩、生枳实、竹茹、茅根肉。

五诊：汗便虽得未畅，外发之热，因之得减。各恙均平，而里伏之邪，尚未一律外达，还宜从里疏达。

鲜生地（豆豉打）、黑山栀、淡酒芩、豆卷、杏仁、苏叶梗、生枳实、蒌皮（元明粉炒）、竹二青、茅根。（《柳宝诒医案·卷一》）

金。时邪初愈，余热未净，偶而冒风即发热，此营卫气虚所致。惟舌质光红无苔，胃阴先伤，是内热因之留恋。方以养阴为主，佐以疏畅营卫。

洋参、麦冬肉、霍石斛、细生地、豆豉、青蒿、黄芩、丹皮炭、广皮、生甘草、砂仁、茅根。（《柳宝诒医案·卷一》）

章。寒热如疟，肢节烦疼，有汗不解，此有寒湿之邪袭于经络，而暑热内侵于心则烦渴谵语。所谓烦则喘喝，静则多言。乃伤暑而兼有伏邪之证，病在初起，当先与疏解。

淡豆豉、黑山栀、带心翘、黄芩、广郁金、桂枝、生石膏、肥知母、竹心叶（各）。（《柳宝诒医案·卷一》）

柳。余热未清，肺络未肃。舌苔中心白厚。仍宜清暑疏化。

银花炭、丹皮炭、青蒿、连翘、荆芥、木香、藿梗、豆卷、川朴、带皮槟榔、苓皮、六神曲、枳壳、桔梗、黄芩、滑石、通草。（《柳宝诒医案·卷一》）

钱。热邪郁燔于肺。壮热气促，脉数如沸，更兼咳逆胸痛，络伤吐血，金受火刑，须防喘促加重。

鲜沙参、鲜生地、丹皮、知母、滑石、黄芩、归须、橘络、桑白皮、连翘、银花、广郁金、参三七、茅根肉。（《柳宝诒医案·卷一》）

秦。向素气阴二亏，偶感客邪，发热出疹，肺脾元气，因之愈困。气弱不能托邪，则邪机必有留恋之象。当时苟能扶正，以却余邪，则邪随气转，绝不留恋至此也。刻诊脉象细弱而数，向晚潮有寒热，而于胃纳之多寡，两便之早晚，并无差异。此乃元气大伤，病虚不复之证。当调补脾肺，望其虚热渐退，纳谷渐旺，不至延成损象，乃为至吉。

北沙参（炒黄）、大麦冬（炒）、陈皮、苡仁、青蒿、蛤壳、霍石斛（饭上蒸软）、淡黄芩、小生地（炒焦）、茅根肉、枇杷叶。

二诊：寒热咳嗽，腹痛便溏，半年不愈，此必有微邪伏于肝脾之间。内伤脾肺，外烁营卫。现今神枯肉削，脉虚细数，咽碎舌腐，营阴亏损已甚，而咳嗽痛泄，仍然不止。损象已深，姑与清养。

北沙参、麦冬（炒）、百合、蛤壳、白芍、白薇、丹皮（炒）、青蒿、砂仁（盐水炒）、生地炭、川石斛、川贝母、枇杷叶、茅根肉。

三诊：呕血之后，留瘀阻于肺络，咳逆喘促，胁痛痰黄，脉象虚数，热瘀伤肺而上损，色痿肢浮，则损反中矣。症非易治，姑与养阴熄热，和络肃肺。

旋覆花（猩绛同包）、鲜沙参、苡仁、冬瓜仁、丹皮炭、蛤黛散、川百合、小生地、嫩白薇、牡蛎、白芍、归须（炒）、枇杷叶、鲜藕。

四诊：肺脏受伤，咳久胁痛，神枯色萎。养阴清肺，此一定治法。

北沙参、小生地、麦冬、天冬、百合、蛤壳、牡蛎、川贝母、白薇、炒丹皮、白芍、生甘草、枇杷叶、鲜藕（煎汤代水）。

五诊：色浮腹满，内热作咳，脾气与肝营两损。营热伤金，咽喉窒痛，唇色焦淡，舌苔晦浊不华。气分则损及脾阳，血分则烁及肺阴。前人谓损及中焦，最难调复，姑与培中养营法，缓缓调之。

台参须、野於术、茯苓皮、白芍、蛤壳、稆豆衣、小生地（炒）、丹皮炭、川百合、砂仁、刺蒺藜、沉香曲、枇杷叶、煨木香。（《柳宝诒医案·卷三》）

阮。热邪经月不退，先曾呕恶。刻下神情呆木，脉数，两关浮大，舌苔干浊不红，此由热邪流入阴经，痰浊弥漫胸脘，故久恋不退。惟正气受伤，有不克支持之虑。姑与清阴退邪，化痰清神，冀其得松为幸。

青蒿、白薇、丹皮、连翘、细川连、生枳实、瓜蒌皮、盐半夏、广郁金、石菖蒲、羚羊角、竹二青。（《柳宝诒医案·卷一》）

王。邪积并结中焦，气机不化，热不肯达，病已及月，仍宜疏达。

豆豉、黑山栀、青蒿、黄芩、藿梗、连皮茯苓、枳实、焦楂炭、六神曲、通草、茅根肉。（《柳宝诒医案·卷一》）

许。伏邪由少阳阳明而发，形寒壮热，气促神烦。病起时兼挟积滞，幸大解通畅，粪色溏黑。积热有下行之路，不致热壅内熏。脉象浮数，而左关独大，热燔于肝胆可知也。唇色深红干肿，脾脏有郁热也。舌苔糙白而边尖红色，内侵郁热之势将发也。小溲赤色而痛，火腑不通也。此症热在肺胃，而脉象见于肝胆，阴液先伤，恐其热重劫阴，有内蒙之虑。议从肺胃清化，兼佐导赤养阴之意，冀其下泄为顺。

铁皮石斛、青蒿、淡芩、黑山栀、杏仁、飞滑石（包）、鲜生地（薄荷同打）、潼木通、生草梢、生枳实、山楂炭、瓜蒌皮仁（各）、细川连（盐水炒）、茅根肉。（《柳宝诒医案·卷一》）

薛。内热虽减，左脉尚数，肝经络气未和，胁左板窒作声。再与和络清肝，佐以滋养。

旋覆花（绛末四分炒）、生地、郁金、枳壳、桑叶皮、归须、白薇、白芍、丹皮、牡蛎、前胡、降香、枇杷叶。（《柳宝诒医论医案·医案》）

赵。气机不化，内热留恋。再与清木和胃，以泄邪机。

左金丸，半夏、茯苓、青皮、菊花、广皮、黑山栀、枳壳、郁金、木瓜、青蒿、佛手、竹二青。（《柳宝诒医论医案·医案》）

范。初由疟邪内陷，渐致寒热往来，泄泻，少纳，肢浮，经停盗汗，脐左瘕块日作。刻诊脉象软细而数，右手带弦，舌尖红，苔黄。统观脉证，因邪陷而伤阴，因阴伤而营损。最重者刻已损及中焦，不能多进滋补，用药殊难为力耳。

当归炭、生地炭、於术、青蒿子、白薇、丹皮炭、小青皮（醋炒）、东白芍（吴萸煎汁拌炒）、鳖甲、焦谷芽、砂仁、荷叶。（《柳宝诒医案·卷三》）

陈。寒热间作，脘腹不畅，病由中焦而发。当芳香疏解。

豆豉卷（各）、川朴、杏仁、赤苓、郁金、槟榔、黄芩、青蒿、知母、滑石、姜皮、鲜藕。（《柳宝诒医案·卷一》）

范。脾虚湿郁，面色黄浮。近感新邪，兼增寒热，脉细涩不畅，苔晦。当与和中泄浊。

桂枝四分，淡芩一钱半，槟榔一钱，鸡内金二钱，姜二片，柴胡八分，川朴一分，通草六分，茯苓皮三钱，白术二钱，神曲三钱，茅根五钱，青广皮各一钱半。（《柳宝诒医论医案·医案》）

何。邪郁于里，不得疏达，留恋少阳之界。寒热无汗，发作不时，更兼引动木火，牙根腮痛。姑与疏达郁热。

柴胡、黄芩、丹皮、黑山栀、薄荷、南沙参、杏仁、陈皮、青皮、苏叶、木香、茅根肉。（《柳宝诒医案·卷一》）

金。寒热脘闷，面色萎黄，脉濡数，舌白。湿邪内阻，热蕴中焦。里气从太阴疏化。

杏仁、南沙参、广橘红、蔻壳、桔梗、益元散、枇杷叶、鲜荷叶。(《柳宝诒医案·卷一》)

李。寒热往来，两旬不退，得汗不畅，耳聋，脉细数。伏邪发于少阳，走入营络之象。舌浊唇焦，兼有浊痰为患。法当清透中焦，佐以和胃化浊。

柴胡、青蒿、丹皮、山栀、淡芩、广皮、鲜生地（豆豉打）、枳实、山楂炭、薄荷、桑叶、滁菊、茅根肉。(《柳宝诒医案·卷一》)

陆。邪由募原而发。寒热脘闷，脉象弦数，舌白底绛。当用芳香疏泄。

藿梗、郁金、豆豉卷（各）、青蒿、川朴、广陈皮、丹皮、滑石、通草、黄芩、建曲、姜皮、荷叶。(《柳宝诒医案·卷一》)

邵。寒热脘闷，脉弦细而数，时邪阻遏中焦，不得疏畅。

杏仁、川朴、赤苓、豆卷、广陈皮、郁金、黄芩、黑山栀、槟榔、滑石、通草、姜皮、荷叶。(《柳宝诒医案·卷一》)

庄。寒热如疟，是营卫不调之证。绵历数月，脾胃两伤。刻诊脉象虚数，肢肿神疲，胃纳不佳，时或胀滞，已属中损之候。而舌苦白厚中黄，兼有湿滞可知。培补之剂，尚难遽投，先拟调和营卫，疏导中焦。

桂枝、白芍（酒炒）、枳实炭、炙鸡金、青蒿、黄芩（酒炒）、砂仁、大腹皮、茯苓皮、通草、豆卷、二稻青。(《柳宝诒医案·卷三》)

◆ 咳嗽

薛。咳逆历年不止，寒冬愈剧，此寒饮射肺所致。脉象细弦，舌色微灰，喉音不亮。于温降药斟酌用之。

南沙参、前胡、冬瓜仁、川百合、杏仁、象贝、苏子、紫菀、五味子（生姜同拌，蜜拌炙黑）、橘红、枇杷叶。（《柳宝诒医案·卷三》）

柴。肺胃痰热，渐已清化。惟病久正虚，肾气不能摄纳，每当阳升之时，即觉气促心烦，上热足冷，是现在见症，当以补摄下焦为主矣。其喉间痰声未平，咳咯不爽，肺窍中必有痰涎阻窒。肾为本而肺为标，于法以金水兼治为是。

大熟地（磁石粉炒松）、牡蛎（盐水煅）、长牛膝（盐水炒炭）、海浮石、南沙参、五味子（盐水炒炭）、麦冬、百合、旋覆花、川贝母、肥知母、银杏肉、胡桃肉。

二诊：肺胃阴液受伤，而上焦痰热尚有留恋未净者。拟方清养肺金，佐以扶胃养液。

南北沙参（各）、麦冬、旋覆花、橘白红（各）、铁皮斛、霞天曲、百合、白茯神、焦山栀、海浮石、竹二青。

另：吉林参须，煎汤冲服。

三诊：据述诸恙向安。惟饮邪久伏，脾阳必伤；咳嗽屡剧，肺阴必损。当此长夏之时，拟煎方脾肺两调，兼服丸药，以摄纳肝肾。

野於术、北沙参、白茯苓、炙甘草、新会皮、麦冬肉、左牡蛎、白扁豆、霞天曲、炙牛膝（炒炭）、苡米、胡桃肉。

另：吉林参，煎汤冲服。附子都气丸，淡盐汤送下三钱。（《柳宝诒医案·卷三》）

陈。内热干咳，形瘦脉数，宛若阴虚致损之象。惟病起春间，微觉咳嗽，因食青梅而剧，此外别无致损之由。推测病情，或因微邪恋于阴分，热久阴伤，故有盗汗热咳之象。先拟养阴托邪，望其热咳两减，则似损而不至于损，斯为万幸。

小生地、炒丹皮、青蒿、白薇、川贝母、蛤壳、南北沙参（各）、鳖甲、炒归身、牡蛎、茅根肉、枇杷叶、毛燕窝（煎汤代水）。（《柳宝诒医案·卷三》）

丁。春间发热，咳嗽经复，发热止而咳嗽不愈，痰色或稀或黄。病由外感与痰涎蒸结于肺，久而不化，熬炼熏灼，肺液被伤。脉象左手不和，渐露内热之象。舌苔根剥，胃液已伤。刻当燥金主令，宜清泄郁伏之邪。望其肺气得清，可以乘时调复，乃为至美。

南沙参、冬瓜子、苡仁、旋覆花（包）、紫蛤壳、桑叶皮（各）、茯苓、橘红、紫菀、瓜蒌皮、海浮石、丝瓜络、枇杷叶、芦根。（《柳宝诒医案·卷三》）

丁。热恋阴分，半载不彻，阴液被烁，熏灼肺脏。咳逆痰黄，脉象虚细数促，营阴之虚象已深。而泄泻腹痛，面肢浮肿，中下二焦又有虚寒滑泄之象。阴阳俱伤，脾肺两碍，用药殊难着手，勉与清阴和中。

南沙参、小生地（炒）、丹皮炭、白薇、蛤壳、川百合、白芍（土炒）、广木香（煨）、归身炭、砂仁、麦冬（炒）、炙鸡金、功劳叶、枇杷叶。（《柳宝诒医案·卷三》）

丁。温邪挟痰饮上逆，肺气不得清肃。内热咳嗽，痰色带黄，法当疏降。

南沙参、杏仁、象贝、前胡、苡仁、苏子、旋覆花（绢包）、牡蛎、海浮石、枇杷叶、茯苓、橘络。（《柳宝诒医案·卷一》）

都。咯血之后，咳呛内热，脉数经停，此属营阴虚损之证。

南北沙参（各）、生地、归身、白芍、丹皮、紫丹参、青蒿、白薇、蛤壳、马兜铃、茅根肉、枇杷叶。

二诊：营损经停，内热脉数，干咳盗汗，内损之象已露。近日傍晚寒热，又有微邪袭于阴分。宜于清养中稍参疏泄。

南北沙参（各）、生地、归身、白芍、丹皮、紫丹参、白薇、蛤壳、青蒿、橘红、豆卷、茅根、枇杷叶。（《柳宝诒医案·卷三》）

杜。咳嗽内热，右脉浮数如沸，左脉细数。热蕴于上，肺脏受伤。急与清肺化热，冀其速退。

鲜沙参、前胡、杏仁、苏子、青蒿、白薇、丹皮、淡黄芩、旋覆花、桑白皮、地骨皮、枇杷叶、芦根。

二诊：肺中浊热未清，咳逆不剧，脉象左细数，右浮数，痰色黏黄。仍宜清金化热。

鲜生地、鲜沙参、丹皮、桃仁、连翘、银花炭、象贝、苡仁、冬瓜仁、川百合、蛤壳、枇杷叶、芦根。（《柳宝诒医案·卷三》）

方。痰浊上壅，肺胃不降。舌色干白而厚，咳呕兼作，内热不解，当与疏降。

盐半夏、橘红、茯苓、南沙参、苡仁、象贝、杏仁、紫菀、苏子、桑叶皮（各）、前胡、枳壳、通草、竹茹、枇杷叶（《柳宝诒医案·卷三》）

肝木逆犯肺金，气呛哽噎，发则呵欠气厥，病由痰气上阻。法当疏降。

旋覆花、瓦楞子、郁金、苏梗、盐半夏、橘红、枳壳、川贝、前胡、桑皮、枇杷叶、沉香（与乌药二味磨冲）。（《柳宝诒医论医案·医案》）

肝气不和，窒及营血。始则块撑作痛，渐至内热咳嗽。病已一载，神倦音破，此热久阴伤，由肝脾而并及肺胃，渐有入损之象。当和营调气，清养肺胃。

归身、白芍、丹皮、白薇、金铃子、延胡、沉香曲、鲜沙参（去皮）、马兜铃、蛤壳、青蒿子、稽豆衣、竹茹。(《柳宝诒医论医案·医案》)

顾。痰饮上逆，咳呛呕逆，每发则形寒发热，甚则肢厥。内饮与外邪相合，法当温降。

桂枝、茯苓皮、广陈皮、瓜蒌皮、苏子、杏仁、苡仁、旋覆花、野於术、瓦楞子、盐半夏、枇杷叶。(《柳宝诒医案·卷三》)

韩。浊痰蕴留于肺，咳逆胸痛，痰黏音破，病已年余。肺金受伤已甚，而脉来短数细弦，热邪仍未清泄。姑与疏化法，以肃肺金。

鲜沙参、冬瓜仁、川百合、苡仁、马兜铃、川贝、旋覆花、桑百皮、蛤壳（打）、蝉衣、川石斛、丹皮、竹二青、芦根。

二诊：咳逆音破，金体先伤。近吐瘀紫浊痰，胸胁板痛，脉象浮软细数。左手较大，舌底色绛，气息短促。病因邪热留于营络，与肺金所蕴之痰浊，纠结熏蒸，津液被其消烁，化为痰浊。症情与肺痈相似，而图治不同。刻下阴液已伤，而瘀热未净。当先清养肺阴，疏泄瘀热。

鲜沙参、生苡仁、冬瓜仁、桃仁、川贝、桑皮、鲜生地、蛤黛散、丹皮炭、瓜蒌皮、旋覆花、忍冬藤、芦根、枇杷叶。

三诊：痰红虽止，而肺阴被烁，难于遽复。脉数微弦，舌红目黄。内蕴之浊热，熏蒸于肺胃者，犹有留恋之象。拟以肃肺养阴为主，佐以清泄浊热之意。

马兜铃、阿胶（蛤粉拌炒）、北沙参、细生地、麦冬、川贝、川百合、白薇、丹皮、牡蛎、忍冬藤、枇杷叶。

另：琼玉膏（地黄汁、茯苓、人参、白蜜）开水送下。(《柳宝诒医案·卷三》)

杭。肺阴久伤，脉象细数，右手更加浮急。干咳内热，气息短促，病因肺胃热烁，金气耗损，神色有枯瘁之象。刻当秋令，天气尚热，肺金不能迎来复之机。拟方以清养为主，仿喻氏清燥之意。

北沙参、麦冬、阿胶（牡蛎粉拌炒）、川百合、蛤壳、桑白皮（蜜炙）、生地炭、白薇、白芍、丹皮、天冬、参须、功劳子、枇杷叶。（《柳宝诒医案·卷三》）

何。冬时邪气伏藏，蒸郁化热，阴分先伤。春反阳气外泄，里热随之而出。为咳嗽，为温疟，缠绵数月，阴气愈伤，而邪机愈恋，势恐阴伤不复。古人治伏温之法，不外存阴透热。兹仿其意以立方。

小生地（豆豉同打）、丹皮炭、青蒿、淡黄芩（酒炒）、白薇、白芍（酒炒）、荆芥炭、生甘草、蛤壳、茅根肉、枇杷叶。（《柳宝诒医案·卷一》）

侯。痰浊上蕴，肺胃不降，咳逆气促。迩因暑热内袭，痰色转黄。于疏降中兼以清暑。

於术、茯苓、盐半夏、橘红、旋覆花、苡仁、南北沙参（各）、滑石（杏仁同打绢包）、淡黄芩、通草、枇杷叶。

二诊：浊热稍减，痰色仍稠。饮浊留恋肺胃。左寸及关，浮弦而大。于蠲饮中仍寓清化之意。

南沙参、前胡、盐半夏、橘红、茯苓、苡仁、川石斛、白杏仁、野於术、炙甘草、鸡距子（即枳椇子，编者注）、枇杷叶、姜皮。（《柳宝诒医案·卷三》）

花。先患咳嗽，继而咯血。刻下血虽止，而仍作咳，痰色先浓后稀。脉象细数而软，左部为甚。因肺络先伤，引动木火，耗及阴液。细审病情脉证，是肺病而及于木，乃上损之象也。时当长夏，先与肃肺养阴。

南北沙参（各）、淡天冬、生地、丹皮、白芍、苡仁、川百合、冬瓜仁、桑叶皮（各）、旋覆花、枇杷叶、芦根。

二诊：咳痰未止，左脉细弦，右脉虚软而均数，其症本属上损之象。舌质偏红，向晚微热，究属阴热内熏，致肺金失其肃清。刻当长夏，拟于肃肺中兼用清阴之法，望秋令得愈为佳。

紫蛤壳、川百合、生苡仁、软白薇、白茯苓、北沙参、细生地、麦冬肉、粉丹皮。

另：枇杷叶露、香青蒿露、地骨皮露，冲服。（《柳宝诒医案·卷三》）

华。承示华君失音病原一纸，再四推度，此症因伤风而起。发言即觉气促吃力，其为肺气不利可知。看书即心嘈动气，心火升而肺气不降也。当伤风咳嗽之时，其因不忌油腻，致热痰胶结，肺窍不利而然乎！否则风邪化热，外为寒气所遏；或骤进冷物凉饮，与痰热搏激，亦能致此。若是大实大虚之症，则绵历年余，必有变动，不应若此之安然也。治疗之法，既非虚证，自不应补；病久肺阴渐伤，更不宜燥；即与清火化痰，似乎中病，而不能疏涤肺窍，则久结之痰，嵌于肺隧者，仍不能化，而音仍不能出也。鼻准微红，即有痰火之据。痰火壅而肺津渐烁，故喉间喜食清润，而不宜燥辣。延久失治，肺液日枯，亦将致重。刻下忌饮酒以助热，忌食油腻浊厚之物以助痰。再用清涤肺窍之物，制膏常服。俟一月以外，观其效否若何？录方候高明教正。

甜杏仁、苦杏仁、广橘络、南枣肉、通草、鲜竹茹、石菖蒲、西洋参、百部（蜜炙），上药煎浓汁，滤净约一大碗许，加入鲜生地汁、鲜沙参汁、人乳各两碗，再熬至稠厚，入西血珀末、川贝末成膏。

每日两许，含入口中，细细咽之，用枇杷叶汤过口，早晨临卧服两次。嫩芦根（去节）泡汤代茶。燕窝汤常服。（《柳宝诒医案·卷三》）

黄。嗽久络伤，肺气逆而不降，舌浊痰稀，间有血点。姑与润降和络。

南沙参、麦冬、玉竹、苡仁、蛤壳、盐半夏、紫菀、郁金、归须、橘络、桑白皮、冬瓜子、枇杷叶。（《柳宝诒医案·卷三》）

姜。阴虚不能涵木，木火升动，肺金受克，咳呛气逆，左胁板痛，悉由乎此。四肢不温，乃阳气内厥，阴气不承。阳气愈亢，则四肢愈清。脉象细数不静，亦属阳气不藏，营阴被烁之象。前方熄肝和络，五大剂后，偏卧咳呛略减，余证仍然。兹拟滋养营阴，镇摄阳光。虽不专治肺肝，而阴气充，则肝自柔。阳气藏，则肺受荫。所谓治病必求其本也。录方拟与三才固本法，相间服之。

大生地、东白芍、白石英、左牡蛎、刺蒺藜、马料豆、炒丹皮、长牛膝（秋石化水拌收）、淡天冬、清阿胶（黛蛤散拌炒）、功劳子、元武版、鲜藕（煎汤代水）。（《柳宝诒医案·卷四》）

蒋。鼻窍闭塞，咳嗽内热，肺胃之气不和。用清泄法。

蔓荆子、牛蒡子、薄荷头、连翘、桔梗、枳壳、南沙参、川石斛、苦丁茶、辛夷、杏仁、通草、甘菊炭、枇杷叶。

二诊：用清泄法。鼻窍得通，咳逆亦减。但新邪虽解，而宿病难清。再与养阴清上，冀其渐可。

北沙参、细生地、小麦冬、丹皮、黑山栀、橘红、川石斛、蔓荆子、苦丁茶、辛夷、甘菊花、桔梗、淡竹叶、鲜荷叶。（《柳宝诒医案·卷五》）

金。病起秋初，肺先受病。先咳痰，继烦满喘促而呕，《内经》所谓肺痹是也。拟清燥救肺汤益损之。

鲜南沙参、麦冬肉、广陈皮、茯苓块、瓜蒌皮、五味炭、绵芪皮、白石英、前胡、甘蔗皮、霜桑叶、银杏肉、芦根。(《柳宝诒医案·卷五》)

金。肺肝络脉不和，咳嗽胸板。肝气逆而肺不能降，重则有咯血之虑。

生地、白芍、归须、橘络、旋覆花、郁金、麦冬、茯苓、北沙参、川百合、苡仁、蛤壳、紫菀、枇杷叶。(《柳宝诒医案·卷三》)

金。咳嗽吐血，内热脉数，营阴虚损已甚，而胃纳不旺，大解溏泄，有上损及中之象。拟养阴肃肺，培土生金，两法兼用。但木火司令，肺金不胜，内热燔灼，是则可虑者耳。

北沙参、天麦冬（各）、生地、川百合、川贝、白薇、蛤壳、阿胶（牡蛎粉炒）、怀山药、炙甘草、燕窝、枇杷叶。(《柳宝诒医案·卷三》)

金。痰饮为外邪所搏，咳嗽气逆。法当表里两解。

苏子叶（各）、紫菀、防风、牛蒡子、杏仁、粉前胡、盐半夏、橘红、茯苓、苡仁、枇杷叶（刷去毛）。(《柳宝诒医案·卷三》)

柯。寒入肺俞，郁火不化，咳呛气逆，用温化法。

炙麻黄、盐半夏、茯苓、杏仁、冬瓜仁、款冬花、南沙参、苏子、橘红、苡仁、生甘草、枇杷叶、姜皮、紫菀。(《柳宝诒医案·卷三》)

李。咳嗽时作，痰出不爽，痰色胶黏光亮，间或声如拽锯，口苦气短，肌肉日削。此由内热冒风，郁于肺络。肺主灌溉，百脉失其润下之性，则相火反挟诸经之火上蒸耳。左寸弦数，此肝失制而木火愈张，心失养而君火遂旺也。右关细数者，肺胃俱以下降为职，肺气郁而上升，则胃亦失其下行之性，不能降其浊热，而胃亦郁而不畅也。右寸更细者，本经既有郁热，又为诸经之火所灼，肺气郁遏不宣也。其或声如拽锯者，金实不鸣也。气短者，壮火食气也。前以清燥救肺汤加清络开郁之品，痰渐能出，声亦略清，而火势仍在，则以盛夏火令，炎蒸火位，郁伏之热蕴于中，炎蒸之气灼于外，病有助而药无助，所以无大效也。拟以麦冬、石斛、芦根之甘寒，以清肺胃之火；洋参以润燥益气；桑皮、旋覆、枇杷以疏肺通络；杏仁、川贝以开郁消痰；蕴热素盛，以滑石、甘草导之。调理月余，定可就愈。

西洋参、麦冬、鲜铁斛、川贝、杏仁、桑皮、旋覆花、滑石（水飞）、生甘草、芦根、枇杷叶。

肝火旺则加焦山栀，甚则加蛤黛散；心火旺则加连翘，甚则加鲜生地；胃火旺则加重石斛，甚则加石膏，轻则减之；嗽止则去杏仁、川贝；痰多则加瓜蒌仁、海浮石；肺气渐畅则去旋覆花、桑叶，重加西洋参，或加吉林参以补气。若苦寒之品，化火伤阴者，则须忌之。

另：甘蔗、梨肉、芦根，打汁，炖热，温服。人乳亦可服。（《柳宝诒医案·卷一》）

刘。咳嗽。肝营窒损，有阴血干涸之虑。

归身、白芍、川连（吴萸二分炒）、青皮、丹参、香附、青蒿、丹皮、白薇、川郁金、蛤壳、茅根肉、枇杷叶。（《柳宝诒医论医案·医案》）

龙。脉象虚数，右弦左芤。营热蒸蕴，金脏受伤，此属上损之候。

生地、北沙参、丹皮、川百合、紫蛤壳、桑皮、白薇、青蒿梗、白芍、旋覆花、白扁豆、苡仁、功劳子叶（各）、枇杷叶。

二诊：内热痰咳，未得全平。脉象左芤右数。阴热熏蒸，挟痰浊上壅于肺，以致金损。拟方仍与养阴肃肺。

南北沙参（各）、生地、丹皮、百合、白薇、苡仁、紫蛤壳、冬瓜仁、桑白皮、紫菀、紫丹参、枇杷叶、青芦管。

三诊：痰为热壅，上阻于肺，右寸关急数如弦。法当化痰清热，以防致损。

南北沙参（各）、冬瓜仁、生苡仁、紫蛤壳、麦冬肉、川石斛、粉丹皮、瓜蒌皮、淡黄芩、枇杷叶。（《柳宝诒医案·卷三》）

陆。营阴亏耗，木火易浮。近因哀感过度，肝气上逆，肺气不降。向晚内热盗汗，肝阴伤而肝阳越也。咳呛不止，气从左胁上升，逆干胸臆，正属木火刑金之候。阴愈弱则热愈炽，金愈弱则木愈强，势必金枯阴涸，肝肺两损。调治之道，不外养阴清热，肃肺柔肝。务须虚怀调摄，乃能退出损途。

生地、白芍、洋参、沙参、麦冬、牡蛎、蛤壳、川贝、薏仁、旋覆花（归须同包）、丹皮、白薇、郁金、桑白皮、枇杷叶、竹二青。（《柳宝诒医案·卷三》）

罗。咯红之后，咳逆不已，脉象虚数。近日大便溏泄，势将上损及中。当保元养阴，参入培土生金之意。

北沙参、麦冬肉、生地炭、白芍、丹皮、白薇、怀山药、白扁豆、炙甘草、蛤壳、百合、苡仁、湘莲子、枇杷叶。（《柳宝诒医案·卷三》）

罗。邪郁于里，肺络不得疏降。发热少汗，胸胁刺痛。当与和络疏邪。

旋覆花、前胡、象贝、杏仁、淡豆豉、荆芥、枳壳、桔梗、瓜蒌皮、淡黄芩、郁金、橘络、桑叶皮（各）、枇杷叶、芦根。

（《柳宝诒医案·卷三》）

马。肺为热灼，咳吐痰秽带红，历夏不愈，色浮肢肿，内热不纳，脉虚细而数。津枯肺痿，渐次损及脾土。而秽热未净，痰色黄红未干，未可遽与培土。兹拟清养肺阴，疏化浊热。

鲜沙参、北沙参、蛤壳、川贝、鲜石斛、丹皮（炒）、桑叶皮（各）、小生地（炒）、苡仁、冬瓜仁、桃仁、芦根、枇杷叶。

二诊：前与清肺疏浊，痰秽略减，纳谷渐增。但浊热未净，肺脏久伤，脉象左手弦数无神，阴气先伤，有金损不复之虑。再与养阴束肺。

鲜沙参、玉竹、小生地、蛤黛散（包）、川贝、苡仁、冬瓜仁、百合、麦冬、丹皮（炒）、淡黄芩、生甘草、知母、芦根、枇杷叶。（《柳宝诒医案·卷三》）

某。风温郁于肺胃。咳嗽痰腥，偏卧，肺金为热所伤。宜清热肃肺。

鲜沙参、苡仁、冬瓜仁、桃仁、桑皮、银花炭、蛤壳、川贝、知母、丹皮炭、黄芩、枇杷叶、大荸荠。（《柳宝诒医案·卷一》）

庞。咯红之后，气火升动，肺气不能肃降。咳逆气升，内热不已。脉象虚细数急，右手兼有弦象。肝木相火，上浮于肺胃，下注于肾关，不梦而遗，以肝主疏泄故也。姑与熄肝清金，冀其得效，乃免致损。

北沙参、小生地（炒）、天冬、丹皮炭、蛤壳、白芍、白苡仁、黑山栀、白薇须、牡蛎、川百合、莲心、枇杷叶、鲜藕（煎汤代水）。

二诊：脉数未退，内热未减，血后见此，皆因虚阳不靖，阴弱不摄。仍拟于养阴之中，佐以清肝肃肺。

大生地、北沙参、麦冬、生鳖甲、白薇、牡蛎、白芍、於术、

百合、丹皮（炒）、蛤壳、砂仁（盐水炒）、功劳叶子（各）、鲜藕（煎汤代水）。（《柳宝诒医案·卷三》）

钱。先有浊痰壅阻于肺，复因时感郁化为热，熏蒸于内。刻下咳逆喘促，肢冷里热，下虚上实，稀涎转为黄痰，喘不能卧，病情颇重。姑拟清降肺胃，固摄肝肾，标本兼顾，冀得松动。

鲜南沙参、苡仁、冬瓜仁、淡酒芩、金石斛、旋覆花、海浮石、牡蛎、马兜铃（炙）、煨牛膝（盐水炒）、川百合、桑白皮、大荸荠。

另：别直参、长牛膝、潼沙苑、五味子（炙黑），煎汤代饮。

二诊：痰饮属阴湿之邪，本宜温化，无如症兼挟温燥之邪，早将水涎熬炼，而成黏黄浓厚之痰。更投温热之药，以火济火，肺胃之津液几何，其能供此销烁乎！刻诊：喘促虽平，浊痰化而未净，舌苔浮腻如腐，左半光红，已露液涸之端。调治之道，清解余热，泄化痰浊，清养肺胃，摄纳肝肾，四者缺一不可，多方以图之。

鲜南沙参、丹皮炭、冬瓜仁、苡仁、旋覆花（包）、川百合、桑白皮（炙）。

另：大荸荠、陈海蜇（漂淡），煎汤代水。

另：夜服方：吉林参、麦冬、五味子、坎炁（漂净）、川贝母（去心）、瓦楞子、长牛膝（盐水炒炭）、紫白石英（各）。

三诊：脉息较静，而促数二字，仍不能免。舌苔浊腻如硷，底色深红。阴虚液烁，痰浊中阻，气息腥秽浊痰。凡养液清阴，化痰摄气诸法，均不可少。拟方仍照昨法增减。

鲜沙参、白苡仁、小生地（炙松）、冬瓜仁、海浮石、瓦楞子、麦冬、五味子、淡子芩（酒炒）、川百合、大荸荠、旋覆花（红花同包）。

另：於术、茯苓、车前子、冬瓜皮，煎汤代水。

四诊：肺胃痰热渐清，惟金气大伤，金水不能相生，致摄纳无权，动辄喘甚。胃阴被劫，舌光不能化苔。两者均关根本。拟方摄肾、养胃、肃肺三层兼治，而以摄纳为本。

西洋参、麦冬、五味子（炙黑）、牡蛎（盐水煅）、磁石（煅）、怀牛膝（盐水炒黑）、青盐半夏、大熟地（蛤粉拌炒）、南沙参、白苡仁、川百合。

另：吉林参，煎冲；毛燕窝，煎汤代水。

五诊：痰饮即津液所化，痰饮既净，津液亦随之而匮，理势所必然也。刻下喘咳已平，惟舌光液涸。燥之则阴愈伤，滋之则湿复壅，用药两难，急者先治，只可以清养胃液为主也。

西洋参、北沙参、霍石斛、白茯苓、橘白（盐水炒）、於术、左牡蛎、炒麦冬、五味子（炙黑）、怀牛膝（盐水炒）、甘杞子（炙）、胡桃肉。

另：吉林参，煎冲。

六诊：内伏之浊热，为天时热气所蒸，上熏于肺。刻下舌色又红，痰多气逆，即此故也。病久金水两伤，肺不肃降，肾不摄纳。当消摄兼施，佐以泄浊化痰。

南北沙参（各）、麦冬、五味子（炙黑）、冬瓜子、丹皮炭、桑白皮（炙）、海浮石、金石斛、竹二青。（《柳宝诒医案·卷三》）

秦。干咳内热，当胸板痛。肺络阻窒，当与疏降。

旋覆花、橘络、郁金、象贝、杏仁、南沙参、丹皮、瓜蒌皮、紫菀、桑叶皮（各）、茅根、枇杷叶。（《柳宝诒医案·卷三》）

尚。咳痰不爽，喉中有声，痰为邪阻，法当润降。

南沙参、前胡、射干、象贝、杏仁、苡仁、苏子、冬瓜仁、旋覆花、橘络、瓦楞子、枇杷叶。（《柳宝诒医案·卷三》）

申。咯红之由，盖缘天气炎蒸，外来时令之热，与内脏之肝火相合，热气熏灼，致血从络溢。凡血后最易咳嗽。刻下二者均不甚重，惟脉象不甚安静。拟与养阴清肝，阴气复则内热自除，肝火平则肺金自肃也。

北沙参、天冬、大生地、川百合、墨旱莲（米汤拌蒸）、白芍、丹皮、蛤壳、麦冬、白薇、制女贞、稽豆衣、功劳叶。（《柳宝诒医案·卷三》）

沈。咯血之后，继以咳逆，两月不止。刻诊脉象虚数而急，舌光尖红，已见金损营伤之象。古人治虚证，多以保元建中为主。诚以损及中气，即投药亦难效也。幸纳谷尚佳，中气可持，所虑脉数过甚，阴气有就涸之势，肺脏有日燥之虞。兹拟以保元为主，佐以清肺育阴。冀其脉数渐退，方可渐图恢复。

淡天冬、大生地、吉林参、炙甘草、上锦芪、东白芍、软白薇、紫蛤壳、川百合、枇杷叶、燕窝。

另：青蒿露，冲服。

二诊：前方用保元法，佐以清肺育阴，咳嗽内热，均能就减。惟脉虚数未退，每至六至有余。凡阴虚之损，告因营气虚衰而起，渐至营行日迟，卫行日疾，而内热生焉。愈热则愈衰，因之脉象愈数。古人论虚证，每以脉数之进退，测病之轻重，职是故也。此证纳谷尚佳，中气未坏，尚有立脚地步，可图恢复。姑与大剂养阴和营，仍合保元之意，望其脉数渐退，方有把握。

吉林参（另煎冲）、绵芪、炙甘草、生地、阿胶（蛤粉拌）、净枣仁、左牡蛎、麦冬、白芍、丹皮、川百合、苡仁、柏子仁。

又，止嗽方：枇杷叶、通草、橘络、竹茹、南沙参、洋参，煎汁沥清。加鲜生地汁、大生地汁、麦冬汁、梨汁、人乳、白蜜，熬膏，加冰糖、川贝（去心研）。（《柳宝诒医案·卷三》）

施。时邪之后，余热留恋，郁于肺络。咳逆缠绵，肺病及胃，兼作呕逆，脉象虚数，内热痰黄。热久阴烁则津枯，咳久肺伤则浊壅。病在虚实之间，当清肺胃，佐以养阴。

南北沙参（各）、旋覆花、桑白皮、蛤壳、川贝、生苡仁、冬瓜仁、瓜蒌仁、白薇、丹皮、生地、竹二青。

二诊：咳逆两减，脉象虚细而数。肺络之热未清，而阴气先虚，余热留恋，最易伤及肺金。用养阴清热，束肺和络之法。

北沙参、生地、丹皮、白薇、鲜南沙参、川贝、桑叶皮（各）、旋覆花、冬瓜仁、橘红、蛤壳、枇杷叶、茅根。（《柳宝诒医案·卷三》）

史。咳嗽而兼泄泻，一年未愈。肺阴为湿热浊痰所伤，而舌红咽干；肺移热于大肠，则澼泄无度。脉象虚数，有金损之虑。

南北沙参（各）、紫菀、马兜铃、蛤壳、苡仁、丹皮、川百合、桑白皮、阿胶（蛤粉炒）、麦冬、枇杷叶。

另：琼玉膏，开水送下。

二诊：前与清肺养阴，咳嗽稍减，而阴伤不复，内热脉数。仍当清养肺胃为主。

北沙参、川百合、麦冬、阿胶（牡蛎粉炒）、蛤壳、白芍、川石斛、生地、茯苓、炙甘草、生熟谷芽（各）、枇杷叶、红枣、干荷叶。

三诊：得清养药，澼泄略止，而痰咳内热未减，脉象细数，肺胃阴液俱亏。法当清养肺胃。

金石斛、玉竹、南北沙参（各）、生地、阿胶（蛤粉炒）、麦冬、马兜铃、百合、丹皮、白薇、枇杷叶。（《柳宝诒医案·卷三》）

孙。先患咯血，营阴亏损。因时感邪热，肺胃津液亦伤，咳迫气喘，晚热盗汗。营阴之损象日深，脉象虚细而数，舌苦光绛润。下滋肝肾，上养肺胃，是属一定之理。惟食少便溏，上损及中矣，又当参入培土之意，方为稳当。

北沙参、麦冬肉、生地炭、白芍、百合、苡仁、牡蛎、怀山药、白扁豆、霍石斛、白薇、丹皮、炙甘草、燕窝。

另：琼玉膏（地黄、茯苓、人参、白蜜）临卧枇杷汤下。

二诊：养阴清肺，兼培中上，阴热似乎稍减，性内热盗汗，咳喘便溏，频作不已，则肺胃之液，肝肾之阴，均难遽复。且中气虚陷，大便不实，凡凉肾之剂，尤宜斟酌用之。拟以培土生金为主，兼用滋摄之法。

党参、北沙参、怀山药、白扁豆、麦冬、苡仁、生地、五味子、丹皮、白薇、霍石斛、蛤壳、燕窝、胡桃肉。（《柳宝诒医案·卷三》）

孙。向患湿壅生痰，必吐出乃快，必痰郁中焦之病。刻诊脉弦滑，左脉细数，兼有木火内郁。迩来咳而不吐，肺胃之气为痰所阻，而不得清降也。痰之本在脾肾，痰之标在肺胃。拟用煎剂治标，丸方治本。

旋覆花、海浮石、青盐半夏、茯苓、橘红、南沙参、百合、银杏肉、川贝母、苡仁、荸荠、竹茹（姜汁炒）。

另：台参须煎汤过药。

二诊：拟健脾化痰，以治其本。

党参、於术、云茯苓（风化硝化水拌炒）、盐半夏、炙甘草、橘红、枳壳、海浮石、怀山药、沉香，药为细末，用竹沥、姜汁和蜜水泛丸。每日空心，广陈皮汤送下四钱。（《柳宝诒医案·卷三》）

唐。阴虚之体，感受暑湿，其邪犯于膜原，连及胃腑。上浮于肺则咳嗽，下迫二肠则二便觉热，且多矢气。脉象左手软弱，右弦大带数。此阴气虚馁，湿少热多之候。舌尖色赤，苔见黄腻，均其征也。拟以清泄湿热，略佐养阴。

制川朴、知母、黄芩、槟榔、豆卷、冬瓜仁、瓜蒌皮、桔梗、白薇、碧玉散、茅根、鲜荷叶。（《柳宝诒医案·卷一》）

王。肝木郁陷，脾土受伤，其咳呛属于肺，疝坠属于肝，皆木气为患。泄泻内热，神疲少纳，则中气被戕矣。左脉细数，右寸关浮弦。当与泄木培中，防其渐就损途。

於术、丹皮、青皮、青蒿、鸡内金、川石斛、白芍、黑栀仁、木瓜、橘核、瓦楞子、砂仁、佛手。（《柳宝诒医论医案·医案》）

王。肺金为浊热所伤，尚未清彻，复感时邪，寒热间作，左脉浮数，舌中干红。仍宜清养法，佐以疏泄。

鲜沙参、知母、淡黄芩、青蒿、郁金、川石斛、川贝、蛤壳、桑叶皮（各）、藿梗、橘红、枇杷叶。（《柳宝诒医案·卷三》）

王。寒邪与内饮相合，咳嗽气喘，遇寒即发。病人肺俞，除根不易。

青盐半夏、橘红、白茯苓、炙甘草、苏子、杏仁、干姜（五味子同打，蜜拌炙黑）、桂枝、连节麻黄（蜜炙）、苡仁、枇杷叶。（《柳宝诒医案·卷三》）

吴。风温作咳，必伤肺胃之阴。以阴虚之质，咳嗽两月乃平，熏灼无疑。脉象细而带数，舌色红而少苔，悉属阴伤见象。善后之法，当清养肺胃之阴，勿使余热留恋，庶几复原。

南北沙参（各）、西洋参、麦冬、金石斛、小生地、川百合、上毛燕窝、紫蛤壳、橘红、白苡仁、川贝。

二诊：前方清养肺胃，是因病后而设。人身五脏属阴，主藏精而不泻。阴虚之体，脏阴必亏。凡阴之亏，心肾居多，而见病则肺胃为甚。平时调摄，当补益心肾以滋水，可以生木清心，即可以保肺也。

人参、丹参、生熟地（各）、天冬、白芍、山药、丹皮、泽泻、茯神、牡蛎、枣仁、莲子。（《柳宝诒医案·卷一》）

伍。脉象虚数带弦，内热咳嗽，咽痛遗泄时作。当先清阴彻热。

青蒿、豆豉、淡黄芩、西洋参、生地、白芍、丹皮、白薇、蛤壳、牡蛎、鳖甲（生打）、茅根、青果。（《柳宝诒医案·卷四》）

徐。咳血未止，大便黑滑，乃瘀血由腑而下之象。但脉来虚数无神，内热体倦，正气已伤，而余瘀未净，有迁延入损之虑。

生地、归身、赤白芍（各）、丹皮、桃仁、蛤壳、白薇、绵芪、炙甘草、十灰丸（包煎）、侧柏叶、藕节、童便。

二诊：瘀清血止，而营血被伤已甚。内热，咳嗽，脉数，须防入损之途。仿人参养营法。

党参、归身、绵芪、生地、茯苓、枣仁、炙甘草、丹皮炭、白薇、蛤壳、百合、紫菀、川贝、枇杷叶。

三诊：血止复来，血络伤而未复，为气火所迫，上熏肺金。内热，咳嗽，脉数，已入损象。少腹不和，咳嗽作痛，亦属血络之病。姑与和络降肺，清养营阴。

旋覆花（新绛同包）、归须、橘络、生地、白芍、丹皮、白薇、蛤壳、百合、牛膝炭、阿胶（牡蛎粉炒）、麦冬、枇杷叶、藕节。

四诊：肺损不能遽复，咳嗽气逆不减，胃纳不旺，上损及中，更为难治。仍与清降肺胃。

北沙参、麦冬、生地、白芍、阿胶（蛤粉炒）、牡蛎、丹皮、扁豆、怀山药、白薇、兜铃、百合、枇杷叶。（《柳宝诒医

案·卷三》）

许。饮咳至冬而发，脉象左关独见浮滑。中气虚寒，则饮邪内聚。肺胃之气，因之上逆。温脾蠲饮，治其本也；疏降肺胃，治其标也。刻当春令，宜标本兼顾。

野於术（生切）、白茯苓、桂枝、淡干姜（盐水炒黄）、炙甘草、青盐半夏、广陈皮、白蔻仁（姜汁炒）、旋覆花（绢包）、老枇杷叶（去毛）、紫衣胡桃肉（打）。（《柳宝诒医案·卷三》）

薛。咳嗽内热，郁热内蒸，肺气不降所致。左少腹块撑作痛，经至腰酸，乃肝木不调，不能藏血之象。当以疏畅肝木，佐以和络清肺。

生鳖甲、白芍（桂枝四分炒）、香附、青皮、全当归、牡蛎、郁金、北沙参、柴胡（醋炒）、丹皮、降香片、橘络、橘核、枇杷叶、竹二青。

二诊：撑痛起于少腹，从左上升，渐侵脾胃，少纳多胀。病因肝气郁陷，营络不通。当疏肝和营。

金铃子、川郁金、瓦楞子、全当归、青皮、白芍（小茴香三分炒）、川连（吴萸炒）、木香、牛膝(红花三分煎汁炒)、丹参、橘核、九香虫、檀降香。

三诊：胀痛减而未和，肝脾不畅，气血两窒。再与疏肝和脾。

白芍、砂仁、乌药、香附、青皮、延胡、丹参、牛膝（吴萸三分炒）、木香、六曲、红花、香橼、全当归。（《柳宝诒医论医案·医案》）

杨。时邪余热未清，蒸动胃中湿浊则口甜，新凉郁遏肺气则咳嗽。脉象软细弦数。当与疏肺清胃。

南沙渗、前胡、杏仁、苏子、象贝、广橘红、佩兰叶、黄芩、苡仁、茯苓皮、尖槟榔、六神曲、麦芽。（《柳宝诒医案·卷一》）

叶。支饮犯肺，咳逆不平。脉细弦，舌苔厚浊。仲景于饮邪入肺之证，必以温药理之，亦以痰饮属阴，非阳光烛照，不能使其退舍。兹仿其意立方。

法半夏、陈广皮、於术、茯苓、桂枝、苡仁（姜汁炒）、淡干姜（五味子同打，蜜炙黑）、炙甘草、牡蛎（盐水煅）、杏仁、牛膝炭、银杏肉（明矾同打）。（《柳宝诒医案·卷三》）

鹰。失血后血络枯涩，咳痛蒸热，其中尚有留瘀未楚。当养血润络，佐以和瘀。

细生地、丹皮、丹参、旋覆花（新绛同包）、归须、橘络、桃仁、北沙参、麦冬、白薇、桑白皮、参三七、藕。（《柳宝诒医案·卷三》）

尤。咳嗽痰黄，经年不止，内热盗汗，经停脉数，是属营损金伤之病。神色枯瘁，气促胸板，肺金受伤已甚。而向晚腹痛，便溏下血，脾土先虚。舌白少纳，又未可专投滋腻。病势固深，用药尤多碍手。姑拟培土生金，清阴和络，用上中同治之意。但顾虑既多，用药即难于奏效耳。

北沙参、生於术、川贝、砂仁、麦冬、川百合、紫菀、生地炭、丹皮炭、旋覆花（新绛同包）、橘络、木香、炙甘草、枇杷叶。（《柳宝诒医案·卷三》）

尤。左脉细弦软而散，右脉较粗。自春徂夏，痰红屡发，咳逆缠绵。年方志学，而证象若此。想由禀质不坚，生痰之气太速，木气过升，水不涵木则木燥，木燥则生火，而上灼肺金，下泄肾水，内耗营阴，三者均受其弊矣。刻下酷暑未退，且多泄泻，未可以重剂填养。拟先用清肝肃肺，培土和中，一以迎秋金之来复，一以防余暑之留中。须俟秋高气爽，方可续进培补。

淡天冬、生地炭、北沙参、东白芍、左牡蛎、丹皮炭、青蒿

子、新会皮、白扁豆、怀山药、制黑马料豆、百合、十大功劳叶、枇杷叶、藕（煎汤代水）。（《柳宝诒医案·卷三》）

张。咳嗽起于去冬，必因外邪袭肺。自春徂夏，木火郁蒸，渐止停经，脉数内热，音破，肺金为痰热所蒸灼，肝脾两阴俱损，而痰热之郁于上者，仍未清泄。舌苔薄黄，兼有暑积不清。正虚邪恋，调治甚难，姑与养阴肃肺，兼疏浊积。

南北沙参（各）、丹皮、白薇、杏仁、川贝、紫蛤壳、生苡仁、生地炭、橘红、郁金、鸡内金、瓜蒌皮、枇杷叶、茅根肉。（《柳宝诒医案·卷三》）

张。里热为凉风所遏。咳嗽内热，鼻流清涕。法当辛凉清上，疏泄风热。

蔓荆子、牛蒡子、薄荷头、连翘、桔梗、生甘草、荆芥、防风、苦丁茶、白菊花、黑山栀、粉丹皮、象贝母、竹二青。（《柳宝诒医案·卷五》）

张。微邪伏于阴分，寒热兼作。近成新邪，复增咳嗽。当与清阴肃肺，疏泄邪机。

南沙参、前胡、杏仁、橘红、紫菀、青蒿、淡黄芩、白薇、丹皮、生鳖甲、槟榔、茅根、枇杷叶。

二诊：肺气未复，复感新邪，咳嗽内热，再与清散。

南沙参、前胡、大力子、杏仁、象贝、桑白皮、冬瓜仁、紫菀、苏子、青蒿、瓜蒌皮、橘红、桑叶、枇杷叶。（《柳宝诒医案·卷三》）

郑。春间外感咳嗽，经夏不愈，痰色黄稀。病由外感与痰涎蒸结于肺，久而不化，熬炼熏烁，肺液被伤。刻当秋金司令，宜清泄郁伏之邪。望其肺气得清，可以乘时调复，乃为至美。

南沙参、冬瓜子、苡仁、旋覆花、蛤壳、桑叶皮（各）、茯

苓、瓜蒌皮（蜜炙）、海浮石（打）、丝瓜络（姜汁炒）、嫩芦根（去节）、枇杷叶（刷毛烘）。(《柳宝诒医案·卷三》)

郑。咳嗽已久，近增内热，右脉浮数，舌苔中浊。湿痰停阻，兼感暑热。仿二陈合清暑法。

豆卷、盐半夏、茯苓、广陈皮、青蒿、黄芩、连翘、桑叶皮（各）、银花炭、滑石、通草、枇杷叶。(《柳宝诒医案·卷一》)

朱。形寒里热，汗出不爽，此邪机郁伏之象。咳逆痰红，胸胁极痛，邪热壅遏，肝肺络脉不舒。先与和络疏邪，勿令留恋为要。

鲜生地（豆豉打）、鲜沙参、前胡、旋覆花（包）、桑白皮、苏梗、木通、郁金、归身、橘红、青蒿、茅根、枇杷叶、上红花。(《柳宝诒医案·卷一》)

朱。中气素虚，痰不易化，上壅于肺则咳喘，下注于腑则便溏，横窜于筋络则肢麻不振。右脉结搏，左脉沉弦。脾胃少冲和之气，仅与清痰降气，恐于根本无裨。方以培中为主，佐以金水两调之法。

潞党参、制冬术、茯苓、炙甘草、盐半夏、左牡蛎、五味子炭（淡干姜同打，蜜拌炒）、苡仁、春砂仁、川百合、橘络、枇杷叶（蜜炙）、建莲肉（连心）。(《柳宝诒医案·卷三》)

浊热蒸郁，脾病及肺，咳痰带红，气逆，面浮，肢肿，脉象细数。当肺脾两调，而以清降为主。

茯苓皮、大腹皮、广陈皮、桑白皮、瓜蒌皮、冬瓜皮、砂仁、神曲、苏子、杏仁、旋覆花、茅根肉、枇杷叶、鲜藕。(《柳宝诒医论医案·医案》)

◆ **喘证**

章。疹后余热，留于血络。蕴热上蒸，肺金被灼，壮热喘促。姑与清阴肃肺。

鲜生地、归身、青蒿、丹皮、荆芥、蛤壳。（《柳宝诒医案·卷一》）

方。气逆痰壅，甚至喘不能卧，脉象细弱而涩。老年正气已弱，此非轻证。

旋覆花、代赭石、盐半夏、橘络、枳壳、紫菀、太子参、於术、茯苓、瓦楞子、胡桃肉、竹茹。（《柳宝诒医案·卷三》）

冯。前承手示，读悉一切病原。细审贵恙情状，此病盖不在肺而在肾也，《内经》谓内夺而厥则喑痱，少阴不至者厥也。是失音一症，因有由于肾气之虚者矣。呼吸之气，呼出心与肺，吸入肾与肝。从前多言伤气，勉强提振，吸入之气，不能归藏于肾，肾气日耗，致少阴之气，不至于咽而喑。稍说话即觉吃力，不过因肾气虚，而无力以下吸耳。至咽痛乃吸动虚火循络而升，故转不觉其虚，其病盖更深一层矣。其看书亦觉吃力者，前人以不能近视责之水亏。看书则目光专力于近，亦能吸动肾阴故也。作文则劳心，行动则劳形，皆不专关于肾，故于病无增损耳。平日因看书说话受伤，所损者是无形之气，与精血枯槁者不同，故能起居饮食，一切如常，病经久淹，不致摇动其根本也。以此推求，则治肺之药，确于病原不合，其数年服药而不效者，得无以此故乎。兹姑就刍见所及者，拟方录呈，以便采择。

大熟地、党参、龟板、牡蛎、牛膝、潼蒺藜、远志、杞子、菟丝子、天冬、巴戟肉、肉苁蓉、车前子、川石斛。

二诊：读前案及方，深合病机。惟伏热浊痰两层，虽投轻清，而未与疏泄。据述自粤至沪，在船大呕，登岸后服青宁丸，又复泄去浊垢如痰者甚多。此皆病之去路，故迩日病势颇减。刻诊脉象软细带数，两关略浮。其伏热之在阴，独热之在胃者，大段虽去，而余炎犹存。气升喘喝，劳动则甚，肾气不摄，肺气不降也。遗泄频发，肝脏有热下注疏泄也。口苦舌燥，热久而液干也。此症就虚一面论，不过病久阴伤，金水不承，自当用养阴调摄法，以善其后。就实邪论，则从前肺胃痰浊蕴热，固未能一律清泄，即肝肾之郁热，亦未能清彻如常。所以上而肺胃，下而肝肾，其见象总不能霍然也。灰中余火虽若无多，而日引月长，亦有烁液耗阴之虑。此病之最易慎防者，即在乎此。兹拟两法，一则疏彻其余热，以除其致病之原；一则清养其阴液，以补其被伤之地。相继进服，调理一月，可以复原。

鲜沙参、原石斛、苡仁、牡蛎、旋覆花、白薇、丹皮（炒）、黄柏（盐水炒）、洋参、黄芩（酒炒）、川贝、紫菀、百合、芦根（去节）。

三诊：续服清养阴液方。

大生地、天冬、洋参、黄柏（盐水炒）、春砂仁、白芍、牡蛎（盐水煅）、丹皮（炒）、麦冬、苡仁、川贝、生甘草、莲子须（各）。（《柳宝诒医案·卷三》）

汪。倚息短气，呼吸不利，《金匮》谓之支饮。发作数日，曾经大呕，饮邪去而未净，肺肾之气，因此受伤。刻下气短咳喝，自觉气不相续。水湿之气，为饮所阻，不能上下循环。据古法，治上有逐饮之法，治下有镇水之方，如十枣、真武等方，皆在应用之例。惟此次大发，肾气为之扰动，况脉象神色，均有困惫之意，似未可遽投峻剂。拟仿《金匮》痰饮短气之例，用桂苓、肾气两方，早晚分进，仍属肺肾同治之旧法也。

早服煎方：生於术、白茯苓、淡干姜（五味子同打，蜜拌炙黑）、桂枝、竹茹（姜汁炒）、法半夏、长牛膝、旋覆花、左牡蛎、胡桃肉、苡仁（姜汁炒）、磁石（醋煅）、银杏肉。

晚服：金匮肾气丸，淡盐汤送下三钱。（《柳宝诒医案·卷三》）

顾。痰喘宿病，因产后而发，咳逆痰黏，息促偏卧。肺胃有痰浊阻窒，复感风温，蒸蕴而发，肝络上逆，肺不下降。当疏肺胃，和络降逆。

旋覆花、代赭石、归须、橘红、半夏、冬瓜仁、杏仁、紫菀、苡米、牛膝炭、牡蛎、银杏肉、胡桃肉。（《柳宝诒医案·卷三》）

韩。脾气虚窒，痰浊易停，浊壅气逆，喘息不平。脉软细，舌苔浊腻。老年中气已伤，有阳气不守之虑，姑与泄浊降气。

野於术、盐半夏、牛膝炭、五味子（干姜同研）、新会皮、白茯苓、生苡仁、旋覆花、代赭石、上沉香、炒枳壳、竹二青。（《柳宝诒医案·卷三》）

脾胃之气，窒而不行，浊气上升，肺气不降，喘逆腹胀，不能纳谷。当与和中为主，佐以疏肝肃肺。

沉香曲、枳壳、半夏、砂仁、金铃子肉、延胡、青皮、白芍、旋覆花、通草、香橼皮。

另：小温中丸，每服三钱。（《柳宝诒医论医案·医案》）

张。寒饮伏于肺俞，喘逆吐沫，病经一年，舌苔厚浊。法当温化。

青盐半夏、橘红、茯苓、淡干姜（五味子同打，蜜汁炒黑）、炙甘草、苡仁、紫菀、苏子、杏仁、瓦楞子、枇杷叶、生姜。（《柳宝诒医案·卷三》）

成。洪水滔天，幸得尾闾一泄，稍见阳光，使阳气得伸，其形寒发热，亦理势之常，无足怪者。所述病情，惟气促痰鸣一证，似有关系。要知气平肿减，邪水固有退舍之机，而神疲少纳，正气之伤，亦可相见。刻下痰黄，脉数舌干，乃邪郁生热之候，温剂补剂，似非所宜，而攻克之剂，亦宜暂停一二日，以观病机之进退。鄙意且以清宣肺气之法，间服两剂，倘两便就此通畅，则肿势可望其日退，不必再至通利。或水势仍窒而不行，则看其光景，再定行止可也。

紫菀、杏仁、桑白皮、苏子、瓜蒌皮（姜汁炒）、左牡蛎、泽泻、防风己（各）、通草、陈葫芦瓢（煎汤代水）。（《柳宝诒医案·卷五》）

谈。肝气逆于肺络，络气阻窒，不得清降。用清降肺络法。

旋覆花、代赭石、桑白皮、瓦楞子、木香、枳壳、枇杷叶、川百合、前胡、川贝、紫菀、瓜蒌皮（《柳宝诒医案·卷三》）

于。咳吐秽痰，自夏及秋，金伤已甚，喘逆不能平卧。姑与清肺降逆，疏化痰浊。

南沙参、苡仁、冬瓜仁、桃仁、川贝、紫菀、合欢皮、旋覆花、蛤粉、橘红、枇杷叶、青芦管（《柳宝诒医案·卷三》）

◆ 肺痈

刘。络气不通，咳逆引痛，痰色腥黄而秽。浊热内壅，肺金不降。宜清肺和络。

鲜沙参、冬瓜仁、苡仁、桃仁、旋覆花、归须、橘红、瓜蒌皮、桑叶皮（各）、滑石（杏仁同打，绢包）、芦根、枇杷叶。（《柳宝诒医案·卷三》）

顾。咳引左胁作痛，痰色瘀紫，气息腥秽。瘀阻肝肺之络，为暑热所蒸，化津血为臭腐。脉象软数，舌色干红。脏阴已伤，而瘀热未化。仿内痈初溃例，用苇茎汤加味。

生苡仁、冬瓜仁、桃仁、鲜南沙参、瓜蒌皮、桑白皮、粉丹皮、连翘、归须、忍冬藤、川贝、枇杷叶、青芦根、鲜藕（煎汤代水）。（《柳宝诒医案·卷五》）

◆ **心悸**

昌。病情繁变，大略是血虚气滞，木燥火浮所致。刻下心悸不寐，头晕呕恶，是风阳扰胃也；而少腹块痛，经漏紫而不畅，营虚热恋，最易延成阴损之候，切宜小心静养。

大生地（炒）、白芍、枣仁（川连煎汁，拌炒）、滁菊花、西洋参（元米炒）、刺蒺藜、石决明、丹参、丹皮（炒）、延胡索（醋炒）、乌药、金铃子、归身（炒黑）、佛手片、竹茹。（《柳宝诒医案·卷六》）

黄。惊气入心，痰涎内结，肝木郁而化火，移热于肾。始则悸忡震动，继则如狂如癫。今则神志糊惑，吐涎不已。肾气上泛，廉泉不收。当用清心熄肝，摄肾化痰之法。

白石英、代赭石、灵磁石、青龙齿、左牡蛎、川连、茯神、远志、半夏、橘红、甘草。

另：雄黄、明矾、郁金（等分），辰砂为丸。每服五分，灯心汤送下。（《柳宝诒医案·卷四》）

季。怔忡，眩晕，不寐。老年肝木失养，风阳浮越，扰及经络，则痉挈不安。法当养肝熄风。

制首乌藤（各）、大归身、大白芍、刺蒺藜、青龙齿、左牡蛎、甘菊花炭、丹皮炭、茯神、酸枣仁、制马料豆、龙眼肉、竹二青。

另：磁朱丸一两，天王补心丹二两，和匀，每服三钱，临卧

灯心汤送下。(《柳宝诒医案·卷四》)

周。左脉与右寸关浮弦数硬，肝经郁火挟痰浊蒙扰厥阴，怔忡不寐，神志错乱。先与熄肝化痰，俟痰火稍平再议。

羚羊角片、龙齿、左牡蛎、黑山栀、粉丹皮、东白芍、茯神、远志、枣仁（砂仁拌炒）、枳实、生甘草、竹二青。

另：白金丸、当归龙荟丸，二味和匀，每服一钱，开水送下。(《柳宝诒医案·卷四》)

◆ **胸痹**

柯。肝木郁于上，则胸痹头晕；肝火注于下，则遗泄时作。左脉弦长。治以疏木为主，佐以清金固肾。

白芍、洋参、生地、川柏、砂仁、炙甘草、苡仁、丹皮、牡蛎、麦冬、旋覆花、刺蒺藜、莲子（勿去心）。

另：三才封髓丹。(《柳宝诒医案·卷四》)

邪由肺俞袭入骨节，心痛彻背，脊骨外凸，痛连两胁，兼作咳嗽，脉象虚细而数，右手尤甚。近日胸脘刺痛，亦络气不通所致，正虚邪宿，不易得效。先与和络肃肺。

旋覆花、川百合、紫蛤壳、紫菀、归须（去油，乳香四分研末拌炒）、郁金、刺蒺藜、丹参、橘络、丝瓜络、瓜蒌皮、麦冬、枇杷叶、竹茹。(《柳宝诒医论医案·医案》)

张。向患肌热无汗，舌色干绛而光，根苔微黄，脉象弱细而数，右手按之微弦，此由微邪恋于阴分，耗灼阴液，阴气虚涸，不能托邪外出，故留恋数月，不能清解。惟热愈恋而阴愈虚，恐阴损难复。幸胃纳尚佳，可以助阴托邪。拟方于养阴中，稍参疏泄之意。

小生地、西洋参、麦冬、蛤壳、青蒿子、丹皮炭、白薇、炒

归身、淡黄芩（酒炒）、石斛、茅根肉、鲜藕连根（煎汤代水）。（《柳宝诒医案·卷三》）

当胸气窒，状如胸痹，此由肝气逆行肺络，不能清降。脉象弦数，木郁生火也。仿《金匮》法，佐以清肝。

旋覆花、薤白、蒌皮、郁金、前胡、川贝、黑栀仁、丹皮、归须、橘络、瓦楞子、竹茹、枇杷叶。（《柳宝诒医论医案·医案》）

胸气痹窒，上迫于肺。脉象左虚右弦，舌苔黄腻，虽属宿病，而兼挟新邪。以疏降肺气为主。

干薤白、瓜蒌皮、旋覆花、郁金、杏仁、前胡、盐半夏、枳壳、紫菀、通草、枇杷叶。（《柳宝诒医论医案·医案》）

◆ **不寐**

白。肝阳震动，营虚生热，肝火上浮，不能安寐。当与养阴熄肝。

羚羊角、石决明、青龙齿、丹皮炭、黑山栀、细生地、西洋参、川石斛、净枣仁（川连炒）、牛膝炭、灯心、竹叶。（《柳宝诒医案·卷四》）

刁。阴气内虚，肝阳升扰。晚热少寐，鸣眩心悸，皆肝肾阴亏之证。惟木气升，则气机易于逆窒，故兼有脘闷络痛之候。调治之法，总以养阴为主，而清肝火，和肝气，随时增损可也。兹因脉象左虚，右手稍带浮数，先拟煎方，兼清气火。

小生地、西洋参、瓦楞子（盐水煅）、白芍、丹皮（炒）、黑山栀（姜汁炒）、橘白（盐水炒）、刺蒺藜、枣仁（猪胆汁炒）、枳实、夜交藤。

膏方，用滋阴熄肝法：

大生地、白芍、潼沙苑、刺蒺藜、制首乌、甘杞子、菟丝子、甜菊花、石决明、明天麻、牡蛎、麦冬、西洋参（龙眼肉拌蒸）、制女贞、砂仁（盐水炒），上药煎取浓汁滤净，加入阿胶三两，酌加白蜜收膏。(《柳宝诒医案·卷六》)

郭。人身魂藏于肝，肝有伏热，则魂气不得安其舍，而浮越于上。凡惊魇、不寐、忡悸诸病，由于此者诚多。贵体木火本旺，偶因五志烦扰，心肝两胜，失其静守之常，则魂魄不能相抱，每于将寐之时，神魂有浮越之象。若身之精气，有生发而无敛藏，积久恐有厥晕之变。拟用道藏补心法，增入龙牡磁朱丸，以交构之、镇摄之，常服久服，乃能奏效也。

西洋参、丹参、元参、大生地（烘研）、远志炭（甘草汤浸）、大熟地（制膏）、枣仁（川连煎汁，拌炒）、云茯神、大麦冬、归身（蒸熟炒）、黑山栀、白芍、丹皮、龙骨粉（煅研）、牡蛎（煅，水飞）、磁石（煅）、大劈砂（水飞，留半为衣），上为细末，另用龙眼肉煮汁和熟地膏泛丸，辰砂为衣。每临卧开水送下三钱。(《柳宝诒医案·卷四》)

金。痰浊内闭，木火扰之而上蒙也。先不寐而后神呆肢冷，唤之不醒，脉数舌红。肝阳不靖，久发不已，即为痫证。姑与化痰泄木，须缓剂调之。

太子参、丹参、元参、川贝母、广郁金（明矾化水拌炒）、胆星、姜半夏、麦冬、天竺黄、白茯神、远志（川连煎水炒）、橘红。竹沥、姜汁为丸，飞辰砂为衣。(《柳宝诒医案·卷四》)

脉象弦搏，右手较硬，四肢时或作冷，夜寐不安，此由肝阳内动之气，厥而不和。当潜肝和阳，兼清肺胃。

太子参、归身、白芍、生地、石决明、夜交藤、茯神、枣仁、丹参、橘络、川百合、女贞子（旱莲草一钱半拌蒸）、莲子、磁朱

丸（一钱半），灯心汤送下。（《柳宝诒医论医案·医案》）

钱。邪机深伏于阴，得一阳之气，化气外出。惊惕不寐，左脉弦数，邪热溃于阴，而未出于阳，虚中夹实，调治最难。姑与养阴托邪。

生地、元参、丹皮、白薇、白芍、淡豆豉、淡子芩、青蒿、生甘草、穞豆衣、茅根。（《柳宝诒医案·卷一》）

乔。心烦不寐，已月余矣。肝火浮扰于肺则咳，内灼于胃则嘈。眩晕耳鸣，皆肝火为之也；胀闷作恶，肝气挟痰浊为之也。脉象细数，舌尖红。肝火欲动而痰浊蒙之，故病象如此。拟方泄肝和胃，必得先能安卧，则诸病自痊矣。

川连（盐水炒）、青盐半夏、秫米、丹皮（炒）、黑山栀、西洋参、云茯神、川百合、枣仁（炒）、青龙齿、牡蛎、橘络（盐水炒）、枳实。（《柳宝诒医案·卷四》）

仲。入寐则梦境纷纭，神思烦扰，近日痰中带紫，此必有热邪流入胆经，热熏入肝，故魂不能藏。当与泄胆清肝，缓缓调治。以肝胆无外泄之路，不能求速效也。

小川连（酒炒）、黑山栀仁（酒炒）、丹皮（酒炒）、茯苓、郁金、龙齿、羚羊角、小生地、竹茹、丹参、白芍、枳实、磁朱丸。（《柳宝诒医案·卷四》）

◆ 神昏

陈。舌绛苔黄而干，神昏错语。热邪内陷，心营受灼。用清宫法，佐以泄热存阴。

犀角尖（用代用品，编者注）、鲜生地、炒丹皮、连翘心、元参心、朱茯神、大麦冬、生大黄、竹叶心（各）。

另：安宫牛黄丸，用鲜石菖蒲打汁化服。（《柳宝诒医

案·卷一》)

李。伏邪由少阳外达，未及胃腑，先犯厥阴。前数日神昏谵语，风动不已，即其征也。刻下舌苔渐见灰厚，邪热有入胃之兆。然大解溏泄稀水，胃气借此分泄，而下能崇聚。因此阴分留伏之邪，未能一起托出，神情脉象均躁扰不静。此三日间，势必渐燔及胃，始可与下。姑先托邪外达，候热势外扬再议。

鲜生地（豆豉打）、带心翘、元参、银花、丹皮、知母、羚羊角片、黑山栀、枳实、鲜石斛、茅根、竹叶心（各）。

二诊：便泄水多，而无清滓，是热结旁流之候。病已及旬，邪势渐聚于胃。舌苔干黄，唇焦齿燥，脉象数实，晡热神糊，均属腑实可下之症。拟用承气法而小其制。缘一路溏泄，骤用重下，恐不能得力也。

锦纹、蒌仁（元明粉炒）、鲜生地（豆豉打）、枳实、鲜石斛、陈皮、甘草、郁金、带心翘、淡芩、茅根、淡竹叶。

三诊：伏温之邪暂平复剧。刻下神昏谵语，便泄多水，脉象弦数，舌苔灰浊近干，底边红绛，唇齿均燥。热邪渐聚于胃，其内蕴于阴者，尚未一律外透。惟腑热已急，姑与疏泄腑浊，俾得邪从外泄为佳。

生军、枳实、郁金、元参、赤芩、蒌仁（元明粉炒）、鲜石斛、丹皮、鲜生地（豆豉打）、带心翘、犀角尖、黑山栀、竹叶心（各）。（《柳宝诒医案·卷一》）

童。温邪化热，燔灼阳明，津液被劫。神识昏蒙，肢指瘈掣。邪热陷于厥阴。舌苔焦黄而干，舌质干红起刺，脉弦大数急。热势燎原，不可向迩。惟急下救阴一法，苟得阴液不涸，即是生机。

鲜生地（薄荷同打）、鲜石斛、鲜沙参、西洋参、京元参、犀角尖、西赤芍、炒丹皮、大黄（绞汁冲）、枳实、瓜蒌皮（元明粉化水拌炒）、鲜芦根。

另：吴氏安宫牛黄丸，鲜石菖蒲打汁化服。（《柳宝诒医案·卷一》）

尤。喻昌《尚论后篇》，专论伏气发温，而症不多见，读者忽之。此症先患呕吐，吐止后曾进滋补。近日热势不扬，昏昧神糊，与少阴欲寐之条，证情恰合。脉象歇止不数，右手沉取独硬。热邪初入于胃，强纳谷食，故脘闷而坚。大解旁流，热难下泄。而热之游溢于阴经者，渐见两厥之症。舌质润降，苔灰中光根浊。胃中积热，痰浊蒸蕴已深，自当急以胃腑为出路。所虑者，少阴根气先伤，即使便畅，而深伏之邪，尚有未经化热者，以后周折正多，势不能一鼓荡平也。

豆豉、鲜生地、丹皮（炒）、郁金、黄芩（酒炒）、羚羊角、胆星、生大黄（酒润烘）、生甘草、枳实、鲜石菖蒲根汁（冲）。（《柳宝诒医案·卷一》）

冯。胀闷痛呕，此肝气内犯者常有之病，无足怪也。所异者，每值饭后昏睡不醒，唤之则肝火上冒，焦灼异常，脉象弦数不畅。此木郁化火，外为痰浊所遏，上蒙于心，下流于脾。久恐神志受伤，渐生变幻。拟方疏化痰浊，清泄木火。

细川连（吴萸煎汁拌炒）、黑山栀（姜炒）、法半夏、胆星、丹皮（炒黑）、远志炭、炙鸡金、广陈皮、广木香、左金丸、姜竹茹。

二诊：昏倦喜卧。脾气弱而痰浊内蒙之象。惟木火被郁，不得疏通，挟痰浊内蒙厥阴，恐有神志不清之虑。拟方清肝运脾，佐以疏化痰浊之品。

羚羊角、丹皮（炒）、黑山栀、白术炭、法半夏、橘红、茯神、广木香、陈胆星、滁菊花、大麦冬（去心，包入川连，扎好，刺孔）、白金丸、竹心。

三诊：郁痰挟肝火蒙扰心脾，每发则昏倦嗜卧。刻下神识渐清，痰火退舍，而火由情志而起，难保其伏而不炽也。痰随火动，须防复发。拟用清肝化痰之法，作丸药缓缓调之。

西洋参（晒研）、太子参、野於术、茯苓神（各）、丹皮（炒）、陈胆星、白芍、远志炭、橘红、黑山栀、九节菖蒲、细川连（盐水炒）、郁金（白矾化水拌炒）、法半夏，上药为末，用竹沥和姜汁泛丸，辰砂为衣。每日空心竹叶汤下三钱。（《柳宝诒医案·卷四》）

◆ **厥证**

平。肝木之气，厥逆不平，内犯中宫，则肢冷吐酸；下注经络，则足膝酸疼。胆木郁陷，脾土不升，致肝气横决无制，或上或下，治当建立中阳，佐以和解通络。须得中气有权，足以御木，乃可着手。

於术、干姜（盐水炒）、姜半夏、茯苓、广陈皮、桂枝、白芍（酒炒）、川连（吴萸煎汁，拌炒）、青皮（醋炒）、独活（酒炒）、川怀牛膝（各，酒炒）、苡米（姜汁炒）、首乌藤、竹茹（姜汁炒）。（《柳宝诒医案·卷六》）

蒋。卒然暴厥，痰气内壅，风阳上越，口噤不语，痰鸣气逆。病由肝肾先伤，致风痰乘虚蒙蔽。风痰为标，正虚为本。口开手撒，虚象全露，恐即有厥脱之虞。姑拟固本熄风，化痰通络，标本兼治，以冀万一之幸。

人参（另煎汁）、制附子、白芍、牡蛎、胆星、刺蒺藜、怀牛膝、僵蚕、石菖蒲汁（冲）、竹沥、姜汁。（《柳宝诒医案·卷四》）

◆语謇

杨。痰浊蒙于肺胃，气机窒塞，不得疏化。湿热郁于脾脏，营分受灼，不得外达，辗转淹缠，两旬不已。刻诊脉象细数，而不外浮。舌苔白浊满罩，中心厚腻，而舌底绛色隐隐。唇色干焦，不渴不饮。神情呆钝，入暮语謇神糊。小便黄短，大解稀水色紫。种种见象，皆痰浊上蒙，郁热内蕴所致。疏气机以化浊痰，清脾营以泄郁热，自属一定治法。所虑病久正伤，气愈弱则痰愈密，热愈盛则阴愈伤，痰壅则气逆神蒙，热盛则风痉暗动，此皆病之变，不可不防。兹拟与清燥泄热之中，参用扶正凉营之品。

鲜生地（豆豉打）、羚羊角、胆星、粉丹皮、大贝母、枳实、竹沥、姜汁、干菖蒲根。（《柳宝诒医案·卷一》）

◆语言错乱

张。木火内郁，挟痰涎蒙扰厥阴。神烦语错，肢痉少寐，脉象左关弦搏，右关浮大。病因两厥阴痰火用事，治宜清泄。

鲜生地、羚羊角、黑山栀、丹皮炭、丹参、元参、远志炭、云茯神、酸枣仁（川连煎汁拌炒）、川贝母、天竺黄、菖蒲根、竹茹。

另：当归龙荟丸、白金丸，临卧时竹叶汤送下。（《柳宝诒医案·卷三》）

◆痫病

岑。痫症至中年而发，必有痰涎乘虚窜于肝胆，乘木火之气上蒙心包。大法不外熄风化痰，惟脏病难求速效。拟仿补心法，佐以疏泄风痰。

北沙参、丹参、元参、大生地（炒）、丹皮（炒）、黑山栀、远志炭、龙齿、牡蛎、竹茹、羚羊尖、陈胆星、橘红。

另：孔圣枕中丹二钱，白金丸一钱，和匀，开水送下。（《柳宝诒医案·卷四》）

陈。风仆如痫，喉中尚无痰声，而病之关乎脏气则一。用药殊难刻效，姑与熄肝化痰。

羚羊片、瓦楞子、陈胆星、郁金（明矾化水拌炒）、丹皮、黑山栀、茯神、刺蒺藜、夜交藤、竹二青。

另：孔圣枕中丹三两，白金丸二两，和匀，每服三钱，临卧灯心汤送下。（《柳宝诒医案·卷四》）

张。肝厥，而兼有痰涎蒙胃，即为痫。脉象虚细数急，日发不停，夜不能寐，此肝阴受伤已甚，而痰火扰之。当从虚体痫证例治。

羚羊角片、龙齿（打，先煎）、牡蛎（打，先煎）、生龙骨（生打）、磁朱丸（绢包）、炙龟板，上六味先煎一炷香。丹参、元参、大生地（炒）、东白芍、丹皮（炒）、黑山栀、九节菖蒲根、竹二青、灯心。

另：白金丸一钱，灯心汤送下。（《柳宝诒医案·卷四》）

◆ **健忘**

方。健忘恍惚，自觉心无把握，不能应事。脉象小数而糊。病历一载，卧食不安，时觉耳鸣头晕。此木火挟痰涎乘惊恐之气，上蒙灵窍。拟方《千金》定志丸，增入清肝豁痰之品。

洋参、茯神、枣仁（川连煎汁炒）、远志（甘草汤泡）、郁金、明矾、羚羊角（磨）、黄丹（水飞）、胆星、天麻、蒺藜、菖蒲（打冲）、沉香（磨）、竹沥、姜汁，泛丸，辰砂为衣。（《柳宝诒医

案·卷四》)

◆ 狂证

黄。病甫两日，即昏狂大作，发热无汗，舌绛苔浊。此伏温之邪，为痰浊所遏，不能外达，继而邪陷厥阴。欲立起外走，两手足牵强，不能偏废也。

犀角、郁金、磁朱丸（包）、羚羊角、鲜生地（豆豉打）、生锦纹、胆星、石决明、苏合香、九节菖蒲。(《柳宝诒医案·卷一》)

◆ 脘痛

陈。脘腹痛呕而胀，本属木邪为患。甚则胆火上逆，目为之黄，耳为之聋。每值胀痛，即形寒发热，状如疟疾。少阳之气，郁而不宣，营卫因之乖隔。病由内因，而形同外感。当清木以泄郁热，和胃以畅气机，不得拘黄疸旧例，而用湿温套方也。

细柴胡、酒炒黄芩、刺蒺藜、黑山栀、炒丹皮、姜半夏、广陈皮、生熟神曲（各）、枳实、川连（酒炒）、青皮（酒炒）、竹茹、香橼皮。(《柳宝诒医案·卷五》)

撑痛当脘，旁及左胁，痛甚时呕吐酸浊，脉象细弦，病缘肝木犯胃，挟中焦之痰浊，上逆不降。营卫相忤则形寒里热，风木浮扰则耳鸣头眩，而总以肝病为主脑。拟方疏肝安胃，畅气化痰。

东白芍（土炒）一钱半，桂枝尖四分，小青皮（醋炒）一钱半，姜半夏一钱半，新会皮一钱，细川连（吴萸二分同炒）四分，淡干姜（盐水炒四分），白茯苓三钱，白苡米（姜汁炒）二钱，瓦楞子壳（醋炒）六钱，竹二青一钱五分，陈佛手八分。(《柳宝诒医论医案·医案》)

方。脘右块撑作痛，痛势颇重。气机板窒，肝木犯胃，胃络之气，因之窒胀不通。块痛有形，此必有痰瘀交阻，较之气痛入络者为重。脉象左关独弦，余部带数，口苦舌干，兼有木郁化火之象。拟方平肝疏滞。

金铃子（酒炒）、延胡索（醋炒）、枳壳（醋炒）、前胡、瓦楞子（醋炒）、归尾、丹参、法半夏、川连（吴萸煎汁炒）、白芍（土炒）、九香虫、沉香曲、檀降香片（各）。（《柳宝诒医案·卷五》）

肝木不和，瘕撑脘痛。惟经停两月，右尺及关浮滑，似有妊象。姑拟疏肝和胃，勿动营分。

青皮、香附、归身、白芍、木香、砂仁、广皮、茯苓、枳壳、菟丝子、杜仲、佛手、竹二青。（《柳宝诒医论医案·医案》）

肝木不和，胃痛及胁，木旺伤脾，肢体倦怠，当泄木培土。

白芍（桂枝四分炒）、金铃子、延胡、青皮、瓦楞子、牛膝（吴萸二分炒）、沉香曲、茯苓、白术、木香、砂仁、佛手。（《柳宝诒医论医案·医案》）

肝木犯胃，撑痛呕逆，肝病营血不调，经水淋沥，营阴内耗，向晚发热。当泄肝和胃，佐以和营清阴。

细川连（吴萸二分煎汁炒）、青皮、白芍、川楝子、丹皮、白薇、丹参、川郁金、制香附、黑山栀、全当归、香橼、竹二青。

再诊：脘痛当心，肝木内犯之病，更兼劳伤，内热少纳、不寐。当和肝为主，佐以养营清阴。

金铃子、白芍、川郁金、沉香曲、瓦楞子壳、丹参、丹皮、黑山栀、白薇、川百合、净枣仁（川连半两煎汁炒）、檀降香。（《柳宝诒医论医案·医案》）

肝木犯胃，痛呕而胀，发必五日，甚则形寒汗出。脉象左手弦长，关部独大，肝木自郁于本宫，气侵及胃，设使胃病及脾，则胀增痛减，病情更重矣。姑先泄木安胃，冀得痛呕两平。

细川连五分，吴萸二分（炒），制半夏（醋炒）一钱半，小青皮（醋炒）一钱半，川楝子（酒炒）一钱半，延胡（醋炒）一钱，东白芍（土炒）二钱，陈木瓜（酒炒）一钱，黑山栀（姜汁炒）二钱，紫苏细梗八分，桂丁子三分（研末冲），蔻仁一粒（研末冲），竹二青（姜汁炒）一钱五分，陈香橼皮一钱五分。（《柳宝诒医论医案·医案》）

肝木犯胃，脘痛日作，此气分病也。惟脉细数右弦，内热咳嗽，肝营窒损，有阴血干涸之虑。

归身、白芍、丹参、丹皮、细川连（吴萸二分煎汁炒）、青皮、川郁金、香附、青蒿、白薇、蛤壳、茅根、枇杷叶。（《柳宝诒医论医案·医案》）

肝木犯胃则痛呕，犯脾则胀满，痛止而胀不减，腑病易通，而脏气难和也。以泄肝为主，佐以运脾和胃。

吴萸（川连三分炒）、金铃子、延胡、青皮、白芍、全当归、沉香、鸡内金、砂仁、川朴、黑栀、桂丁子（研末冲服）、竹二青。（《柳宝诒医论医案·医案》）

肝木侮中，撑痛胀闷，脉象细软而弦，舌苔黄浊，浊壅气阻，恐延腹胀之候。拟用泄木和中，调气泄浊之法。

川楝子、延胡、青皮、白芍、木瓜、川连（干姜二分炒）、小川朴、广皮、茯苓皮、砂仁、焦六曲、枳实、香橼。（《柳宝诒医论医案·医案》）

江。热恋已久，复停食积，气虚邪窒，内热脘痛。用和中清热法。

青蒿、黄芩、丹皮、白薇、郁金、六神曲、木香、陈皮、枳

壳、通草。(《柳宝诒医案·卷一》)

李。痛在胃口，久痛不移，得热酒暂平。此气病及血，痛久积瘀之象。拟方调气为主，佐以化瘀止痛。

归尾（酒炒）、白芍（酒炒）、长牛膝（红花煎汁，拌炒）、广木香、沉香片、金铃子（酒炒）、延胡索（醋炒）、广郁金、丹皮、青皮（醋炒）、瓦楞子壳（醋煅）、降香片。(《柳宝诒医案·卷五》)

痛由左胁及脘，掣及胸背，上引太阳，脉细弦右浮，余邪内伏，肝火上浮。当蠲饮泄木，两法并用。

半夏、茯苓、青皮、广皮、桂枝、干姜、川连、郁金、刺蒺藜、杭菊炭、瓦楞子、竹茹、佛手。(《柳宝诒医论医案·医案》)

脘腹久痛不愈，脾气不舒，湿积交阻之象。面黄脉弱，舌色嫩红，不特脾阳受困，而胃阴亦伤矣。调治颇难，姑与疏调中气。

白芍、青皮、枳实、川连（干姜一分半同炒）、奎砂仁、炙鸡金、六曲、茯苓、楂炭、生草、川石斛、谷麦芽。(《柳宝诒医论医案·医案》)

脘右瘕撑作痛，宿病剧发，脉弦而迟。法当温通气分，佐以泄降。

半夏、杏仁、郁金、桂枝、白芍、归须、苏梗、吴萸（川连炒）、枳实、通草、佛手。

再诊：瘕疼略减，而足热头晕，中虚而木火浮注之象。脉象仍觉弦迟，用建中泄木法。

白芍（桂枝四分炒）、茯苓、半夏、生草、刺蒺藜、石决明、甘菊、青皮、丹皮炭、牛膝炭、竹二青。

三诊：足热头晕，木火上浮下注，虽瘕疼较减，而中气仍复虚空。建中泄木，是一定治法。

白芍、生草、归身、丹皮、白薇、郁金、青皮、石决明、穞豆衣、甘菊、茯神、竹茹、佛手。（《柳宝诒医论医案·医案》）

王。痛由少腹上掣及脘，此肝肾内虚，寒邪乘袭，其侵及中部，则中阳亦虚矣。脉象濡软中带弦，肝邪上犯，最易变成冲厥。刻下痛势暂平，须及时好为调理，以预防之。

党参四两，於术二两，茯苓四两，全当归（小茴香五钱炒）二两，白芍二两，牛膝（吴萸四钱炒）二两，萸肉二两，杞子二两，砂仁一两，桂枝一两，制附子五钱，木瓜一两五钱，川楝子二两，延胡一两五钱，木香六钱，为末。用橘叶一两五钱，橘核三两，煎汁泛丸，每空心盐花汤送下三钱。（《柳宝诒医论医案·医案》）

向患肝木不和，中土受克，胸脘胀痛，口吐涎沫，病久阳虚，形寒作咳。拟温养法佐以和胃。

全当归、白芍、青皮、丹皮、广皮、苏子、杜仲、甘杞子、怀山药、砂仁、香橼皮。（《柳宝诒医论医案·医案》）

徐。当脘胀痛，不能纳谷，木陷于脾，防其渐成胀病。

白芍一钱半，枳实三钱，木香八分，六曲二钱，通草六分，茯苓皮三钱，川朴八分，郁金一钱半，青皮一钱半，麦芽三钱，佛手三钱。（《柳宝诒医论医案·医案》）

郁。木气内克则脘痛，上升则头晕，舌苔厚浊，胃气被克，不得清降。当疏肝和胃。

生於术、夜交藤、半夏、郁金、白芍、石决明、细川连（吴萸一分炒）、枳壳、茯苓、刺蒺藜、广皮、杭菊、竹二青。（《柳宝诒医论医案·医案》）

◆ 脘胀

顾。痰浊内阻，由于胃气不降，而胃气之所以逆者，则由于肝火之内冲。刻下纳谷则胀，纳饮则呕，口中甜浊上泛，时更嘈热无汗，气机迫促，肝气升而肺气均逆矣。拟方清泄木火，疏降肺胃。

淡干姜（盐水炒）、旋覆花、川连（姜汁炒）、茯苓、砂仁、佩兰叶、代赭石、半夏、枳实、桂枝、瓦楞子、苡仁、於术、竹二青。

改方：去佩兰、旋覆花、代赭石，加吉林参须一钱，新会红一钱。如气急，仍用代赭、旋覆。

再诊：肺气稍平，胃气尚未顺降，而病原实由于肺气之不平。脉象滞数，木火不化。以煎剂疏胃气，丸剂疏肝木。

川连（吴萸炒）六钱，青皮（醋炒）八钱，香附一两六钱，川朴一两六钱，干姜（盐水炒）六钱，炙草四钱，半夏一两五钱，茯苓三两，於术（生切，晒研）二两，枳实六钱，木香五钱，新会皮一两，党参二两，砂仁八钱。

上药共为细末，沉香三钱，磨冲，水泛丸。每服三钱，用姜竹茹汤送下。（《柳宝诒医论医案·医案》）

咯红虽止，而脘胀不减，不能纳谷，脉象软细不畅。肝脾之气，阻窒不化。法与疏木和中。老年病久，不易奏效。

白芍、青广皮、鸡内金、砂仁、六曲、枳实、大腹皮、茯苓皮、通草、香橼皮。

另：小温中丸，每服三钱，广皮汤下。（《柳宝诒医论医案·医案》）

◆ 痞满

肝木内犯，块痛撑胀，恐其土被木贼，渐致中满。拟方泄木调气。

金铃子一钱半，延胡醋（炒）一钱半，青皮（醋炒）一钱半，广木香七分，上沉香七分，奎砂仁（研）八分，鸡内金（炙）一钱半，楂炭三钱，广郁金一钱，九香虫一钱。

另：加味左金丸每服三钱，佛手汤送下。（《柳宝诒医论医案·医案》）

肝脾积热，气血两窒，脘腹胀满，时吐清水，渐至胀及少腹，经水亦停。脉象涩数不畅，病因肝木犯上而起。当舒怀调治，乃得全愈。

细川连（吴萸二分煎汁炒）四分，东白芍（土炒）一钱半，小青皮（醋炒）一钱，大川芎炭八分，淡干姜五分，川朴一钱，制半夏一钱半，广陈皮一钱，茯苓皮四钱，大腹皮二钱，沉香片八分，香橼皮一钱。

另：小温中丸每服三钱，广皮汤下。（《柳宝诒医论医案·医案》）

戚。气机不畅，湿浊中阻。脘闷不饥，大便不爽，右脉弦，舌苔黄腻。治当疏理气机，用平胃合二陈、五苓之意。

制川朴、猪苓、广陈皮、本山术、连皮槟榔、茯苓皮、半夏、泽泻、枳壳、桔梗、通草、砂仁、香橼皮。（《柳宝诒医案·卷一》）

气机瞋郁，肺胃不能顺降，脘闷不纳，当与和中畅气。

青皮、广皮、白芍、郁金、苏梗、沉香曲、半夏、枳壳、川石斛、蔻仁、香橼。（《柳宝诒医论医案·医案》）

热病后余热未清，因气机不畅，肝胃不和，胀闷不能纳谷，舌色不营，肝脾两窒，久延恐成虚胀。

白芍、青皮、沉香曲、鸡内金、枳壳、紫苏细梗、青蒿、丹皮、白薇、川石斛、归身、香橼。（《柳宝诒医论医案·医案》）

脘腹胀满，半载于兹。据述其来无因，而亦无苦。脉象弦细滑数，舌苔白腻，想由寒湿内着，肝脾之气窒而不化，痰涎浊沫随气而结，病情与单腹无异。拟方用温化法，疏运肝脾，俾浊阴之气得以疏达乃松。

野於术（炒松）一钱，山茅术（生切）一钱，干姜（盐水炒）五分，广皮一钱五分，制附片八分，法半夏一钱五分，茯苓皮四钱，泽泻一钱半，潞党参（炒松）二钱，青皮（醋炒）一钱半，广木香七分，香橼皮一钱半。

另；禹余粮丸三钱，广皮汤下。（《柳宝诒医论医案·医案》）

脘右结瘕，纳谷则脐下作胀，左脉微弦，右脉细弱，舌苔浊腻。病因肝气下陷，脾气不能输运，浊积停阻，将成腹胀之候。

金铃子、延胡、柴胡、青皮、广皮、川厚朴、神曲、砂仁、苡米、赤苓、通草、香橼皮。（《柳宝诒医论医案·医案》）

脘中瘕痞，攻冲作胀，脉象弦长而数。病由肝木乘土而起，胃虚则汗出头晕，此木火化风也。于泄木中当兼培土。

白芍、青皮、木瓜、沉香曲、木香、枳壳、半夏、於术、川石斛、麦冬、香橼皮。（《柳宝诒医论医案·医案》）

王。脾土因久疟而伤，中气虚陷，脘闷便溏，时复形寒，内热气陷，湿注魄门，块硬久而不溃。脉象虚数，右寸浮大而软。脾为至阴之脏，虑其久虚营损。用培土益阴之法。

白芍（桂枝炒）、炙甘草、於术、归身、绵芪、茯苓、党参、山药、白苡仁、鸡内金、青蒿、木香、广陈皮。（《柳宝诒医

案·卷二》）

王。脾虚则输运无力，湿邪易阻。每当长夏则脘闷少纳，肢倦乏力。清阳不运，湿郁化热。舌苔黄浊尖红。清养则助湿，燥湿则助热，斟酌于二者之间，惟东垣益气汤最合。

野於术、茅术、酒炙黄柏、连皮苓、干姜（盐水炒）、川连（姜汁炒）、麦冬肉、苡米仁（姜汁炒）、豆卷、砂仁、藿梗、二稻叶、鲜藕。（《柳宝诒医案·卷一》）

吴。向质气虚木旺，中气输运失常，湿热留恋，阻窒气机，脘腹胀闷，天阴则甚，即其征也。其经水淋沥先期，乃木火内郁，肝血不藏所致。脉象右弦左数，舌苔厚浊，病机偏重于气分。当与和中泄浊，清畅开木为主。

川郁金、白芍、香橼、新会皮、川楝子、苓皮、通草、香附、青皮、丹皮、黑栀仁、檀降香。

另：小温中丸每服三钱，空心开水送下。（《柳宝诒医论医案·医案》）

童。中气不畅，肝木侮之，致气机结拧，湿痰中阻。数日来脘痞不饥，大便不爽，皆肝脾阻结之证。脐腹两旁，僵硬及脘，中气伤矣。舌苔极白不浮，胃气亦不松利。脉象软而少力，惟左关略弦。病久气弱，未可专投攻克。拟温脾化湿，疏肝和胃，消补兼施之法。

桂枝、白芍（土炒）、淡干姜（盐水炒）、於术、枳实（姜汁炒）、炒苡仁、炙鸡金、豆卷、生熟神曲（各）、小青皮（醋炒）、平胃散、麦谷芽（各）。

另：小温中丸。（《柳宝诒医案·卷五》）

◆ **嘈杂**

费。木火挟痰，内犯清净之府，嘈胀目黄，内热唇燥，皆属木火为病。用清泄之法。

羚羊角、川连、茯神、生草、桑枝叶、半夏、枳实、洋参、刺蒺藜、广皮、白芍、黑山栀、竹二青。(《柳宝诒医论医案·医案》)

陆。见证形寒内热，心嘈口腻，脉象右手弦数关硬，左部不畅。病因肝木郁结，侮陷中土。肝木与少阳失调，则生寒热；中土为木气所触，则痰浊上泛；木郁化火，则口渴嘈杂。法当疏肝安胃，水土兼治。

西洋参(炒黄)、青盐半夏、橘红、茯神、枳实、於术、川连(盐水炒)、白芍(酒炒)、青蒿、牡蛎、苡仁、南薄荷、茅根肉、竹茹。(《柳宝诒医案·卷二》)

干。上则咳嗽痰稀，下则经停瘕痛，中则嘈杂呕水。肺胃不能通降，肝营不能条达。病机纷错，调治最难得手。姑先蠲饮熄肝，以中焦为主。

於术、黑山栀(姜汁炒)、金铃子(酒炒)、延胡、橘核、刺蒺藜、小青皮、瓦楞子(盐水煅)、枇杷叶。(《柳宝诒医案·卷六》)

秦。老年胃气先虚，风木之气，易于内犯。木性怫郁，则化风化火，心嘈不寐，扰于中而为呕闷，窜于上而为耳鸣头胀，凡此皆肝风应有之变态。刻诊左脉弦硬而数，肝火未能静熄，而舌苔带浊，中焦兼有痰阻。当以泄肝和胃为法。

青盐半夏、茯苓、广陈皮(盐水炒)、江枳实、东白芍、姜川连、刺蒺藜、石决明、羚羊角、黑山栀(姜汁炒)、滁菊花、竹二青、党参、炒丹皮。

又膏方：潞党参、生熟地黄（各）、粉归身、东白芍、刺蒺藜、石决明（盐水炒）、左牡蛎、丹皮（炒）、黑山栀、滁菊花（炒）、马料豆（制）、辰茯神、怀牛膝（炒炭）、净枣仁（川连煎汁，拌，炒黑）、煨天麻、西砂仁、广陈皮、制首乌，上药煎汁滤净，烊入阿胶、白蜜收膏。

二诊：病情大致向安，而肢节尚形屈强。总缘肝木不和，血燥生风，筋失所养，故病象如此。调治之法，固不外乎养血熄风，和肝调气为主。而以积虚久病之体，求其营血之骤复，势难速冀。且血生于谷，变化取汁，权在中焦。《内经》以脾为营气之原，而前人调气养血，亦必以归脾丸为祖方，职是故也。兹即参以此意，复与前膏方间服，再拟丸方一则，录候采择。

生熟地（各）、野於术（米汤拌蒸）、云茯神、酸枣仁（炒）、粉归身（米汤蒸黑）、人参须、广木香（煨）、远志炭、炙甘草、丹皮炭、东白芍、刺蒺藜、橘络、川断肉（炒）、西砂仁（盐水炒）、怀牛膝，上药为细末，用龙眼肉熬膏，打和熟蜜为丸。（《柳宝诒医案·卷四》）

张。浊邪壅塞中焦，阻闭不开，里热不达，嘈杂脘闷，脉情亦郁塞不畅。用栀子合泻心法以疏达之。

淡豆豉、黑山栀、细川连（干姜煎汁，拌炒）、淡黄芩（酒炒）、制半夏、蔻仁、九节菖蒲、块滑石、赤苓块、广郁金、通草、荷梗、降香片。（《柳宝诒医案·卷二》）

庞。痰浊内阻，由乎胃气不降，而胃气之所以逆者，由乎肝火之内克。刻下纳谷则胀，纳饮则呕，口中甜浊上泛，时作嘈杂，气机迫促，肝气升而肺胃均不降矣。拟方清泄木火，疏降肺胃。

川连（姜汁炒）、干姜（盐水炒）、制半夏、苡仁、茯苓、枳实、佩兰、瓦楞子（醋煅）、旋覆花、赭石（醋煅）、於术、砂仁、桂丁子、竹茹（姜汁炒）。

二诊：改方去佩兰叶、旋覆花、代赭石，加人参须、广陈皮。

三诊：肺气稍平，胃气尚未顺降，而病原实由乎肝气之不平。脉象带数，木火不化。拟前方煎剂疏胃气，丸剂清肝木。

川连（吴萸煎汁炒）、制半夏、茯苓、党参、於术、枳实（姜汁炒）、新会皮、砂仁、煨木香、干姜（盐水炒）、青皮（醋煅炭）、制香附、川朴、炙甘草，上药为末，用沉香磨汁泛丸，用姜汁、竹茹汤送下。（《柳宝诒医案·卷二》）

◆ 嗳气

嗳哕不止，起于病后。此肺胃之气为痰浊所阻，升降不得自如。仿仲景嗳气例治之。

旋覆花、代赭石、党参、炙草、半夏、白蔻仁、细川连（干姜二分拌炒）、杏仁、枳壳、竹二青。

再诊：嗳哕减而未止，胃气内虚，失静镇之常，不能胜风木之冲激。仍仿噫气例，增入培土之意。

党参、炙草、茯苓、广皮、半夏、蔻仁、沉香、旋覆花、代赭石、桂丁子（冲）、枇杷叶。（《柳宝诒医论医案·医案》）

嗳哕哽噎，纳谷撑胀，右脉弦硬。肝胃气郁，逆而不降。

旋覆花、代赭石、郁金、枳壳、半夏、广皮、瓜蒌皮、前胡、蔻仁、苏梗、枇杷叶。（《柳宝诒医论医案·医案》）

肝气上逆，肺气不降，胃气被其搏激，失其通降之常。嗳哕不已，纳谷哽噎，脉形滑而神不爽，前医谓痰气相搏，信然。但治痰必先理气，拟与通降肺胃，佐以疏肝化痰。

旋覆花、薤白、郁金、蒌皮、枳壳、法半夏、橘红、象贝、前胡、川百合、竹茹、枇杷叶。

另：桂丁香三分，白蔻仁三分，研末冲服。（《柳宝诒医论医案·医案》）

哕气冲逆，喉间如炙脔，木气郁结，阻于肺部。当泄木降肺法治之。

旋覆花、代赭石、郁金、丹参、川朴、枳壳、杏仁、川百合、瓜蒌皮、苏梗、佛手、枇杷叶。（《柳宝诒医论医案·医案》）

◆ **呕吐**

申。痰饮停阻，脘痛作呕。复因肝气内犯，木郁化火，嘈杂搅痛，掣及胁背，甚则呕出青黑酸苦诸水，胃底脂液被其掀动，中气既伤，则肝气四窜，入于筋络。虚阳升动，时有烦热。总由肝木不和，胃气不能通降所致。胃液伤而肝气攻，胃气逆而虚阳浮，皆病之所当虑及者。拟方救肝和阳，养胃蠲饮，用药之理，不外是矣。

台参须、白芍、石决明（醋煅）、桂枝、干姜（盐水炒）、细川连（吴萸煎汁拌炒）、黑山栀（姜汁炒）、茯苓、秫米（姜汁炒）、枳实、当归须、九香虫、竹茹（姜汁炒）、川楝子（盐水炒）。（《柳宝诒医案·卷三》）

痛呕较减，但木火久逆，胃中气液两伤，而痰瘀所阻，未必遽能疏化，脉弦软无力，不能安寐。仍从胃腑清养疏降，佐以和肝。

洋参、金石斛、丹参、半夏、广皮、黑栀仁、茯神、枳实、金铃子、延胡、左金丸、白芍、川百合、香橼、竹茹。（《柳宝诒医论医案·医案》）

脉象左弦右弱，肝气上逆，胃气不降。寒热虽退，而撑痛呕胀，舌中黄厚，时或吐红，胃气不得下行。当与泄肝和胃。

川连（吴萸三分炒）、盐半夏、青皮、金铃子、延胡、广郁金、石斛、瓜蒌皮、枳实、茯神、檀降香、竹茹。（《柳宝诒医论医案·医案》）

肝气撑痛则呕，数月不止。气阻瘀室，经水不行。兼感微邪，营卫俱病，故寒热日作。舌色干绛，苔色干黄。腐蚀胃阴，为里热所灼，未可再投温操。拟内养胃阴，外和营卫，兼佐泄肝调气之法。冀阴液得复，乃可着手。

洋参、麦冬、川石斛、白芍（桂枝炒）、丹皮、白薇、金铃子、延胡、青皮、细川连（吴萸二分煎汁炒）、木瓜、瓦楞子、檀降香（各）、竹二青、橘叶。（《柳宝诒医论医案·医案》）

脘块撑痛，上呕下泻，粪色瘀黑，呕吐痰涎，舌苔晦暗，中气虚寒，而烦躁绞疼，肝木郁化为火，又非纯用温燥所宜，此病所以难治也。姑两和之。

细川连（干姜三分炒）、半夏、金铃子、川郁金、小青皮、枳实、黑栀皮、乌梅炭、瓦楞子、白芍、桂枝、苏叶、石菖蒲、竹二青。

再诊：绞呕未止，木火挟痰浊蒙扰不降。仍宜苦辛疏化。

细川连、淡干姜、姜半夏、广皮、茯苓、黑山栀、白芍、石决明、乌梅炭、金铃子肉、延胡、丹参、竹二青。（《柳宝诒医论医案·医案》）

病情辗转，补泻杂进，延今一载有余。近日足痿色浮，呕恶闷痛，多服辛温之物，遂增烦躁气迫，甚则呼号欲绝。细究病原，皆因痰阻气窒，致阴阳两气否膈不和，各致其偏之极，复挟痰气蒙冒升逆，故病状变幻若此。正气乘乱，用药颇难。姑与交济法，佐以疏通痰气。

旋覆花、半夏、郁金、川连（先用盐水炒，再用桂枝二分煎汁拌炒），瓦楞子、长牛膝、川楝子、象贝、胆星、广皮、黄精、茯苓神（辰砂拌）、紫石英、延胡、鲜石菖蒲、竹茹，河井水各半煎。（《柳宝诒医论医案·医案》）

都。咽喉哽噎，纳谷呕吐者，两日有余，大解坚燥。薛一瓢云：逆上者，肝邪也，金不制之耳；不纳者，胃病也，肺气不降耳。此证并非胃之不纳，而由乎肺之不降。即仿其法，冀图稍松。

旋覆花、郁金、瓜蒌皮（姜汁炒）、杏仁、刺蒺藜、枳实、瓦楞子（盐水煅）、紫菀、百合、苏子、枇杷叶、生姜、竹茹、白蜜（冲）。（《柳宝诒医案·卷二》）

杜。肝木横逆，化火生风，挟痰瘀蒙扰神明。刻下大势已平，而胃气被其冲逆，不得下降。纳谷扰呕，脉象虚软而数，是土虚木乘之证。据述左胁块撑作痛，肝络不通，气瘀交阻。拟煎方以疏木降胃为主，另拟膏方，以疏化气瘀，俟呕止后服之。

细川连（吴萸煎汁拌炒）、姜半夏、广陈皮（盐水炒）、太子参、白芍（炒）、青皮（醋炒）、黑山栀（姜汁炒）、川贝母、干姜（盐水炒）、枳实、竹茹（姜汁炒）。（《柳宝诒医案·卷二》）

肝木犯胃，呕吐酸苦浊涎，脉细弦，舌红，气火上逆，肺金不肃。法当苦辛泄降。

细川连（吴萸半两煎汁炒），桂枝四分，东白芍（酒炒）一钱半，淡芩（酒炒）一钱半，姜半夏二钱，广皮一钱五分，南沙参四钱，前胡一钱，木瓜（酒洗）一钱，鸡内金（炙）一钱五分，砂仁（研）八分，黑栀一钱半，紫菀一钱半，竹二青（姜汁炒）一钱五分，枇杷叶（去毛）两片。（《柳宝诒医论医案·医案》

肝木犯胃则呕，犯脾则胀，犯肺则气逆。木病久必归中土，腹胀纳艰，大便不时溏泄，乃中气更伤之病。动作气逆，肝气上逆于肺，故亦有偏卧之候。久病正虚，未便专用疏泄。拟和胃健脾，兼佐泄木调气之法。

法半夏、生於术、鸡内金、东白芍、小青皮、广郁金、奎砂仁、刺蒺藜、左牡蛎、旋覆花、川百合、檀降香、枇杷叶、木蝴蝶。(《柳宝诒医论医案·医案》)

肝气上逆，呕酸块痛，按月而发，癸阻不行，气病及血。法当先以调气为主，和营佐之。

吴萸（川连三分同炒）、金铃子、延胡、青皮、香附、苏梗、归尾、丹参、橘核、长牛膝（桂枝五分炒）、九香虫、白芍、木香、砂仁。(《柳宝诒医论医案·医案》)

金。呕吐酸浊，不能纳谷，痰浊内阻，胃气不降，幽门不通。每吐必先撑痛，病因情志不舒，肝木内克而起，与王太仆所称食入反出者不同。大解艰燥，肠液渐枯。姑与泄肝降胃，通幽化痰，冀胃气得以下行为顺。

干姜（盐水炒）、川连（姜汁炒）、干菖蒲、制半夏（醋炒）、吴萸、云苓、黄芩、枳实、白芍（土炒）、杜苏子、小青皮（醋炒）、野於术、竹二青、陈佛手。(《柳宝诒医案·卷二》)

罗。吐血本因肝火上逆，而肺胃之气，又复膹郁不降。纳谷则呕，气逆喘满，兼有关格形症。脉象虚细短数，左部不能应指。根本既伤，后天不能接济，势恐难于恢复。

洋参、南沙参、麦冬、橘红、旋覆花、代赭石、青盐半夏、白芍、丹参、牛膝炭、瓦楞子、广郁金、竹茹。(《柳宝诒医案·卷二》)

仰。纳谷作吐，与涎沫同出，此胃阳不化，痰饮内聚之病。而气升偏左，兼挟肝气之证。用温化法，稍佐和肝。

野於术、淡干姜、川桂枝、炙甘草、云茯苓、法半夏、新会皮（炒）、枳实、牛膝炭、吴萸（川连煎汁，炒）、灶心土（煎汤，澄清，代水），温服，冲姜汁三滴。

二诊：前与温化法，呕吐稍定，而涎沫之上泛者仍多。胃中湿饮凝聚，不得通降，则上逆而为反胃。所难治者，肝脉不平。脘左隐痛，每当甚时，即有哕气上出，此必痰瘀阻窒，郁久化热，有内痈之虑。燥则助热，凉则助湿，颇难着手。姑与疏浊和胃，先通其壅。

旋覆花（新绛同包）、半夏、橘白、归须（去油，乳香研末拌炒）、茯苓、苡仁、桃仁、杏仁、紫丹参、丹皮、郁金、忍冬藤、竹茹。（《柳宝诒医案·卷三》）

中气虚疲，脾阳不运，神色不荣，呕胀遗溲。此属本原不足，兼受湿邪之象。调治甚难奏效。

於术、茯苓、半夏、广皮、木香、砂仁、苡仁、白芍（桂枝三分炒）、干姜、益智仁、莲子、生姜。

再诊：湿邪渐化，但脾气疲乏已甚，纳谷作胀。法当以温中疏化为主。

於术、茯苓、川朴、砂仁、鸡内金、炮姜、六曲、淡芩、豆卷、通草、香稻叶。

三诊：湿邪渐化，故舌浊渐退，但足膝无力，脾气不运，纳谷作胀闷。仍当疏运中气。

芩皮、腹皮、白芍、砂仁、枳实、淡芩、豆卷、六曲、橘白、苡仁、通草、香稻叶。（《柳宝诒医论医案·医案》）

浊阴挟木火，郁而上逆，在胃为呕，在肺为咳。病历年余，痰黏内热，浊蕴阴伤，不堪燥剂。姑与清肝泄浊，肃降肺金。

茵陈、苡仁、旋覆花、半夏、茯苓、黑山栀、川连、杏仁、冬瓜仁、海浮石、瓦楞子、枇杷叶。（《柳宝诒医论医案·医案》）

浊饮内蓄，呕吐酸浊，甚则吐水黄色，饮久成癖，木郁生火。当温中疏木，通导浊积，俾得下行为顺。

干姜、半夏、广皮、茯苓、苡仁、白芥子、枳实、桃仁、於术、秦艽、鸡距子、生甘草。

另：控涎丹每服一钱七分，开水送下。（《柳宝诒医论医案·医案》）

干。肝气挟痰浊犯胃，则脘搅呕恶；挟风火上扰，则眩晕耳鸣。本属脏气偏胜之病，况癸信久羁，肝营不畅，又宜兼顾为稳。

羚羊角、炒丹皮、黑山栀、刺蒺藜、杭菊花、煨天麻、东白芍、枳实、长牛膝（炒）、苡米、广陈皮、石决明、茺蔚子、竹茹。（《柳宝诒医案·卷六》）

脘中痛胀，朝食暮吐，兼带酸浊，脉象弦数，四末不温。木火内燃，中阳不运。由肝气而成反胃，正属难治。姑仿喻氏关格治法。

淡干姜、白芍（桂枝四分炒）、川连（吴萸一分半炒）、半夏、瓦楞子、川楝子、川郁金、乌梅炭、青皮、鸡内金、檀降香、竹茹。（《柳宝诒医论医案·医案》）

◆ **食少（不食）**

柴。脉象虚软而微弦，内热神疲。经云：阴虚生内热。此阴字，古人每指脾脏言之，盖脾为阴中之至阴也。倦怠胀闷，皆脾虚见象。刻当湿土司令，少纳不饥，舌有黄苔，兼有暑积内停。当于培中法内，佐以疏浊。

於术、赤苓、青盐半夏、北沙参、麦冬肉、苡仁、炙鸡金、蛤壳、益元散、生熟神曲（各）、砂仁、陈皮（盐水炒）、枇杷叶。

二诊：前与清暑益气，胃纳虽加，而舌浊未化。脉象左软弱，右微弦。脾气先虚，更复困于暑湿。前法增加疏湿之品。

於术、茅术炭、赤苓、姜半夏、苡仁（姜汁炒）、川朴、扁豆（炒）、陈皮、黄芪、生熟神曲（各）、枳壳（炒）、益元散（包）、鲜荷叶。(《柳宝诒医案·卷三》)

徐。暑湿余邪，留恋中焦，气机不化，内热少纳。仿清暑益气法，兼疏暑湿。

野於术、北沙参、盐半夏、茯苓皮、广陈皮、大豆卷、广藿梗、桔梗、枳壳、砂仁、六神曲、通草、荷叶。(《柳宝诒医案·卷一》)

尤。病象不外营阴亏损，肝火浮动。调治之法，自当养阴熄肝。但纳谷不多，时作胀闷，木动则中土受伤，过进滋腻，恐于中焦不宜。况时当炎夏，暑湿易侵，更当以和运脾胃为主。兹拟养阴和气，清肝健脾，两面照顾。

北沙参（元米炒）、细生地（炒黑）、白芍、瓦楞子、煨木香、春砂仁、白苡仁、白薇、木蝴蝶、蛤粉（青黛同包）、小青皮（醋炒）、谷麦芽（各，炒）。(《柳宝诒医案·卷三》)

胀痛呕恶，不能纳谷。病由肝木犯胃，胃气不得舒降，将成枯膈之候。

北沙参、川连、干姜、瓦楞子、青皮、白芍、木瓜、半夏、广皮、郁金、枳实、茯苓、竹茹、香橼。(《柳宝诒医论医案·医案》)

◆ 呃逆

成。喘逆渐平，而中焦之气为痰所阻，不得升降自如，转为呃逆。其声发于中，呃忒连声，此不特上升之气为其所遏，即饮食之入于胃者，亦觉阻窒不爽。拟用旋赭泻心汤，以化痰和胃为主。

旋覆花、代赭石、法半夏、淡干姜（川连煎汁炒）、广陈皮、茯苓皮、枳壳、桂丁子、太子参、刀豆子、姜竹茹、柿蒂。（《柳宝诒医案·卷二》）

年。冲逆之气，减而未平。右关未静，舌苔尚灰。胃中湿热之气，未能清泄，其故亦由胃气阻而不降所致。兹拟前法参入镇逆之意。

旋覆花、代赭石（醋煅）、制半夏、干姜、牛膝、茯苓、泽泻、於术、黄柏（盐水炒）、黑山栀（姜汁炒）、枳实、沉香、苡米（姜汁炒）、枇杷叶。

二诊：冲逆作嗳，用泄降中下法而得缓，用旋赭法而仍作。盖由湿浊在中，逆气在下，上中焦之药不能平下焦之逆也。湿浊之气，宜乎泄，不宜乎摄。兹拟方从中下二焦用意。

金铃子（酒炒）、桂枝、川连（吴萸煎汁拌炒）、广陈皮、牡蛎、黄柏（盐水炒）、砂仁（盐水炒）、党参（炒）、姜半夏、生甘草、茯苓、黑山栀（姜汁炒）、荷梗、竹茹（姜汁炒）。（《柳宝诒医案·卷二》）

文。呃逆久而不止，动则更甚，咳嗽痰稀，咽喉碎痛。脉象浮弦数搏，左手尤甚。平素嗜酒伤中，未免湿停火郁。近挟木火，胃气上逆，肺胃阴液转涸。用药滋燥两难，拟方先从上焦清降。

洋参、元参、青盐半夏、麦冬、枳实、旋覆花、海浮石、橘红（盐水炒）、川连（盐水拌烘）、瓜蒌皮、竹茹、柿蒂、枇杷叶。（《柳宝诒医案·卷二》）

俞。痰气阻于肺则喘逆，窒于胃则呃逆。今两候皆平，而气尚觉不顺。从前停蓄之痰饮，乃留伏于中焦，病根未能遽拔。调治之法，不外蠲饮畅气两层，但必阳气有力，乃能蒸水化气，通调膀胱，而饮邪不致再聚。中气有权，乃能输运贯通，而升降不致再窒。兹即以此意，拟丸方一首。

党参、於术、茯苓、桂枝、广陈皮、干姜（盐水炒）、法半夏、苡仁（姜汁炒）、炙甘草、前胡、枳壳、怀牛膝、车前子（盐水炒）、砂仁，上药为末，用旋覆花、枇杷叶二味煎汤，再加入竹沥、姜汁泛丸。(《柳宝诒医案·卷三》)

张。气机阻窒，邪郁不达，由胁刺痛转为呃逆，嗳声不爽。邪由少阳郁及肺胃，唇齿俱干，舌色干红，渐将化燥。方拟泻心通络，仍兼清降肺胃之法。

川连（姜汁炒）、姜半夏、旋覆花、磁石、南沙参、瓜蒌皮（姜汁炒）、淡豆豉（鲜生地同打）、茅根、竹茹、柿蒂。(《柳宝诒医案·卷二》)

◆ **噎膈**

杨。气逆于胃肺之间，频作嗳噎。前人谓之神思间病，即膈症之萌。能怡情悦志即愈，非草木所能治也。

旋覆花、前胡、枳实、象贝、郁金、绿梅花、瓜蒌皮（姜汁炒）、代赭石、橘红、细苏梗、姜竹茹。(《柳宝诒医案·卷二》)

木郁伤胃，胃气不得通降，痰瘀交阻，为噎为膈，气短便坚，咽喉鲠痛。膈症已成，调复不易。

白芍、川连（吴萸炒）、干姜、半夏、淡芩、瓦楞子壳、桃杏仁、丹参、归尾、郁金、紫菀、旋覆花、代赭石、竹二青。(《柳宝诒医论医案·医案》)

肝胃不和之病，久则胃气空虚，痰浊内阻，谷纳胀闷作呕，不得下降，大便坚少，渐有膈证之象。兼以肝气窜入络脉，腰腹撑痛，气病及血，癸水不调。当与通降胃气为主，而和营泄肝则兼顾及之。

桂枝、干姜、半夏、茯苓、白芍、川连（吴萸三分煎汁拌炒）、青皮、枳实、金铃子肉、延胡、丹参、旋覆花、乌梅炭、竹二青。

再诊：脾为木克则胀满，胃为木克则痛呕，理固然也。此病谷纳痛闷，欲呕不得，大解旬日不行，胸膈气窒不快，胃气为肝木所激，失顺降之常，因之痰浊上阻，中阳痞塞，大有延成膈证之势。前方用苦辛温降，似亦偏燥。兹拟专以泄木清胃为法。望其腑气下行，则上中得以疏畅矣。

川石斛、枳实、半夏、洋参、橘红、白茯苓、青皮、白芍、川连（吴萸炒）、瓜蒌皮、干薤白、竹茹、檀降香、香橼皮。

三诊：大便通降，胃气得以下行，故纳谷渐增。脉象左弱右弦，腹中撑痛，头眩耳鸣，癸水衍期，此皆肝气不和，气病则营窒，而化火生风，一切肝木之病，连类而起。治法当疏肝畅营为主。

归须、白芍、丹参、丹皮、川楝子、瓦楞子、延胡、青皮、刺蒺藜、甘菊花、橘络、橘核、乌药、檀降香。（《柳宝诒医论医案·医案门》）

◆ *腹痛*

丁。寒气袭于厥阴之络，少腹胀痛，上及于脘，甚则作呕。脉象迟弦而细，舌苔厚浊。法当苦泄温通。

金铃子肉（酒炒）、延胡索（酒炒）、青广木香（各）、淡干姜（盐水炒）、牛膝炭（吴萸煎汁拌炒）、细川连（姜汁炒）、乌药、枳实（生切）、木瓜（酒炒）、制半夏、橘络核（各，炒、打）。（《柳宝诒医案·卷五》）

　　肝木郁陷，腹痛头晕，脉象弦数。用养肝调气法。

　　归身、白芍、丹皮、黑山栀、制半夏、郁金、竹二青、陈佛手。(《柳宝诒医论医案·医案》)

　　肝脾相忤，痛减而胀增，向晚更甚，中阳困败，浊气壅阻，恐其延成单腹。姑与泄木和中。

　　白芍、青皮、苏梗、木香、砂仁、鸡内金、腹皮、六曲、杏仁、前胡、橘红、香橼皮。

　　另：小温中丸，每服三钱，开水下。(《柳宝诒医论医案·医案》)

　　胀减而仍作痛，脾气未能舒调也。近日形寒，晚热少汗，脉形虚数。肝脾阴气内亏，姑与和中法。

　　归身、白芍、丹皮、青蒿、白薇、蛤壳、川贝、鸡内金、广皮、木香、砂仁、香橼。

　　再诊：中焦脾胃之气，必藉木气以鼓运，甲木不得疏达，又陷于中土，而为胀为痛。其寒热往来，亦属少阳不和之证。刻下寒热虽止，而木土未和，腹中尚痛，况内热唇干，中焦积热留恋。尚宜疏木和中，清泄里热。

　　霍石斛、银柴胡、连翘壳、淡芩、枳实、白芍、小青皮、炙鸡金、茯苓皮、木香、砂仁、神曲、通草、谷麦芽、干荷叶。(《柳宝诒医论医案·医案》)

　　肝气撑痛，甚则肢冷发微，木陷于脾，脘腹僵硬，兼挟浊积内阻，有单腹之虑。姑与疏肝和脾，佐以温化。

　　金铃子肉（酒炒）二钱，延胡（醋炒）一钱半，青皮（醋炒）一钱半，广木香七分，鸡内金一钱半，楂炭三钱，川朴一钱，砂仁（研）八分，莱菔子炭三钱，茯苓皮四钱，白芍（土炒）一钱半，香橼一钱半。

另：禹余粮丸二钱。(《柳宝诒医论医案·医案》)

梅。木气郁陷，内犯胃口，外窜经络。腹痛呕恶，而又兼眩晕寒热，则风木之化为之也。肝为生血之脏，木火偏胜，经事先期。治当疏肝为主，兼清甲木。

川楝子（酒炒）、延胡索（醋炒）、柴胡（醋炒）、青蒿、炒当归、白芍（酒炒）、广木香、沉香片、黑山栀、炒丹皮、木瓜（酒炒）、左金丸（包）、厚朴花。(《柳宝诒医案·卷六》)

少腹偏左注痛，引及腰脊，寒热连绵。此病因血络瘀阻，邪机下注，热久阴亏，舌红脉数。姑与和络畅营，疏通邪滞。

金铃肉、延胡、归尾、桃仁、青蒿、白薇、丹皮、丹参、牛膝（吴萸炒）、橘络、橘核、木香、益母草。(《柳宝诒医论医案·医案》)

少腹酸痛，牵引腰脐腿足，此由经络瘀阻，营气壅窒所致。近更寒热绞闷，恶心头痛，左脉弦数。肝气时邪同时挟发，病机错杂，用药殊难。姑拟泄肝和胃，兼佐通络之意。

金铃子、延胡、青皮、川连（吴萸炒）、郁金、川怀膝、归尾、杭菊、半夏、橘络、豆卷、苡仁、佛手、丝瓜络、竹二青。(《柳宝诒医论医案·医案》)

苏。少腹痛硬有形，左腿酸痹，小溲梗痛，此属瘀阻营络，奇经之气，窒而不行。宿瘀不去，则新血不能归经。故近因癸期淋数，溺时亦淋沥而痛。脉象涩数，内热少纳，舌色薄灰满布。瘀血上熏，将成内痈。急与疏瘀导热，冀其通泄，乃有松机。

生地、丹参、丹皮、归尾、赤芍、大小蓟（各）、牛膝（红花炒）、金铃子、延胡、木通、橘核络（各）、降香、炙乳没（各）、真西珀、苡米。

另：小金丹陈酒化开，益母草汤送下。

二诊：改方去川楝子、延胡，加桃仁、泽兰。

三诊：内痈已溃，右少腹仍觉刺痛。营气内损，余毒未净。再与和营化毒，养血托脓。

细生地、全当归、赤芍、丹皮、银花炭、甘草、瓜蒌皮、广陈皮、砂仁、苡仁、枳壳、白薇、鲜藕。（《柳宝诒医案·卷五》）

土木相忤，少腹瘕痛，上及于脘，更兼带下淋沥，腰脊夜痛，小便艰涩。脾肾交亏，湿热乘虚下陷，病情纷错。先宜和肝运脾，疏利湿浊。

川楝子、延胡、归须、白芍、橘核、丹皮、黑山栀、茯苓、川柏、砂仁、木香、牛膝（吴萸三分炒）、杜仲、陈香橼皮、瓦楞子壳。

再诊：瘕痛稍缓，但带下尤甚。先期鼻衄，脾虚气陷，湿热下注于奇经，土败木郁，肝火上浮，血从清道而溢。又当兼清木火。

生地炭、归身炭、白芍、青皮、丹皮、川郁金、黑山栀、於术、砂仁、川柏、牡蛎、稽豆衣、橘核、橘叶、竹二青。（《柳宝诒医论医案·医案》）

向来营血不充，不能滋养肝木，木燥则化火生风，上逆不静，兼以气分郁阻，木失条达之机，横克胃土，故腹痛攻撑，少纳易胀，此气血两虚而又两窒，疏之则嫌其削克，补之又恐其壅阻。拟方养血滋肝，畅气和胃，两层兼顾，或不至有偏胜之虞。

全当归（炒黑）三两，大生地（砂仁一两炒松）四两，於术（生切）一两五钱，党参三两，广皮（盐水炒）二两，紫丹参三两，丹皮（炒）二两，川郁金一两五钱，广木香八钱，香附（打）三两，青皮（醋炒）一两五钱，石决明（醋煅）八两，菊花一两，净枣仁（炒黑）三两，川断肉（炒）三两，生炙甘草各四钱，川石斛二两，竹二青二两。

煎汁烊入阿胶二两，酌加冰糖收膏。(《柳宝诒医论医案·医案》)

熊。养血托邪，疏通奇经，两法迭用，咳热均减。惟少腹滞痛转甚，经速而少，此下焦瘀热内阻，奇络不能疏畅之故。脉象细数带弦，虚中挟实，但与滋养，恐难愈病。仍拟于清养中，佐以疏导。

当归、白芍(土炒)、小生地(炒)、川芎炭、炒丹皮、延胡索(醋炒)、金铃子(酒炒)、长牛膝(红花酒煎拌炒)、乌药、沉香片、青广木香(各)、川断肉(炒)、白薇、佛手。(《柳宝诒医案·卷六》)

杨左。瓜积伤中，腹痛泄泻，将及一月，渐觉气坠不爽，微有红垢。此脾营下陷，欲作痢疾也，舌苔白腻，脉象细数，气弱邪恋，恐其淹缠。姑与温通。

炒本山术、赤苓、小川芎炭、砂仁、炮姜炭、枳壳、归尾、楂炭、广皮、桔梗、广木香、荷叶蒂。

二诊：腹痛滞痢，得冷则剧，此脾气虚寒之象。诊脉左弱右弦，中宫并有暑湿，气弱邪恋，最易淹缠。拟方温中疏邪。

野於术、川厚朴、桔梗、焦六曲、干姜炭、砂仁(炒)、枳壳、通草、煨木香、连皮苓、广藿梗、煨姜、荷叶。

三诊：湿邪阻滞，缘脾气衰弱，不能托邪外达。肢倦力乏，纳谷不舒，气弱邪滞，难取速效。姑拟温脾疏湿，俾外达为佳。

本山术、干姜炭、砂仁、广皮、炒枳壳、於术、川朴、茯苓皮、豆卷、炙鸡金、通草、焦六曲、茵陈、桔梗、香稻叶。

四诊：中气未化，湿邪未净。仍宜芳香疏化，兼与分利。

本山术、茯苓皮、茵陈、半夏、於术、豆卷、砂仁、通草、

川朴、藿梗、广皮、煨姜、荷叶。(《柳宝诒医论医案·医案》)

尤。少腹结痛，甚于下午，发热舌红。脉来郁涩，两关较弦。此必有瘀阻营络，故身强足挛，咳嗽牵掣。瘀化为热，冲于胃则呕，熏于心则糊。此与寒气积疝诸症不同，虑有酝酿成痈之变。急宜疏络化瘀，毋致成痈为妙。

桃仁泥、酒丹皮、归尾、长牛膝（酒炒）、川独活（酒炒）、藏红花、锦纹大黄（酒拌烘干，后入）、苡仁（酒炒）、小生地、丝瓜络（酒炙）、忍冬藤。

又末方：酒浸大黄、西珀屑、桂心、元麝、炙乳香、没药、沉香屑、藏红花。(《柳宝诒医案·卷五》)

张。午后形寒发热，神色枯瘁，脉象虚细而数，是营气虚窒，邪机内恋之病。惟少腹胀痛，手不可按，痛处偏右不移，近更右足不可屈伸。营络中瘀阻化热，有久蕴成痈之虑。拟方疏通营络，冀其转机。

全当归、赤芍（酒炒）、丹皮（酒炒）、丹参、延胡（醋炒）、川楝子（酒炒）、乌药、长牛膝（红花煎汁，拌炒）、青广木香（各）、川牛膝（酒炒）、川独活、小金丹（陈黄酒化服）。

另：炙甲片、酒炙大黄炭，研末，黄酒调服。(《柳宝诒医案·卷五》)

周。肝气较平，惟营阴未得疏畅，晚热少汗，少腹作痛，营络欲通未畅，拟与清阴畅营。

细生地、生鳖甲、白芍、白薇、紫菀、全当归、南沙参、青蒿、木香、延胡、紫丹参、丹皮、牛膝（红花炒）、桃仁、枇杷叶。(《柳宝诒医论医案·医案》)

周。痢止而少腹仍痛，邪陷于下者，未尽清彻。脘闷气迫，中上气机亦形窒塞。当疏化邪机，兼清肺胃。

金铃子、延胡索、枳壳、郁金、杏仁、前胡、青广木香（各）、青皮、砂仁、橘络、枇杷叶。(《柳宝诒医案·卷二》)

周。痛由少腹，升引及于脘胁，甚于左半，咳逆掣引，手不可按。凡此痛状，皆因血络阻窒，以致撑胀逆满，与因乎气积阻窒者不同，六七日来，热象蒸郁，二便不畅。脉象细弦而数，舌绛苔黄，神情躁扰不定。此系郁热内蕴，瘀结营络，大约在肝经部分。拟先用疏营清热，通络化瘀之法，望其痛势稍缓再商。

旋覆花（包）、归尾、橘络、炒丹皮、丹参、小青皮（醋炒）、醋延胡、赤芍（酒炒）、川楝子（酒炒）、长牛膝（酒炒）、丝瓜络（去油，乳香研末拌炒）、青葱管。

另：酒炙大黄炭八分，琥珀屑四分，乳香四分，没药四分，元麝五厘，共研末，调服。

二诊：前方专通瘀络，痛势与热象均减。惟腹气胀闷不舒，二便行而不畅，咳引转侧仍觉掣痛。此由气机为络瘀所阻，通运少力，故蒸郁之势虽松，而有形之瘀阻尚不能通达也。兹拟疏通络气为主，仍佐化瘀之意。缘痛势已缓，即以缓法应之，无庸以猛剂急攻矣。

旋覆花（红花同包）、瓜蒌皮、广郁金、归须、橘络、炒丹皮、鲜生地（姜汁炒）、丹参、醋延胡、乌药、丝瓜络、青葱管、降香片。

另：末药仍照前服。(《柳宝诒医案·卷五》).

◆ **腹胀（腹满）**

腹胀撑急微痛，嗳闷气窒，癸停数月，病属木气内郁。当先以畅肝和胃为主。

白芍、青广皮、郁金、苏梗、木香、旋覆花、茯苓、腹皮、

砂仁、蔻仁、香橼、枇杷叶。(《柳宝诒医论医案·医案》)

腹胀复发，当脘块撑，纳谷愈甚，肝木犯脾，脾气不能输运也。浊蕴气阻，法当疏肝运脾。

白芍、青皮、香附、金铃子、延胡、黑山栀（姜汁炒）、川朴、广皮、茯苓皮、木香、砂仁、陈香橼。

另：小温中丸每服一钱半。(《柳宝诒医论医案·医案》)

肝木伤脾，复挟湿浊阻结不化。腹胀硬肿及于四肢，有胀甚为鼓之虑。

半夏、广皮、茯苓皮、金铃子、延胡、莱菔子、青皮、白芍、沉香曲、木香、佛手。

另；小温中丸，每服三钱，开水送下。(《柳宝诒医论医案·医案》)

肝气郁陷，发热甚于两足，此即邪郁于厥阴之兆。其外达也，不能从经络疏透，而又内陷于脾，挟时令之暑湿，泄泻数日，转为腹胀，胀势甚于少腹，两便通而不爽，仍属木陷土郁之象。惟脉象软细而不弦，舌色干红而少润，气液两亏，药难着手。姑拟肝脾两疏，录方于后。拟方用四逆散合鸡金胃苓之意。

细柴胡（醋炙）六分，白芍（土炒）二钱，枳实（姜汁炒）八分，炙鸡金一钱半，奎砂仁八分，连皮苓四钱，本山术一钱，川朴八分，青皮一钱半，乌药一钱，青广木香各五分，沉香（磨冲）四分，香橼皮一钱。

另：小温中丸三钱，禹余粮丸二钱。(《柳宝诒医论医案·医案》)

某。病由疟疾，转而为腹胀。是肝胆木邪顺乘脾土所致。幸水从足跗溃泄，邪有外出之路，不至延为疟臌。但胁与腹胀，俱未得平，病根仍在，疟亦未止。仍拟泄木和脾。

柴胡、冬瓜皮、白芍、归身、青皮、於术、广陈皮、茅根、茯苓皮、大腹皮、陈香橼。(《柳宝诒医案·卷二》)

宣。腹右僵硬，两便不爽。病因木气郁结，致肝脾之气，窒而不化。脾气宜升，今反郁陷于下，而浊气凝聚于中，肝阳升越于上。头晕气逆，皆病之兼见者也。向质阴虚，今脉象带数，又属阴虚生热之见端。病愈久，则歧变愈多。而其本，专在肝脾两脏，兹拟从本原着手。

金铃子（酒炒）、醋延胡、小青皮（醋炒）、归身炭、白芍（土炒）、炙鸡金、黑山栀（姜汁炒）、广木香、石决明、沉香（水磨）、香橼皮、木蝴蝶（炙研，冲）。

另：小温中丸。(《柳宝诒医案·卷五》)

张。便血之后，转为腹胀。脉象弦细无力，两便不爽，胀势甚于脐下，左胁撑痛，晚来内热少汗。病因肝气郁阻，内陷于脾，脏气痹窒，势成腹胀之候。先与疏木和脾。

柴胡（醋炙）、全当归、白芍（土炒）、小青皮（醋炒）、金铃子（酒炒）、莱菔子炭（春砂仁同研）、乌药、川连（吴萸煎汁，拌炒）、香橼皮。

另：禹余粮丸，广陈皮汤送下。(《柳宝诒医案·卷五》)

黄。大病之后，阴液未复，微感外邪，深入阴分。病势如三疟，而发作不甚。仍属阴虚不能托邪所致。午后腹满不和，三阴脏气不舒。病势深重。姑与疏化。

全当归、白芍、柴胡、金铃子、延胡索、青皮、砂仁、广木香、鳖甲、丹皮炭、山楂肉、鸡内金、香橼皮、茅根。(《柳宝诒医案·卷二》)

◆ 泄泻

戴。泄泻宜健脾，遗泄宜补肾，此一定之成法也。但细审病情，口疮足瘰，舌苦黄腻，脉象带数。胃口能纳不化，此必脾脏有蕴湿蒸郁，外及于胃，故久泄不止；内外相结，故遗泄时作。用药之法，当就脾脏清泄湿热，遽投补剂，转恐助邪。

於术、小茅术、黄柏（酒炒）、砂仁（盐水炒）、茵陈、广陈皮、苡仁、生甘草、豆卷、枳实、炙鸡金、荷叶。

另：刘松石猪肚丸（《柳宝诒医案·卷四》）

戴。营阴不足，肝血素亏，近因泻痢，脾胃两困，肝木横克，中土受戕，脉象虚软弱数。好在虚能受补，可用培补肝肾，健脾泄木，清养胃阴之法以膏代煎，缓缓调之。

潞党参、西洋参、生熟地黄（各）、淡天冬、甘杞子（酒炒）、野於术（蒸熟炒）、怀山药、东白芍、金石斛、宣木瓜、川怀牛膝（各）、春砂仁、潼刺蒺藜（各）、蜜麦冬、菟丝子（酒炒）、粉归身（蒸熟炒）、广陈皮，上药如法制炒，煎汁滤清，烊入阿胶四两，炼蜜八两，酌加冰糖收胶。（《柳宝诒医案·卷五》）

黄。暑秽之邪，阻结不化。泄泻脘闷，肢指清冷，欲作霍乱之象。舌色嫩红，胃阴先伤，义当兼顾。

广藿梗、木瓜（酒炒）、白扁豆（炒）、茯苓、枳实、焦六曲、砂仁、川朴、佩兰、通草、川石斛、煨木香、荷梗、玉枢丹。（《柳宝诒医案·卷四》）

姜。泻久伤脾，纳谷胀闷，脉濡细。法当和中培上。

白术炭、炮姜炭、木香、砂仁、川朴、广陈皮、鸡内金、泽泻、茯苓、白芍、六神曲、通草、荷梗。（《柳宝诒医案·卷四》）

马。脾气久虚，泄泻不止。脉象左手数而带弦，兼有木气不和。当于温中法之内，稍参泄木之意。

炒党参、炒於术、炮姜炭（蜜水拌炙）、炙甘草、炙鸡金、白芍（土炒）、炒怀药、砂仁、木瓜（酒炒）、煨姜、荷蒂、四神丸（包，入煎）、炒谷麦芽（各）。（《柳宝诒医案·卷四》）

唐。五更泄泻，脉象弱细，面浮腹痛，腰脊不和，均偏于左。病属肝、脾、肾三经受伤，理宜温养。惟近因新感，时作寒热。舌苔薄黄而腻。中焦浊邪不化，当先清理中宫。

於术、煨木香、炒枳壳、炙鸡金、春砂仁、苡仁、白芍（土炒）、茯苓皮、石决明、煨肉果、归身炭、荷蒂（炒焦）。

二诊：晨泄未止，腰痛耳鸣，皆属虚象，理宜温补。惟舌苔根板浊不化，中宫必有浊积所停，未便遽投滋养，拟方先与培中疏化。

於术、炙鸡金、白芍（土炒）、枳实炭、砂仁、煨木香、白茯苓、煨肉果、楂肉炭、大腹绒、川石斛、煨姜、荷蒂。

三诊：晨泄较减，而便溏不爽。中焦气机窒滞不化，故舌苔黄腻不退。便血宿恙复发，脾营为湿热所困，不能统血。当疏化中焦浊热，以除致病之原。佐以和中清营，气血两调，俾宿疾得以向愈。

於术、炒苡仁、枳壳（炒）、煨木香、炙鸡金、归身炭、白芍（土炒）、红曲炭、春砂仁、煨肉果、荷叶（炒）、生熟神曲（各）。（《柳宝诒医案·卷四》）

向。伤暑泄泻，中土虚疲。刻下气陷跗肿，饮泛作咳，皆中虚之病。舌红苔微浊，胃阴亦伤。当以培脾养胃法调理。

於术、茯苓皮、大腹皮、炙鸡金、生熟神曲（各）、春砂仁、川石斛、白芍（土炒）、广木香、北沙参（炒黄）、苡仁、枇杷叶、荷叶。（《柳宝诒医案·卷四》）

张。两手寸关俱弦，内热泄泻，舌色偏红。虚体兼挟时感，用轻剂疏解。

南沙参、桔梗、青蒿、白薇、豆卷、枳壳、郁金、神曲、木香、通草、荷叶。(《柳宝诒医案·卷四》)

佐。先患五更泄泻，是脾肾阳虚之病。近日胀满，甚于脐下，朝宽暮急，亦属阳气被困，转输无力所致。上脘与少腹时有块撑，肝气乘虚内扰，致腑气不得通降。大便秘结不爽，迟至半月有余，而无燥象，其非实热阻结可知。经停数月，而脉象弱细微数，既非妊象，亦无瘀阻确证，乃肝脾不营，冲任血少而然。病情纷错，大旨在脾肾虚寒，肝经血少气滞。姑与温养脾肾，疏达肝木，以举其大纲，其余诸病，只可随时兼治，不能一一缕及也。

参须、於术、白芍(桂枝煎汁，拌炒)、当归身(炒)、肉苁蓉(漂淡)、长牛膝(吴萸煎汁，拌炒)、小青皮(醋炒)、金铃子(酒炒)、川郁金(醋炒)、茯苓皮、陈香橼皮。

另：桂心、制白附等分，二味为细末，饭为丸。每次三分，药汁下。(《柳宝诒医案·卷六》)

◆ **便溏**

卜。先患寒热气哕，其声连续不爽，与中焦呃逆不同。旬日以来，便溏腹痛如痢，呃逆乃止。此邪机深伏下焦，不能由胃而上透，转由肠而下泄，查病机即属虚陷之象。况多汗肢寒，阳气馁弱。论治当以温托为是，偏舌质偏红，苔色浮白，脉象弦数，中焦又有湿热内结，未可专用温补。拟方温下以托邪，清胃以除热，两面兼顾，或可转机。

东白芍(川熟附煎汁，拌炒)、原石斛、广郁金、川雅连(鲜石菖蒲打汁，拌炒)、煨木香、枳壳(炒)、焦楂炭、春砂仁、黑

山栀、淡豆豉、焦六曲、姜竹茹。(《柳宝诒医案·卷一》)

口舌碎痛，舌质光红，心脾郁热上浮，法当清降。但纳谷便溏，中气易于下陷，势难偏润。拟用清泄法，兼佐和脾之意。

细川连、淡芩、川石斛、洋参、鸡内金、银花炭、广皮、砂仁、生草、生熟神曲、青果。(《柳宝诒医论医案·医案》)

邹。血虚风扰，是其本病。惟脾为营气之原，刻下纳谷少运，便溏色浮，均属脾虚见证。微作寒热，亦因营卫不和而然。徒与滋养，仍恐脾虚滑陷，延入损途。方以培脾为主，佐以养营健中之法。其平肝和胃一层，亦宜兼顾。以调理久病，宜层层照应，不宜直骤也。

党参、於术、云苓、归身、炙甘草、丹皮炭、白薇、橘白（盐水炒）、砂仁、石决明、谷芽（炒）、麦芽（炒）、刺蒺藜。(《柳宝诒医案·卷三》)

◆便秘

常。肝气郁结，陷于下焦，腑气不能下行。脐下胀满，大解不通。木郁化火，上刑肺金，则咳嗽口干。当与泄肝，畅气，润肺，通腑。

紫菀、苏子、黑山栀、瓜蒌仁皮（各）、延胡索、枳壳、橘核、金铃子（酒炒）、白芍（土炒）、春砂仁、沉香、香橼皮。

如服后大便仍不通，另用更衣丸钱半，开水送下。(《柳宝诒医案·卷四》)

都。燥屎下结于大肠，浊气化火，渐得上逆。脉细数，舌中微黄。中焦稍有湿热，但非大便通行，则湿浊终无外泄之路。阻结在肠，与在胃之可以攻泄者不同。拟用宽肠润腑之剂，兼用导法以通之。

鲜首乌、紫菀、枳壳、瓜蒌仁、杏仁、桔梗、鲜生地、元参、淡黄芩、芦根。

另：更衣丸开水送下。(《柳宝诒医案·卷四》)

方。温热燔灼，半月不解，心、脾、肺、胃均被其烁。肺有喘汗鼻煽之势，胃有阴涸液枯之虑，心有蒙闭之险，肝有痉厥之变。昨与清泄，热势不解，转有燎原之象，其郁伏之邪热，有不可扑灭者矣。姑拟犀角、羚羊以凉营熄风，沙参、麦冬以养阴清热，再用大黄、枳实引导下行，冀其热从下泄，得有转机，是为至幸。

鲜生地、鲜石斛、鲜沙参、羚羊角、麦冬、生枳实、犀角尖、生川军。(《柳宝诒医案·卷一》)

◆ 痢疾

白痢经年不止，入秋以来，转见红垢，此宿病未已，兼挟新邪之象。脉数带弦。遇劳则滞痢愈甚，正气虚而湿热留恋。此非补涩所宜，法当扶正疏邪，标本兼治。

野於术、黄芪、防风炭、红曲炭、归身炭、槐米炭、广木香（煅）、枳壳（醋炒）、炙甘草、荷叶炭、鲜藕（煎汤代水）。

另：驻车丸，砂仁汤下。(《柳宝诒医案·卷二》)

卞。久痢两月不止，曾用酸甘不应，而反有腹痛，是肠胃中余热未净之故耳。诊脉弱细左甚，舌光少苔。邪垢未净，胃阴已烁，脾气亦弱。脾宜温运而胃宜清养，用药最难熨帖。拟养胃疏邪，培脾扶正，温清兼用可也。

黄芪、防风炭、枳壳、砂仁、太子参、於术、干姜、麦冬、白芍、粟壳、炙甘草、木香。

另：金匮肾气丸。(《柳宝诒医案·卷二》)

陈。滞痢垢白，后重腹痛，暑湿挟积阻滞气机。当先疏导邪滞。

枳壳、桔梗、木香、槟榔、青皮、砂仁、神曲、通草、荷叶。（《柳宝诒医案·卷二》）

陈左。由疟转痢，经腑交病，所下垢腻如痰者甚多。神倦肢清，脉弱舌滑，苔色白燥，脾阳与胃阴两受重伤，而痰气尚阻而未畅。拟仿理中法加味。

於术、炙草、红枣、白芍（土炒）、麦冬肉（炒黑）、太子参、姜半夏、茯苓（炒）、枳实、煨木香、炮姜、橘红、西洋参（米汤拌炒）、桂枝。（《柳宝诒医论医案·医案》）

程。据述患痢将及三月。其下痢情状，与寻常不同者，粪色干结，与无病相似。所下血水，或紫或黑，行于粪后，并无痛坠后重之患，此与便血之症相近。惟以次数甚多，则似乎痢耳。垢色瘀紫，营中必有湿热蒸郁，以致营血腐败。倘遽投止涩，恐瘀垢不净，转生他病。但刻下晚热微来，已有营阴耗损之象。若任其人泄，又恐正气不安。今拟养营而兼和血之法，则疏邪而不至于敛邪矣。以此两方相机互用，庶不至有所偏弊乎！

拟固气摄营方法，早服：

广陈皮、炙甘草、党参、绵芪、於术、归身炭、升麻、乌梅、石榴皮、粟壳、红曲炭、荷叶蒂（各）、驻车丸（随药同服）。

拟养血清营方法，晚服：

生地（干姜炭炒）、归身炭、穞豆衣、赤白芍（各）、丹皮、槐米炭、阿胶，酒炒川连、地榆炭（二味研末，拌炒），淡黄芩、牡蛎、参须、杏仁、藕（煎汤代水）。（《柳宝诒医案·卷四》）

都。湿热下注而为垢痢，红白兼作。惟向患留瘀腹胀，刻因气机下陷，瘀热并入膀胱，小便淋涩，少腹窒滞。近更神昏谵语，舌謇目暗，脉象弦数右硬，舌苔晦浊底绛。瘀热下阻于腑，上熏及脏，盖挟浊痰蒙扰心胞，已属难治之病。况直视目盲，太阳经气不通，尤为危证。急则治标，先与泄浊通腑。

归尾、赤芍、桃仁、延胡索、木香、砂仁、郁金、丹参、木通、海金沙、鲜生地、干菖蒲、朱灯心、竹叶、藕（煎汤代水）、真西珀（另研，冲服）。

二诊：前方去归尾、菖蒲、西珀，加全当归、枳壳。

三诊：病势渐轻，滞痢未止。舌苔黄浊罩灰。肠胃垢浊之邪，尚未清泄。舌底有紫斑，小便涩痛不畅。瘀热阻于膀胱者，仍未通行。新邪与宿瘀交阻，调理殊非容易。再与化浊导瘀，两法兼用。

川广郁金（各）、归尾、泽兰叶、枳实、丹皮、茯苓皮、萹蓄、木香、蔻仁、黑山栀、牛膝梢、鲜藕、荸荠芽（二味煎汤代水）。（《柳宝诒医案·卷二》）

方。中气虚寒，由气分伤及血分，痢下瘀紫血水，肢冷腹痛，脉细弦弱。拟建中法，佐以温营畅气。

东白芍（桂枝六分煎汁炒）、煨木香、小生地（炒松）、楂肉炭、炙草、制附片、砂仁、炒谷麦芽、归身（炒黑）、於术、炙鸡内金。（《柳宝诒医论医案·医案》）

方。湿热阻窒，腑气不宣。肝木郁则火性下陷，营气更伤，故痢下黏垢，赤白相杂，仍有里急后重之象。但腹不甚痛，而夹溏粪，其肠胃之窒塞犹轻。刻诊脉象关脉未和，寸尺较弱。舌苔近根黄腻，尖部略燥。皆湿热内恋，木气未和，阴液暗被戕烁。香燥导滞等药，势难任用。议治只以清疏湿热，调理肝木，俾得滞化气和，则垢痢自已矣。录方候酌。

淡黄芩、白芍、荆芥炭、银花炭、当归炭、丹皮炭、冬瓜子、木瓜、广陈皮、生甘草、荷蒂。

另：香连丸。(《柳宝诒医案·卷二》)

房。红痢休作不止，近见血水晦色，而腹不痛，脉数内热。病因邪留营分，血络不能输灌，故瘀滞下行也。延入正虚，不易奏效。

炒当归、川芎炭、丹皮炭、槐米炭、细生地（炮姜煎汁，炒）、党参、於术、广陈皮、广木香、生甘草、楂肉炭、荷叶炭。(《柳宝诒医案·卷二》)

宫。滞痢经久未止，肛门坠痛，红垢未净，肠中之湿热未清也。虽能纳谷，而里气滞闷，气机未能清调也。病久正虚，转运无力，余邪最易留恋。仍当疏畅清泄，兼参扶正之意。

於术、炒枳壳、砂仁、淡黄芩（酒炒）、丹皮炭、归身炭、白茯苓、炒山药、槐米炭、谷麦芽（各）、荷蒂、生熟神曲（各）。

二诊：气机渐松，浊邪较化。惟红垢未净，肛门坠痛颇甚。正气虚陷，肠中余邪留恋。在中焦宜清补，在肠中宜疏泄，两者不可偏废。用培脾和胃，调气清腑之法。

於术、炒怀药、北沙参（炒）、茯苓、陈皮（盐水炒）、砂仁、枳壳（炒）、淡黄芩（酒炒）、归身炭、赤白芍（各，酒炒）、槐米炭、生熟神曲（各）、谷麦芽（各）、荷蒂。

三诊：痢势渐减，胃纳亦增。但脉象仍数，右手带弦，舌苔黄灰隐隐，其中尚有余邪留恋。拟清养中佐以疏泄。

金石斛、西洋参（炒）、於术、广木香、砂仁（炒）、生熟神曲（各）、炙鸡金、白芍（土炒）、木瓜（酒炒）、茯苓、生甘草、枳壳（炒）、谷麦芽（各）、荷蒂。(《柳宝诒医案·卷二》)

郭。腹痛多年，肝脾营气先伤，复加湿热浊积，久恋不化，气机阻室，滞下垢痢，面色浮黄。脉象虚数，舌苔灰腻不华。病属湿积交阻，肝脾两弱。拟方姑与和营调气，用虚实兼治之法。

野於术、归身、白芍、炙鸡金、煨木香、江枳壳、桔梗、茵陈、本山术、茯苓皮、干荷叶、煨姜。

二诊：中阳不化，湿浊阻遏。肌色浮黄，脘腹肿满，左脉细弱，右脉微数，舌苔灰白不华。中焦阳气淹郁，不能疏运湿浊。拟方以温脾为主，仍参疏化湿浊之意。

党参、於术、本山术、干姜、附子、桂枝、茯苓、川朴、广陈皮、鸡内金、砂仁、茵陈、六神曲。（《柳宝诒医案·卷二》）

郭。痢下红水。先由营分受邪，而气分未尝不窒也。今则胸脘脘结，不能纳谷，脉软小而弦，舌苔向留黄浊。痢久胃气已伤，而邪仍未化，上逆胃口。正虚邪实，图效甚难。姑先疏通胃气，以期能纳为佳，不暇治及他病也。

苏细梗、制半夏（醋炒）、橘白（盐水炒）、枳壳、川连（干姜煎汁炒）、桑白皮、谷麦芽（各，炒）、焦六曲、蔻壳、白芍（土炒）、杏仁、姜竹茹、香橼皮。（《柳宝诒医案·卷二》）

金。痢疾经年复发，此与休息痢不同，彼则留邪不清，此则复感新邪也。先白沫，后红垢，脉细数。邪机两伤气营，法当疏化。

煨木香、炒枳壳、桔梗、川朴、广陈皮、归身（炒炭）、川芎炭、焦楂炭、赤芍（酒炒）、六曲炭、煨姜、荷叶炭。（《柳宝诒医案·卷二》）

方。痢疾，去秋迄今，已成休息。其宿垢留于曲折之处，不易清楚，而久痢气陷，正气必虚。拟方虚实兼治。

炒党参、绵芪、白术炭、归身炭、白芍（土炒）、防风炭、广木香、枳壳（炒）、砂仁、荷蒂（炒）。

另：酒炙大黄炭、桃仁泥、归尾、广木香、小川朴各一钱，

为末，每服一钱，开水送下。(《柳宝诒医案·卷二》)

刘左。久痢不已，肝脾营气受伤，于是肝木失疏达之性，脾土少健运之力，当脐及脘左块痛，纳谷少而不畅，气机阻窒于中，滞陷于下，营分中余邪，至今未能尽化。脉象虚细弱数。正虚邪恋，奏效颇难，姑与疏肝运脾，冀其调畅乃佳。

於术、酒炒淡芩、炙鸡内金、楂炭、归身（炒黑）、桂枝、炒枳壳、醋炒青皮、土炒白芍、煨木香、桔梗、炮姜炭（蜜炙）、鲜藕。(《柳宝诒医论医案·医案》)

龙。久痢伤脾，湿热下注，更增淋痛，兼感暑邪，舌白脘闷。当清暑和中，疏利湿热，先治新病。

赤猪苓皮、白术炭、车前子、藿梗、炒枳壳、木香、砂仁、神曲、通草、荷梗、竹叶。(《柳宝诒医案·卷二》)

陆。腹痛滞痢垢红，已经两旬。舌尖绛，中苔黄浊。暑湿之邪，久郁不化，阴液更伤，而邪机仍恋。胸闷恶心，渐有噤口之象。姑拟疏邪和胃。

木香、江枳壳、焦楂炭、归身、淡黄芩、石斛、通草、半夏、连翘壳、砂仁、六神曲、赤芍、银花炭。(《柳宝诒医案·卷二》)

陆。暑邪注陷于营分，而为红痢。脉数内热，气陷坠痛。当与和营泄邪。

淡黄芩、赤芍、木香、槟榔、川芎、归身、桔梗、枳壳、焦楂炭、六神曲、银花炭、荷叶。(《柳宝诒医案·卷二》)

罗。秽浊之邪，阻结不化。中蕴则为呕吐，下注则为痢疾，同一病也。拟疏气泄邪。

广藿梗、佩兰叶、豆卷、菖蒲根、黑山栀、苏叶、通草、川朴、滑石块、荷梗、玉枢丹。(《柳宝诒医案·卷二》)

马。血痢久而不止，脾气与胃津俱伤，面浮色萎，舌质无苔，

105

有由来也。刻下因积滞，面增肿满，更因感冒而加咳嗽，以致病情错杂。若论病，以痢为本，以痰为标；论治法，当先治咳，而后治痢。以肺为娇脏易伤，治痢之药多所窒碍故也。

南沙参、杏仁、归身炭、桑皮、莱菔子炭、桔梗、淡芩（炒黑）、煨木香、桑叶、砂仁、前胡、赤芍（酒炒）、炒枳壳、茯苓皮、通草、冬瓜子。（《柳宝诒医论医案·医案》）

马。痢象如休息，而病发于深秋之时。舌心灰黄，痢垢紫色。邪积阻滞于中，非纯乎宿痢。宜先与疏积和营，治其新病。

归身炭、赤白芍（各）、淡黄芩、煨木香、江枳壳、焦楂炭、绵芪、红曲炭、防风炭、生地、砂仁、干荷叶、鲜藕（煎汤代水）。（《柳宝诒医案·卷二》）

庞。据述胀痛在于下部，此由肝气乘久痢下虚之隙，注陷于少腹，故胀痛甚于下，而泄痢亦增剧耳。红白杂垢，乃从前暑湿余邪留于肠腑，未尽清泄也。参须不能进者，缘肝气内横，逆于胃口，故服之转增胀满，如和入平肝药中，即无妨也。惟饮食能进，则胃气可以支持。拟用疏肝为主，佐以宽畅调气之法。

於术、醋炒青皮、醋炒延胡、乌药、橘络、土炒白芍、酒炒金铃子肉、青广木香、醋炒枳壳、归身（小茴香二分煎汁炒）、西洋参（米拌，炒黄，去米）、干荷叶、白檀香、陈米蛀屑（炒焦色）、橘核（炒）。（《柳宝诒医论医案·医案》）

秦。少腹滞痛，痢下带血。湿邪阻于中焦，木气不达，下坠作痛，此似痢非痢之证也。

金铃子、延胡索、川芎炭、归身炭、橘核、黑山栀、柴胡、苏叶、青广木香（各）、砂仁、降香、荷叶。（《柳宝诒医案·卷二》）

丘。疟而兼痢，病由经络而入肠腑，本非轻浅之机。近来疟止痢减，而腹中撑痛特甚。脉数内热，形瘦腹满。疟痢两邪归并而入于肝脾，延久中阳更伤，恐其增复。

细柴胡、白芍、木香、川楝子、延胡索、炙鸡金、小青皮、川朴、连皮槟榔、茯苓皮、上沉香、香橼皮。

另：温中丸。(《柳宝诒医案·卷二》)

施。滞痢垢水俱红，呕恶不纳，身热腹痛，脉弦数，苔黄。邪郁伤营，浊壅伤胃，痢疾中重证也。

广木香、枳壳（炒）、砂仁、细川连（姜汁炒）、赤芍（酒炒）、醋半夏、木瓜（酒炒）、海南子、归尾（炒）、银花炭、鲜藕。(《柳宝诒医案·卷二》)

史。痢垢数月不止，状如休息，肠腑中积垢未净，必须疏化。但脉象软数，清晨气滞，脏真暗伤。当以温补为主，佐以疏通可也。

潞党参（炒松）、炙甘草、归身炭、砂仁、野於术（炒黄）、四神丸、杜仲（酒炒）、荷叶蒂、炮姜炭、广皮、怀山药。

另：上桂心五分，淡干姜五分，酒炙大黄炭一钱，广木香五分，为末丸，分三服。(《柳宝诒医论医案·医案》)

史。暑痢由红而白，脐下坠痛特甚，脉细数微弦。气机不通，湿热与浊积阻于肠腑，蒸熟化垢，病重于下。腑气不降，胃中浊气亦因之而阻，脘间不饥，不能纳谷。胃虚不降，腑浊上溢，恐成噤口。拟用洁古法，泄化瘀积，佐以清降胃气。

淡黄芩（酒炒）、赤芍（酒炒）、枳壳（炒）、桔梗、白扁豆（炒香）、白茯苓、姜半夏、广陈皮（盐水炒）、焦楂炭、海南子、生甘草、鲜藕（煎汤代水）。

另：己丑导滞丸藕汤送下。

二诊：滞痢略减，垢痛未止。湿热壅结之邪，留恋不达。拟宗洁古法以疏化之。

淡黄芩（酒炒）、赤白芍（酒炒）、广木香、奎砂仁（研）、枳壳、归尾（炒）、大川芎炭、广陈皮、生甘草、鲜藕（煎汤代水）。

另：己丑导滞丸。（《柳宝诒医案·卷二》）

苏。发热痢红，舌苔黄浊，脉象不数。邪机深陷，当挽而去之。

败毒散、归尾、桃仁、海南子、广木香、赤芍、淡酒芩、丹皮、豆卷、神曲炭、荷叶。

二诊：红痢五六日，垢色转晦，虚坐努责，后重不已。肠腑之气滞，陷而不疏畅，致湿热之蕴于营分者，亦不能随时疏化。病情已形淹滞，而舌苔黄晦满浊，恶心不纳。胃之上脘，亦有湿浊壅遏。在上者壅而不下，在下者陷而不达。胃气不能输布，将延久而成噤口。古人谓：和血则便脓自愈，调气则后重自除。兹更参入芳香化浊之品。冀得气机流畅，浊化纳香，则治痢亦易于为力矣。否则正气愈伤，则邪机愈恋，胃气伤而恶候渐增，即难措手。

广藿香、佩兰、蔻仁、石菖蒲、淡黄芩、川连（姜汁炒）、川芎、赤芍、煨木香、海南子、炒枳壳、红曲炭、藕（煎汤代水）。

三诊：前方去蔻仁、赤芍、海南子、红曲，加东白芍、川朴、茯苓。

四诊：痢势稍减，但舌苔浊厚尚满，胃纳不香。拟用芳香先治其上。

广藿梗、陈皮、佩兰叶、广郁金、菖蒲根、生枳实、蔻仁、淡黄芩（酒炒）、细川连（姜汁炒）、苡仁、荷梗、荷叶。（《柳宝诒医案·卷二》）

苏。痢久不止，越两旬仍复垢红，腹痛内热，面浮，脉细弱数。舌苔满白,中心厚浊微黄。湿热积浊留恋不清,正虚邪滞,调理颇难得效。

豆卷、煨木香、炒枳壳、归身炭、大川芎、焦楂炭、川朴、红曲炭、赤白芍(各)、莱菔子、煨姜、鲜藕。(《柳宝诒医案·卷二》)

孙。湿热之邪,留恋于肠腑。腹痛垢痢,气坠不爽。脉象弦数,舌苦浊腻。气机阻窒,故湿热之邪,不得爽达。方以疏畅气机为主。

豆卷、枳壳(炒)、桔梗、大川芎炭、归尾(炒)、赤芍(酒炒)、淡黄芩、连皮茯苓、防风根炭、广木香、砂仁、鲜藕(煎汤代水)。(《柳宝诒医案·卷二》)

陶。泻利属邪气下陷之征,久而不止,更作浮肿,脾气之虚陷可知。舌色光红,胃阴亦伤。气阴两亏,难堪重证。姑与温脾养胃,两层兼治。

於术、炮姜炭(蜜炙)、煨木香、春砂仁、炙鸡金、白芍(土炒)、焦楂炭、茯苓皮、霍石斛、炒枳壳、荷叶蒂(各)、生熟神曲(各)。

二诊:舌色干光红绛,胃阴已枯,而痢仍未止。据述痢红滞痛,不能纳谷。正虚而积浊犹恋,更加肢体虚浮,脾气渐败,清气下陷。养胃之药,嫌其润滑,姑拟理中法参以养津。

西洋参(元米炒)、於术、炮姜炭(蜜炙)、白芍(土炒)、金石斛、煨木香、砂仁、炙鸡金、茯苓皮、谷麦芽(各,炒)、炒枳壳、冬瓜皮、荷叶蒂(各)。(《柳宝诒医案·卷二》)

王。滞痢久延不愈,脾肾两亏,不能收摄。延及今秋,面色浮黄,气机阻窒,下注后重,此痢久脾虚之见症。惟自三月以来,经阻不行者半载矣,似有攻动之形,跗肿无力,气升作呕,病情似乎妊娠之阻，只因脉象弱细急数，难以论断。或者病久肝胃气弱，无力鼓动，不能上见于肺，理亦有之。法宜培补脾胃，疏畅气机。就病论治，原不必扰及营分也。拟方归脾、六合、东风散意，佐以调气疏滞之品。

党参、於术、熟地（砂仁炒）、归身、白芍、菟丝子、茯苓、黄芪、防风、江枳壳、山药、炙鸡金、六神曲、干荷叶。（《柳宝诒医案·卷二》）

魏。虚痢经久不止，足三阴脏气俱损。前与温摄肝肾，虚阳得敛，滞痢减而未止。脉弦未退，舌红少津。拟于通补三阴方内参入培脾养胃、和营止痢之意。

熟地（制附片煎汁炒）、泽泻、萸肉（盐水炒）、炒丹皮、炒山药、块茯苓、煨木香、炒於术、党参、白芍、霍石斛、麦冬肉、阿胶（地榆炭粉拌炒）、焦谷芽、鲜藕。（《柳宝诒医案·卷二》）

向。休息痢历久不愈，当秋剧发，由红垢转下紫水。此必有新感湿热之邪着于营分。腹不甚痛，而四肢清冷。脾气不荣，血液腐败，宿病新邪两挟而发。法宜疏补兼施。

生於术、干姜炭、炙甘草、归身炭、上绵芪、防风炭、枳壳、生地炭、赤白芍、川芎、槐米炭、木香、鲜藕。（《柳宝诒医案·卷二》）

徐。痢久伤阴，兼以便血过多，左脉虚软，其营血之虚，不言可知。惟每值劳苦动气，则气坠愈甚，饮宜失节亦然。不特脾气受损，并少阳升发之气，亦形虚陷也。拟方培补肝脾为主，佐以养阴摄营。

党参、於术、茯苓、炙甘草、绵芪、怀山药、陈皮、木香、砂仁、归身、白芍、生地、丹皮、柴胡（醋炙）、牡蛎、枣仁、槐米。上药煎汁滤清，文火熬收，烊入阿胶（蒲黄粉拌炒）、冰糖收

膏。(《柳宝诒医案·卷二》)

杨。滞痢不爽,间或腹痛垢红,病经月余,足跗浮肿。此由脾气虚陷,营气受伤。刻下胃不知饥。拟用东垣法,佐以清营和胃。

炒党参、黄芪、炙甘草、归身炭、升麻(醋炒)、柴胡(醋炒)、广陈皮、煨木香、白芍、淡黄芩(酒炒)、小生地(炒炭)、紫菀、枳壳(炒)、荷蒂。(《柳宝诒医案·卷二》)

尤。滞痢垢红,而腹不作痛。胃能纳谷,而不知饥。病将一月,脉软数。病邪下注于大肠,亦由脾气虚陷所致。势属淹缠,难期速效。

淡黄芩、赤白芍(各)、全当归、川芎炭、木香、砂仁、枳壳、桔梗、焦楂炭、红曲炭、炮姜、荷蒂。(《柳宝诒医案·卷二》)

于。滞色深红,内热未清。邪机虽解,而余热留恋也。仍当清泄余邪。

青蒿、淡黄芩、丹皮、归身、赤苓、六一散(包)、广陈皮、鸡内金、砂仁、六神曲、姜皮、荷叶。(《柳宝诒医案·卷二》)

曾。滞痢红垢,气机不爽,缠绵两旬,未能全愈。脉象细弱软数,舌质淡红,中苔灰腻,根有剥痕,此胃阴不足,而有湿浊阻于中也。红垢本属湿热所伤营分,因肝脾之气失于疏化,致营中湿热留恋肠腑,不得爽达。当于清泄营邪中,兼调气机,乃为周密。

当归(炒)、白芍(酒炒)、赤芍(酒炒)、槐米炭、红曲炭、丹皮炭、楂肉炭、枳壳(炒)、木瓜(酒洗)、煨木香、桔梗、鲜藕(煎汤代水)。(《柳宝诒医案·卷二》)

章。滞痢垢红居多,杂色间出,脉象软数,舌苔中心黄浊。

病由暑湿积滞，阻结肠胃，气机不畅，后重不爽。当与畅气和营，俾邪积得以疏达乃松。

木香、江枳壳、淡黄芩、白芍、川连（姜汁炒）、海南子、归尾、焦楂炭、桔梗、六神曲、茯苓皮、滑石、鲜藕、米蛀屑。

二诊：悬拟：大凡痢痰因暑湿内伤营阴，积滞阻塞胃气。舌绛，垢红，里热，告暑湿内燔所致。其右胁块痛有形，此营络不通。见症：阳物浮肿，不可着手，湿热内留于肝胆。以上诸症，无非湿热之现象。前方中亦是从营阴开泄，不过药轻病重，未能取效。至积滞在于肠胃，已蒸蕴而成黑垢。前用木香槟榔丸，欲望行通积垢，则在里之暑湿，方得乘机外达，否则无路可以疏泄也。气机阻窒，欲达不达，则上升而为痛呕，下注而为后重不爽，均因乎此。但就邪积一面论病，即使变象齐出，尚无坏症可虑。蒸蕴日久，胃津告竭，则有不可预料者（此指呕厥、肢冷、噤口等症，编者注），此病轻重进退不出乎此。

拟照原方：桔梗、神曲、川连（酒炒）、黄柏、白头翁合方中之芩、芍、归、楂疏泄营阴邪热；再加银花炭、丹皮、川石斛，此清养胃阴以预防呕逆者也。至小便胀痛，方中有清泄之药，稍加灯心，只要里热得减，此症自松。惟垢一层，若服药而能渐减，是属最佳。若竟无宿垢下行，必须稍加消导之药，方有效机。拟用元明粉化磨枳实，相和，开水冲服，较木香槟榔丸则稳多矣！

（《柳宝诒医案·卷二》）

赵。疟发于夜，而有盗汗，病邪本在阴分，更兼暑热积滞，蒸蕴营分，发为红痢。法当和营疏邪，表里兼治。

炒归身、细柴胡、酒炒淡芩、川朴、川芎炭、丹皮炭、桔梗、酒炒东白芍、炒枳壳、煨木香、楂炭、红花、荷叶。（《柳宝诒医论医案·医案》）

　　郑。久痢经年，并且不得休息。脘气不和，魄门坠痛，脉神虚软不鼓。此症之初，必因余邪留恋，今则正气大伤，神色两瘁，断不能徒事攻邪。拟与补中法，内佐以和气调营。

　　炒党参、於术、黄芪、归身（土炒）、柴胡（炙）、炙甘草、煨木香、枳实（醋炒）、砂仁（炒）、生地炭（炮姜同拌，炒松）、生熟神曲（各）、煨姜、焦荷叶。（《柳宝诒医案·卷二》）

　　钟。肤肿发热，垢痢腹痛，暑湿未清，复停积滞。唇焦，舌红苔黄，邪积化热，燔结不解。当与畅气导滞，疏化热邪。

　　川石斛、连翘、淡黄芩、莱菔炭、广木香、银花炭、神曲炭、茯苓皮、大腹皮、砂仁、冬瓜皮、炒枳实、鲜藕。

　　另：木香槟榔丸。（《柳宝诒医案·卷二》）

　　仲。痛痢血水，舌苔黄浊欠润，发热脘闷，湿积阻于中焦。营伤，胃疲，痢疾中之重证也。

　　广木香、炒枳壳、砂仁、归身炭、焦楂炭、川芎炭、丹皮炭、六曲炭、淡黄芩、赤白芍（各）、生甘草、干荷叶，陈米、蛀屑（以上二味，煎汤代水）。（《柳宝诒医案·卷二》）

　　朱。红痢经月不止，脉象弦数，舌尖嫩红，根苔黄浊。湿热之留于肠腑者，尚未清泄。而脾肾之阳气，胃腑之阴液，均已损伤。正气亏而邪不净，当与纯虚纯实之症，可以放手施治者不同。拟以煎剂疏化，参用丸药，以培其中。

　　赤白芍（各）、淡黄芩、香连丸、江枳壳、细生地、归身炭、广陈皮、丹皮炭、防风、生甘草、焦楂炭、鲜藕（煎汤代水）。（《柳宝诒医案·卷二》）

　　朱左。湿热积滞，阻室气机，滞下痛痢，垢下兼红，舌苔浊腻。当疏浊清营。

　　煨木香、小川朴、川芎炭、楂炭、枳壳、淡芩（酒炒）、桔梗、红曲米炭、豆卷、赤芍（酒炒）、归身炭、鲜藕（煎汤代水）。
（《柳宝诒医论医案·医案》）

壮。休息痢，历久不止，垢腻色红。气虚滑泄，痢药无效。
法当先与清调，继与固摄。

茅术炭、黄柏、生地炭、乌梅炭、归身炭、丹皮炭、焦荷叶、
焦红曲。（《柳宝诒医案·卷二》）

◆ 胁痛

方。肺胃络脉之气，升逆不降。两胁牵掣板痛，动作则愈甚。
此属营络之病，仅与调气，尚无效也。

旋覆花（红花同包）、归须、橘络、细苏梗、桑白皮、广郁
金、桃仁（去皮尖）、瓜蒌皮（酒炒）、丹参、枳实、紫菀（蜜
炙）、枇杷叶。（《柳宝诒医案·卷五》）

金。痛由左胁及脘，掣及胸背，上引太阳，脉弦细右浮。余
邪内伏，肝火上浮。当蠲饮泄木，两法并用。

半夏、桂枝、蒺藜、瓦楞子、茯苓、川连、青广皮、淡干姜、
郁金、菊花炭、佛手、竹二青。（《柳宝诒医论医案·医案》）

李。伏邪由内而发，其从阴从阳，入腑入脏，或因经气之虚
而袭入，或因素有之病挟发，初无一定法程。此症因向有肝气宿
痰，其发也亦从胁痛而起，病邪与肝火相合，侵入营分，营受热
熏，则经水不期而至。惟病在初起，寒热无汗，表气尚未松达，
未便骤与清营。而舌质鲜红，营热已甚，设不从营分疏泄，恐其
即从厥阴陷入，其势又不可缓。斟酌于二者之间，只可疏表清营，
兼通血络。俾邪机速达，不致内滞，即属佳象。

柴胡、南薄荷、丹皮、归须、赤芍、鲜生地（豆豉同打）、泽
兰叶、佩兰叶、旋覆花（宣红花同包）、橘络、郁金、枳实、茅

根肉。

二诊：邪机入于少阳厥阴之络，络气不通，邪不外达。腰腹攻痛，热势不扬。拟方疏通络气，宣达邪机。

鲜生地（豆豉同打）、归须、橘络、金铃子（酒炒）、延胡索（醋炒）、青皮（醋炒）、苏梗、柴胡、淡黄芩（酒炒）、丹皮、赤芍、茅根肉、益母草。

三诊：伏邪挟瘀阻于肝脾部分。痛引牵掣，呼吸不利。拟用疏瘀导热和络之法，取偏师以制胜，庶不致迁远无功。

归尾、橘络、牛膝梢、制香附（童便炒）、青广术香（各）、益母草。

另：血珀、酒炙大黄炭、炙甲片、乳没药（各）、宣红花。上药六味为加细末，药汁送下。

四诊：里热因下泄得松，而郁伏之邪，尚未外达。邪热上蒸，目眩耳聋，有热入血室之虑。

鲜生地（薄荷、生姜同打）、青蒿、丹皮（炒）、白薇、泽佩兰叶（各）、长牛膝（红花煎汁，拌炒）、赤芍、丹参、归尾、穞豆衣、杭菊花、石决明、茅根肉。

五诊：伏温缠绵两旬，向晚热甚。邪恋营阴。屡投清化法，热不能解。兼以肝火浮扰，时作眩聋。脉右手略松，舌苔中心微黄。正虚邪恋。拟清营熄肝。

青蒿、淡黄芩（酒炒）、丹皮（炒）、白薇、赤芍、枳实、黑山栀、川连（酒炒）、青皮（醋炒）、制香附、小生地、竹叶、竹茹。（《柳宝诒医案·卷一》）

气由右胁窜入脊膂，攻痛不定，脘腹作胀，肝木不和，扰及肺胃。当和肝为主，佐以通调络气。

旋覆花（绛末三分同包）、归须、白芍、桂枝、刺蒺藜、青皮、广皮、砂仁、桑皮、前胡、枳壳、瓜蒌皮、丝瓜络、陈香橼。

再诊：前与和肝通络，胀痛攻窜，减而未止，脉象弦中带数，木郁无疑。惟痛偏于右，木邪侵于肺胃之界。拟于前法中加入推气散意。

金铃子、青皮、川郁金、刺蒺藜、白芍、丹参、旋覆花、广皮、川百合、桑白皮、枳壳、檀香、降香、丝瓜络。（《柳宝诒医论医案·医案》）

痛由左胁及脘，甚则吐酸，木气内犯，中土受伤。法当泄木安土。

淡吴萸（川连三分煎汁炒）、白芍、桂枝、青皮、全当归、炙草、川郁金、瓦楞子、半夏、煨姜、佛手、红枣。（《柳宝诒医论医案·医案》）

尤。右胁因伤瘀阻，血络不通，呼吸掣痛。当和血络，勿另久瘀为要。

旋覆花（红花同包）、粉前胡、桑白皮、紫丹参、广郁金、归须、橘络、南沙参、青蒿、香瓜子、紫菀、参三七（磨）、鲜藕（煎汤代水）。（《柳宝诒医案·卷五》）

竺。向患肝木不平，时作撑痛胀满。于法自以疏化为主，绝无培补之理。乃木郁化火，胃液被其燔灼，则津液宜养也；木动生风，肝阳因而煽越，则潜熄宜急也。所虑者，滋补愈增其壅，疏通愈耗其阴，治此碍彼，此调治之所以难也。兹拟以膏方滋营养液，临卧服之；以丸剂疏木和脾，清晨服之。出入互用，庶几两得其平，勿致久而增弊耳。

西洋参（元米炒）、麦冬、炒归身、白芍（土炒）、大生地（炙松）、炒丹皮、黑山栀、石决明（盐水煅）、甘杞子（酒炒）、滁菊花、制马料豆、茯神、霍石斛（米汤拌蒸）、太子参、刺蒺藜、酸枣仁（炒），煎取浓汁，滤净，烊入阿胶，炼白蜜收膏。

丸方：金铃子（酒炒）、延胡索（醋炒）、制香附、小青皮（醋炒）、春砂仁、广木香、白芍（土炒）、炙鸡金、川朴、长牛膝（盐水炒）、木瓜（酒洗）、吴萸（川连同拌，炒透）、沉香片（勿见火），上药共为细末，用陈香橼煎汁泛丸，清晨开水送下。（《柳宝诒医案·卷五》）

◆ **胁胀**

土虚木乘，左胁撑胀，脉细弱舌白。中阳不能鼓运，气阻痰凝，最易陷成单胀。用温中泄木法。

金铃子、延胡、青皮、桂枝、白芍、吴萸（川连三分煎汁炒）、木瓜、广皮、茯苓皮、於术、砂仁、香橼。（《柳宝诒医论医案·医案》）

邪结于厥阴之络，寒热经久，左胁瘕撑作胀。病归阴络，一时不易清彻，况营瘀气阻，木土相仇，虑其渐成瘕胀。

归尾、川芎炭、赤白芍、川楝子、延胡、沉香曲、瓦楞子、青蒿、生鳖甲、丹皮、丹参、白薇、香橼、茅根。

另：鳖甲煎丸，每服十粒，黄酒送下。（《柳宝诒医论医案·医案》）

◆ **黄疸**

顾。内热盗汗，肌黄色浮而萎。湿郁于内，将成黄疸，兼有食积，仿谷疸例治。

西茵陈、六曲炭、带皮苓、猪苓、泽泻、焦山栀、川柏（酒炒）、小川朴、大腹皮、砂仁、炙鸡金、莱菔炭、麦芽炭。（《柳宝诒医案·卷二》）

康。脾虚湿郁，面色浮黄，近感新邪，兼增寒热，脉涩不畅，苔晦。当与和中泄浊。

桂枝、柴胡、白术、川朴、鸡内金、神曲、槟榔、淡黄芩、茯苓皮、青陈皮（各）、通草、茅根、姜。（《柳宝诒医案·卷二》）

聂。腹痛目黄，内热溲赤，浊热内郁，兼挟积滞，此时邪兼谷疸症也。

茵陈、枳实、莱菔子炭、生熟神曲（各）、茯苓皮、鸡内金、豆卷、连翘、黑山栀、泽泻、通草、麦芽。（《柳宝诒医案·卷二》）

沈。湿热壅遏，身目俱黄，内热脘闷。脉弦数，舌白底红。当清湿疏浊，以化郁热。

茵陈、茯苓皮、川柏、黑栀皮、生苡仁、豆卷、神曲、滑石、通草、平胃散、荷梗。

二诊：湿热郁结，一身尽黄，小溲长而黄不退，脘闷气窒。再与疏中化热。

茵陈、茅术、川朴、陈皮、茯苓皮、大豆卷、黑栀皮、炙柏皮、淡黄芩、六神曲、滑石、通草、香橼皮、荷梗。（《柳宝诒医案·卷二》）

郑。湿热蕴于太阴，发为黄疸。自夏徂秋，复有微邪外束，遂成疟疾。此太阴之湿热与新邪会于阳明而发。其伏热之外达于腑者，轻重迟速，原无一定，故疟发之期日，早晚疏密，亦不能一律也。治疟之成法，外则经络，内则募原，与此病之邪，多不相值。更以湿痰素盛之体，投药偏于香燥，缠绵日久，药与病交并于胃，纳谷日减，胃中津液几何？岂能堪此销烁乎！刻下神情困顿，面色浮黄而瘁，指尖微肿，目睛仍黄。湿热之郁伏脾中者，无外泄之路。浊热久壅，气机因之阻窒，稍进谷饮，脘气必窒闷不舒。就病论之，须从脾脏疏泄郁伏之邪，使其外达于胃，然后从胃腑逐渐清泄，乃为正治。而此证所难者，舌质光红，渐见痏腐白点。胃中津液，早已告竭。既承远道相招，不得不勉罄愚忱，借希万一。拟用参、麦、石斛以护胃阴；旋覆花、浮石、枳、贝以开通痰气；再用芩、连以泄湿热；必借鸡金以引之入脾；更以豆卷、茵陈，俾湿热由里透表；苓皮、栀子使湿热由上趋下。养其津液，通其气机，疏其郁伏，开其出路，图治之法，大抵不越乎此。所虑病深气极，即使药能中病，而正气不克揹捂，终有鞭长莫及之虑耳。鄙见如此，录候明政。

麦冬肉、台人参（另煎冲）、川石斛、旋覆花、海浮石、枳实、川贝母（去心）、黄芩、川连、炙鸡金、茯苓皮、黑栀仁、豆卷、茵陈。（《柳宝诒医案·卷二》）

钟。湿热留于营阴，蒸菀不化。偶因感冒，寒热并作，汗多色黄，肢倦无力。病邪藏蕴已久，营气内馁，不能托邪，所以两年不愈。方拟清泄营中邪热。

茵陈、青蒿、淡黄芩、丹皮、白薇、泽泻、苡仁、赤茯苓、生熟神曲（各）、通草、姜汁炒竹茹。（《柳宝诒医案·卷二》）

柯。湿邪郁于中焦，阳气不化，肌黄腹满，此与《金匮》所称阴黄而用四逆者不同。黄色偏淡，亦与平常黄疸可用清泄者有间。宜利湿药中兼以温化。

西茵陈、桂枝、本山术、茯苓皮、泽泻片、小川朴、广陈皮、川通草、大豆卷、香橼皮（《柳宝诒医案·卷二》）

◆积聚

董。脉象左手弱细而数，阴虚而有内热也。右脉寸关浮搏，肺胃中有痰热也。脘右块撑作胀，气噎不降，头晕耳鸣口渴，舌中光红。此肝气化火，犯胃劫阴，致肺胃之气不能清降。古人论气瘕之证，右甚于左，诚以右为金位，而木反乘之，则其病必甚也。刻下养阴滋腻之药，未便多进，先与疏利右降之气，佐以平木清阴。

旋覆花、瓦楞子壳（醋煅）、麦冬肉、瓜蒌皮、枳壳、白薇、炒丹皮、广郁金、白芍（土炒）、生地炭、刺蒺藜、九香虫、枇杷叶、檀香片。（《柳宝诒医案·卷五》）

腹块撑痛，将及半载，病引经络，气窒血阻。凡瘕痛历久化热，亦能壅而成脓，脉象细数，形寒内热，痛处着于左旁。拟与畅气通瘀，疏调营络，取通则不痛之意。

归尾、赤芍、桃仁、金铃子、延胡、香附、橘络、桂枝、苏梗、丹皮、红花、乳香、降香、丝瓜络。（《柳宝诒医论医案·医案》）

花。前年伏气化疟，邪留肝胆之部。左胁结瘕，未能疏泄。前因湿积，侵渍长夏，腹满肢肿，是病及脾肺矣。足趺溃流黄水，水有去路，肢肿渐消，而腹满不减。刻诊左脉沉弦，舌苔白腻。至疟作仍有形寒发热之状，其病根之在乎肺脾者自若也。拟方先与温脾化湿，稍佐疏达木郁之意。俟中气输运有权，再治疟瘕可耳。

茯苓、茅术、川朴、桂枝、猪苓、泽泻、柴胡、白芍、青皮、六神曲、冬瓜皮、陈广皮。（《柳宝诒医案·卷二》）

某。脘右瘕癖不化，舌红脉虚数。气病久结，阴液渐伤，正气渐削，未便攻伐。姑与畅气调营，勉期松展。

白芍、郁金、香附、通草、枳壳、紫丹参、大腹绒、北沙参、橘络、归须、木香、橘核。

再诊：胃气略醒，精神稍振，但脉仍虚，而脘中瘕结不化，势难攻消。姑先养胃畅气，以扶正为主。

太子参、归须、麦冬、郁金、半夏、橘络、白芍、石斛、瓦楞子、枳壳、青皮。(《柳宝诒医论医案·医案》)

某。肝木不调，左腹结痞，久而营气渐弱，气散火升，为眩晕惕悸，嘈杂脘胀，皆风木伤中之象。最虑中气日削，渐成腹满之势。先拟和木熄风，培中畅气。

石决明、川连(吴萸炒)、半夏、郁金、香橼、白芍、木香、砂仁、茯神、归身、刺蒺藜、稆豆衣、麦冬、竹茹。(《柳宝诒医论医案·医案》)

潘。病邪留恋入络，左胁结瘕，时或撑及上脘则气迫，脘窒不得舒畅，纳谷更甚。时有寒热，近乎疟状，而多盗汗，足底掣痛，则三阴之经气亦亏矣。邪郁肝脾之络，上则窒及脾胃之气，下则耗及肝肾之阴，恐其脏气内窒，渐成腹痛之候。脉象虚细带数。拟先用疏络泄邪，宜通气结之法。

桂枝、白芍(酒炒)、生鳖甲、左牡蛎、归尾、延胡(醋炒)、金铃子(酒炒)、青蒿、丹皮(炒)、丹参、白薇、小青皮(醋炒)、旋覆花、炙鸡金、茅根肉(生姜同打)。

二诊：病邪留于阴络。胁满痞闷，晚热如疟，脉象细数左弦。阴弱脾虚，邪机交阻。推其病变所及，则肝伤者营损而热重，脾伤者气窒而胀增。温燥则虑其伤阴，滋补又虞其滞气。舌色偏红少苔，阴伤热恋。仍以前方，参入养阴泄邪之意。须得邪机外转，乃为松象。

生鳖甲、全当归、白芍(土炒)、桃仁泥、桂枝、丹皮(酒炒)、广木香、川郁金(醋炒)、小青皮(醋炒)、北沙参、大腹皮、苏梗、茅根肉(生姜同打)。

另：鳖甲煎丸，空心开水送下。(《柳宝诒医案·卷五》)

脘右瘕聚，即属肝气内结之病。木郁化火，则为热汗，脾土受克，则为胀闷。其内热带下，腰痛诸证，脾营虚陷所致。刻下先拟疏肝和脾，俟胀痛稍松，再图治本。

白芍（吴萸二分炒）、川郁金、丹参、全当归、刺蒺藜、香附、木香、砂仁、鸡内金、青皮、菟丝子、木蝴蝶。（《柳宝诒医论医案·医案》）

尤。据述心下及左胁之块，推之活动，按之作响，病在脾胃部分。此缘肝木乘土，木气陷于脾胃之络，痰凝气阻，络道不通所致。与痰凝坚积，有属乎攻消者，似属有间。其脐下坚长之块，非块也。冲脉挟脐上行，凡病伤中气者，每见冲气上逆不柔。此病关涉本原，不但不可攻削，并破气药亦非所宜。惟左少腹之块，在厥阴部位，病与疝气相似，乃肝气自结于本宫者，当用疏肝和络法治之。总之，此病全是肝气为患。木病乘土，中气受戕。治不如法，即有散而成臌之虑。当于疏肝泄木之中，处处卫护中气，勿使被伤，则虽无速效，尚不至于生变耳。至珠生白翳，并无胗痛等象，此因脏气内滞，致蚀气上熏而然，与外受之风火不同，亦只可于疏肝养血中，兼顾及之，无庸另法图治也。刍见若此，未识当否？拟方用建中法以固中气，合平胃、二陈以疏痰滞，金铃子散以泄肝木，再参和络调气降逆之品，作丸药缓缓调之。盖久病无急攻之法也。

东白芍、桂枝、姜半夏、白茯苓、橘红、野於术、金铃子（小茴香煎汁炒）、醋延胡、小青皮（醋炒）、青木香、刺蒺藜、长牛膝（吴萸煎汁拌炒）、瓦楞子壳、上沉香（小磨）、山栀仁（姜汁炒）、归须，上药取净末，用乌梅肉六钱，绿萼梅蕊六钱，煎汁泛丸。每服三钱，开水送下。（《柳宝诒医案·卷五》）

张，脘左痞结，数年不消，发则寒热痛胀，不纳不饥。脉象浮弦搏指，不耐重按，中阳已耗，不堪攻伐。姑与疏中化气法。

青皮、橘核、川楝子、川芎、通草、广郁金、川朴、苏梗、楂炭、白芍、瓦楞子、半夏、香橼。

再诊：脉象浮搏较和，痞痛较减。惟宿瘕不化，中气久伤，不堪攻伐。再与两和肝脾法，渐渐疏化。

川桂枝、青皮、苏梗、橘核、白芍、瓦楞子、川朴、黑山栀、川郁金、蔻仁、白芥子、佛手。(《柳宝诒医论医案·医案》)

周。患疟多年不愈，左胁结瘕，舌苔黄腻。疟邪与饮积留着，法当先涤其饮积。

巴戟肉、生枳壳、常山、黑白丑（各）、蔻仁、小川朴、茯苓皮、槟榔、青皮、生姜。(《柳宝诒医案·卷二》)

◆ **鼓胀**

腹胀筋青，脉弦细而数，胁左结瘕。病由肝木郁陷，脾气阻结，而湿郁化热，木郁化火，阻窒不达，中阳抑遏不畅。虽在髫年，而病挟情志，调治颇非易。拟疏木和中法。

川楝子、延胡、青广皮、左金丸、桂枝、白芍、鸡金、苓皮、黑栀（姜汁炒）。

另：小温中丸。

再诊：前与疏木清湿，腹胀减而复作，脉象虚弦无力。此由中气受伤，脾土无自立之权，故病势旋平旋发。似于前法中参用培益中阳之品，标本兼治，庶几渐廖。

生於术、炮干姜、桂枝、白芍、左金丸、青皮、川楝子、川郁金（醋炒）、黑栀、木香、桑白皮、广皮、茯苓皮、通草、竹二青、香橼。

三诊：腹胀渐平，但肝脾已久病而损，肝伤则生气被困，脾伤则健运不及。疏肝运脾，疏补兼用，为善后之计。

生於术、炮干姜、桂枝、白芍、细川连（吴萸二分同炒）、青皮、鸡内金、广木香、砂仁、神曲、车前子、杏仁、枳实、淡芩。（《柳宝诒医论医案·医案》）

腹胀如鼓，小水不利，似属湿热为病。但脉象左关不和，右手按之弦而数硬，曾经吐瘀，便黑，胀势稍减仍增。此由肝气内郁，气聚则血凝，复挟木邪乘土，脾伤湿壅，与痹病湿热者不同。所虑脏气内窒，难必其行动有权耳。

延胡、青皮、桃仁、归须、苏皮、广皮、木香、枳实、黑栀、通草。

另：小温中丸二钱，开水送下。

西珀屑三分，锦纹大黄（合红花酒制）八分，为末，广皮汤下。（《柳宝诒医论医案·医案》）

筋青脐突，胀势已深，且自下而上，病关肝肾，尤为重候。姑与温中畅气，冀其稍松而已。

茯苓皮、青广皮、桑白皮、瓜蒌皮、桂心（去皮），研末，作丸吞服。

猪苓、泽泻、鸡金、砂仁、木香、平胃散（绢包入煎）、香橼皮。

另：小温中丸，每服二钱，广皮汤送下。（《柳宝诒医论医案·医案》）

木郁伤脾，脘腹膜胀，气逆自促，不能纳谷，脏气窒而不通，此属气臌重症。

金铃子、青皮、白芍、川郁金、香附、苏子梗、青广木香、沉香、旋覆花、前胡、香橼。

另：小温中丸。（《柳宝诒医论医案·医案》）

瘀血呕而未尽，转见腹大筋青，纳谷作胀，左关弦数而硬。营气久窒，不得通调，病属血臌重症。姑与畅肝疏瘀。

丹参、延胡、桃仁、归尾、香附、青皮、木香、苏梗、长牛膝、九香虫、红花、炙乳没、参三七（磨冲）、香橼。

再诊：前与畅肝疏瘀，大解频见紫黑，渐得脉软胀松，于病情尚有转机，但瘀未全化，即病根未动。仍以前方增损。

全当归、白芍、泽兰、延胡、丹参、桃仁、香附、青皮、木香、楂炭（砂糖拌炒）、长牛膝（红花三分煎汁炒）、参三七、香橼皮。（《柳宝诒医论医案·医案》）

◆ **关格**

纳谷胀闷，胃为痰气所阻，不得舒降，病久液枯，便难舌燥，已成关格之候。用喻氏黄连合大半夏法。

川连、淡芩、干姜、洋参、半夏、生草、青皮、白芍（桂枝三分炒）、蒌皮、枳实、白蜜（冲）、竹茹、香橼。（《柳宝诒医论医案·医案》）

脘痛当心，甚则肢厥，呕水不能安谷。大便艰涩。始由肝气不和，久而气瘀交阻，脉象弦细而数，舌色偏红，木火内燃，胃阴渐涸，已属关格重候。姑与泄肝养胃，疏畅气痰，然必宽怀调理，方能奏效。

旋覆花、代赭石、瓦楞子、川连（吴萸二分炒）、乌梅炭、郁金、归须、丹参、桃杏仁、紫菀、金石斛、白芍、乳香、橘叶、竹二青。（《柳宝诒医论医案·医案》）

郭。《内经》论关格之病，谓寸口四倍于人迎，为格阳。关则不得小便，格则吐逆。兹病小便淋浊已久，近更吐沃涎沫，不能安谷，寸口之脉，硬大如箸，病属关格无疑。此症在古人本无善法，惟喻昌之论最精，所立进退黄连汤外，其《寓意草》中治案，遇此等病症，每以旋赭法取效，颇与此症病情相合。即仿其意立方，望其吐逆稍平，再商进步可耳。

淡干姜（盐水炒）、台参须、旋覆花、代赭石（醋煅）、姜半夏、川连（姜汁炒）、炙甘草、砂仁、沉香（磨）、竹茹（姜汁炒）。（《柳宝诒医案·卷二》）

关格已久，近复肝气横逆，撑痛作呕，脉细弱无神。病象已深，再与疏木降胃。

川楝子、延胡、半夏、广皮、茯苓、白杏仁、细川连（吴萸二分煎汁炒）、白芍、青皮、麦冬、北沙参、淡干姜、九香虫、竹二青。（《柳宝诒医论医案·医案》）

钟。肝胃不和，呕痛不纳，病历数十年矣，愈发愈甚，不特不能纳谷，并汤饮亦不能安。脉象迟软，年迈气衰之象。近八日来，水谷均呕，而痛势仍发。喻氏谓关格之症，病在胆胃，皆因木气横逆，幽门不通所致。此证于稍进水谷之后，必胀痛极而始呕，与寻常反胃之属者不同。拟即仿喻氏之意治之。但高年久病，势难持久，必得胃气速转，渐能纳谷，乃无他虑。

川雅连（吴萸煎汁拌炒）、广橘白（盐水炒）、淡黄芩（干姜煎汁拌炒）、制半夏（醋炒）、北沙参、枳实、白芍、茯神、瓦楞子（醋煅）、乌梅、九香虫、鲜竹茹（姜汁炒）。（《柳宝诒医案·卷二》）

◆ 头痛

病因痰饮内聚，胃气不得舒降，木气为湿土所郁，渐至化风生火。其呕吐痰沫，大便溏闭不时，气逆头痛诸病，概由乎此。左脉弦细而数，右寸关浮搏而数。肺胃之气，为木火所冲激，不特上逆为呕，抑且挈及经络。兼以阴虚之质，木火易燃，故有内热口渴之证。温中蠲饮，自属正治。但于阴虚肝热者，恐有劫阴之弊。拟仿喻氏关格治例，肝胃两调，寒热互用，冀得通降为吉。

细川连（吴萸一分炒）、干姜、淡芩、桂枝、洋参、白芍、金铃子、瓦楞子、半夏、枳实、茯苓、姜皮、竹茹。(《柳宝诒医论医案·医案》)

郭。气厥暂平。木火上窜，则头痛目眩；入络，则肢麻肤疹。宜熄肝和气为主。

滁菊炭、石决明、刺蒺藜、夜交藤、黑山栀、郁金、白芍、丹皮、桑叶皮（各）、陈佛手。(《柳宝诒医案·卷四》)

刘。气逆暂平，水火上窜则头痛目眩，入络则肢麻肤疹。仍宜泄开和气为主。

刺蒺藜三钱，石决明四钱，郁金一钱半，丹皮一钱半，桑叶一钱半，桑皮三钱，黑山栀一钱半，夜交藤三钱，白芍一钱半，菊花一钱，佛手三钱。(《柳宝诒医论医案·医案》)

马。鼻气上通于脑，下通于肺，今鼻塞涕多头痛，自有风邪内客。风为清邪，其在上，脑既不通，肺气自闭。肺主气，而与大肠相表里，此气阻便闭之所由来也。脉左关微弦，右涩滞。清上焦肺为主，勿急急峻通大便，致伤阴为要。

白杏仁、桑叶、菊花、淡芩、薄荷、苡米、郁金、川贝、黑山栀、桔梗、火麻仁、蒌皮、莱菔子、鲜荷叶。(《柳宝诒医案·卷一》)

马。发热夜重，舌红根浊，头痛当巅，腰脊酸痛。温邪内发于阴，湿积阻窒于气。病已六七日，而邪机未能外达。拟方从阴透阳，疏中化气，俾得速达，免致生变。

鲜生地（豆豉打）、苏叶、葛根、淡芩、赤苓、枳实、白薇、白蔻仁、川通、茅根、生姜。

二诊：伏邪深入于阴，不得外透。神色萎黄，舌绛而晦，脉象沉细而数，已经旬日，而外热不扬，病势非轻。急当疏达。

鲜生地（豆豉打）、当归、川芎、桂枝、柴胡、生姜、连叶、苏梗、郁金、丹皮炭、山栀、茅根、葱白头。（《柳宝诒医案·卷一》）

沈。阳明胃气，挟风火而上逆，头痛不纳。当清胃泄邪。

制半夏、刺蒺藜、明天麻、蔓荆子、川芎炭、陈广皮、云茯苓、黑山栀、杭菊花、枳实、苦丁茶、竹叶。（《柳宝诒医案·卷四》）

王。木火为风邪所遏，左偏头痛，鼻流浊涕，正与鼻渊相似。当从少阳疏泄。

黑山栀、丹皮、辛夷、夏枯草、刺蒺藜、银花炭、连翘、荆芥、甘菊花、牛蒡子、羚羊角、广橘皮、竹茹、荷叶。（《柳宝诒医案·卷五》）

又。老年风温屡清未尽，病经匝月，而仍有背寒、头痛、鼻塞等象。大便闭，小便少，口渴喜热饮，咳嗽喉痒。左脉弦数，右脉虚软。此必有余风内郁，干犯肺金，金气不宣，肃降无权而致。轻剂不见中病，重药又非所宜，拟疏风以彻余邪，宣肺以通腑气，未识能得中窍否？

苏梗、桔梗、桑叶、杏仁、紫菀、郁金、川贝、甘草、茯苓、蛤壳、荆芥、枇杷叶、青葱管。（《柳宝诒医案·卷一》）

朱。木火挟风温蕴热上升。左偏头目不爽，鼻流浊涕。宜清泄肝胆，兼佐宣上之意。

滁菊、黑山栀、鲜地（薄荷打）、丹皮炭、桑叶、夜交藤、桔梗、辛夷、蔓荆子、苦丁茶、银花、鲜竹叶。（《柳宝诒医

案·卷一》）

◆ 眩晕

薛。眩晕内热，气促胸板。络气阻塞不降，营阴渐损。当和络泄肝，清阴化热。

旋覆花、郁金、归须、橘络、粉丹皮、黑山栀、羚羊角、蒺藜、天麻、菊花、石决明、夜交藤、东白芍、竹茹。（《柳宝诒医案·卷四》）

病出肝脾两脏。肝营窒塞，则化火生风而为眩运，血络不调而为瘀阻，脾气不运则腹闷色黄，舌浊肢冷。刻当吐痰之后，咳逆喉鲠，胸膈板滞，肝气逆行于肺络，不得疏降，瘀阻于上，气窒于中，而脉象虚数，已有脏损之征，调治颇难。姑与和营畅气，泄肝通络之法。

丹参、丹皮、白芍、旋覆花、紫菀、粉前胡、刺蒺藜、郁金、瓜蒌皮、白苡仁、奎砂仁、归须、橘络、降香、枇杷叶。

再诊：脾气运则胀满略松，痿黄之色略退，其胸板略舒，营络亦有条畅之机。惟唇色干淡而焦，苔色渐灰，舌底淡白不华。肝脾营气窒损，窒则里气不通，损则阴血枯涩，病关脏气，非旦夕所能调复。于滋肝健脾法中，仍佐畅营调气之意。

洋参、生地、全当归、丹参、丹皮、白芍、於术、鸡内金、广木香、奎砂仁、生熟神曲、稽豆衣、柏子仁霜、龙眼肉。（《柳宝诒医论医案·医案》）

陈。风木不静，阳明内虚，故有眩晕诸疾，此不独血虚肝旺，兼以痰气内阻。拟熄风培土。

盐半夏一两五钱，制料豆二两，归身二两，刺蒺藜四两，党参三两，白芍二两，明天麻一两，於术一两五钱，茯苓二两，广皮一两五钱，丹皮一两五钱，菊花一两，木瓜一两，枣仁三两，川连三分（炒黑），共为末，用大生地四两，夜交藤四两，煎浓汁泛丸。（《柳宝诒医论医案·医案》）

陈。病始于六七月间，先患三疟，至中秋前已止。止后稍涉劳动，即服参术补品四帖。至八月二十三日，寒热又作，遂日作不休止。九月初一日，寒热将退之时，陡然头晕目暗，魄汗肢厥，几有虚脱之势，越两时而定。此后遂卧床不起，寒热如前，而每日必迟至两时许，迄今又将近月，胃纳不甚减，大便自调。从前所服之药，多是暑湿门套方。细参此证，似与寻常暑湿之症不同。盖伏暑初发，其邪由募原溃于胃腑，必有痞满、呕恶等症，而此均无之。其热来时，两颧红色光亮，正与《热病篇》：太阳之脉色荣颧骨，少阳之脉色荣颊前，两节相合。寒热时作，小便必频数而遗。八月中，病初重时，先曾遗泄两次。每值热来，自然目暗无光，视他处其目睛眴动不定。外热已甚，而自觉脊背、大髎骨节中，尚寒栗不已。以上所见病情，均属伏邪化热，由少阴外达于太少两阳之象。惟体质不甚坚实，正虚不能托邪。一月以来，病机无甚进退。脉象弦数右硬。舌苔白色渐腻，热来则燥，热退仍和。发过白痦两次，而仍不见松象，足见此病与肺胃两经无甚关涉。自九月初，左胁结瘕渐大，时作撑痛，得矢气略觉松轻，是邪机郁于少阳之象，邪之未动者，伏于少阴；已动者，又郁于少阳。郁久而发，其势必暴。刻下图治：在少阳者，宜疏之；在少阴者，宜托之。少阴无出路，太阳其出路也。

姑拟方用：豆豉、生地、元参、柴胡、黄芩、白芍、牛膝、桂枝（炒）、生牡蛎、生鳖甲、白薇、茅根、青皮。

此症用药，甚难着手。方中以柴、芩、鳖甲、白芍、青皮，外疏少阳。豆豉、生地、元参、牡蛎，助少阴以托邪。桂枝、牛膝，温中化寒，兼开太阳之路。茅根助柴胡疏少阳升发之气。药味虽浅无奇，而已颇费经营。服后苟得寒热渐清，热来渐快，得汗渐畅，即是伏邪外达之佳象。倘邪机不顺出于三阳，而内陷于三阴，则变象更难预料。

二诊：伏邪由少阳而出，寒热往来，久疟不止。气分之邪由汗瘄而透。此邪之伏于少阴者，因气分不充，无力托邪，仍未外达。舌苔黄厚，目黄，太阴之湿与内热相蒸。两便不爽，湿热留滞。病久正虚，须得药力以鼓动之，庶邪机得解。拟方从前法再进一层。

牛膝（附子汁炒）、淡芩、青蒿、豆豉、牡蛎、枳实、青皮、桂枝、白芍、元参、丹皮、木瓜、茅根。

三诊：伏邪发于少阳，寒热如疟。其寒也，四肢为甚。其热甚之时，脘气满闷，小解乃松，此邪由太阳而达也。目黄神倦，邪恋太阴。苔浊罩灰，浊阻胃腑。拟五苓法，以开太阳；合保和法，以疏中焦。冀其气机通调，则伏邪自解。

生於术、生枳实、淡芩、生牡蛎、西茵陈、桂枝尖、泽泻、莱菔子炭、连皮槟榔、猪苓、青蒿、连翘。

四诊：伏邪渐得清疏，惟右脉不静。热势虽轻，而临期形寒内热犹不能止。少阴郁伏之邪，尚有未尽外达者，必得阴气充足，乃可外达。况所见诸症，虚象为多，更宜扶正为要。拟方滋养少阴为主。

生地、天冬、白芍、青蒿、洋参、元参、牡蛎、稽豆衣、白薇、丹皮、鳖甲、沙参。

五诊：原方加首乌，寒热遂止。

六诊：寒热已止，间或头晕多汗，心烦嘈杂，此胆经有余热留恋之象，尚非纯乎虚热。宜扶正养阴，凉泄肝胆。

西洋参、丹皮、橘红、牡蛎、枣仁、川贝、白芍、山栀、龙骨、川连（麦冬包）、稽豆衣、菊花、生地、竹茹。(《柳宝诒医案·卷一》)

陈。老年血不养肝，风阳浮扰，头眩肢疼。兼患气机不畅，痰气阻窒，刻当暑令，不便滋腻。先拟清泄肝风，疏化痰气之法。

羚羊角、刺蒺藜、钩藤、菊花、制首乌、归身、白芍、郁金、橘红、川贝、杏仁、旋覆花。(《柳宝诒医案·卷四》)

杜。眩晕耳鸣之症，大抵因肝阳浮越，胃中痰浊上犯所致。清泄肝火，疏化痰浊，是属不易之法。凡体素阴亏者，当滋血以养肝；胃气不充者，当扶土以御木，此须临诊决之。刻下悬拟之方，姑与清泄风阳，扶胃化痰之法。候胃气清和，纳谷增旺，再图培本耳。

东白芍、青龙骨、石决明、刺蒺藜、滁菊炭、灵磁石（醋煅）、粉丹皮、黑山栀、青盐半夏、橘红、小麦冬（去心）、首乌藤、竹二青。

鸣眩发甚，加羚羊尖。

二诊：少阳之脉，营耳后，贯耳中。风木随经上越则耳鸣，甚则闭聪而重听，此与肾虚耳聋有间。年正及笄，疾起于骤，脉象浮软而数，揆此病证，从少阳求治为是。

小生地、粉归身（炒）、东白芍、粉丹皮、焦山栀、夏枯草、刺蒺藜、羚羊角、石决明（炒）、滁菊花、石菖蒲、夜交藤、苦丁茶、竹二青。(《柳宝诒医案·卷四》)

费。向患风阳扰越，时作眩晕，近来肢麻头重，瘈瘲忡悸。病情偏重于右半，兼以嘈杂梗逆，木火扰及肺胃。前人论风病，每以右半属痰，参观体质，近年转觉丰腴，其为气弱痰壅，盖无疑义。以内风易动之体，复挟痰火以助其势，窃恐有外中之虞。

急与熄肝化痰，疏气和络，庶不失曲突徙薪之意云尔。

蒺藜、滁菊、磁石、牡蛎、郁金、僵蚕、党参、生地、当归、白芍、橘络、丹皮、首乌、茯神、枣仁（川连煎汁，拌收炒黑）、旋覆花、川石斛、杞子、远志、怀牛膝、竹二青，煎汁沥清，冲入竹沥、姜汁，文火渐收，烊入阿胶、熟蜜收膏。（《柳宝诒医案·卷四》）

肝气逆则胀闷，肝风动则眩晕，脉象弦硬，木郁不达。用药以和肝为主。

刺蒺藜、石决明、穞豆衣、天麻、甘菊、广皮、白芍、青皮、沉香曲、木香、砂仁、香橼。（《柳宝诒医论医案·医案》）

肝升太过，肺降不及，眩晕麻痛，咳喘脘胀，肝与肺胃之病，层叠错出，胀势偏于右脘，不特胃气不舒，兼有痰浊内壅。仿黄氏法，疏木清风，肃肺降胃。

白芍、木瓜、刺蒺藜、石决明、丹皮、全当归、旋覆花、川贝、广皮、半夏、桂枝、连皮茯苓、制马料豆、香橼、竹二青。（《柳宝诒医论医案·医案》）

郭。肝火为湿痰所搏，化为内风。腹震肢痉，左半头晕，皆风木之象。而口中甜腻，湿浊内阻，此非滋腻之药可治。仿温胆法，佐以清木熄风。

盐半夏、茯苓、广陈皮、川连、生枳实、左牡蛎、羚羊角、刺蒺藜、白芍、丹皮、黑山栀、佩兰叶、生熟苡仁（各）、竹二青（姜汁炒）。

二诊：屡进镇肝和胃之法，肝风未定。口中甜腻，湿浊内遏，则风木无疏达之机，亦将郁而化风。拟方以泄浊为主。

制半夏、新会皮、细川连、茯苓、枳实、神曲、刺蒺藜、首乌藤、杭甘菊炭、淡黄芩、通草、苡仁、佩兰叶、竹二青。

三诊：甜腻稍减，而腹震、肢瘈、头晕，肝风内旋，仍然不静。仿和阳镇摄之法，佐以清胃泄浊。

羚羊角、石决明、杭菊炭、灵磁石、左牡蛎、半夏、茯苓、丹皮、白芍、黑山栀、白薇、竹茹。(《柳宝诒医案·卷四》)

韩。病起产后，挟时邪瘀郁，绵延一载有余。大势虽平，而营气受损，内热不已。刻诊脉象数软而急，不能安寐，头晕耳鸣，乃肝阴虚，而肝阳升扰之象。脐脘瘕撑不化，纳谷作胀，乃肝气不和，横扰中宫之象。熟筹病象，其内热脉数，神瘁不寐，已属阴损之候。而肝脾不谐，又未可纯进补剂，此用药之所以难也。兹拟养阴泄肝，和中调气之法，望其病机稍转，再拟滋养。

西洋参、东白芍、细生地（炒）、丹皮炭、稽豆衣、麦冬肉、净枣仁（川连煎汁拌炒）、嫩白薇、西砂仁、刺蒺藜、广郁金、左牡蛎、夜交藤、莲子心、竹二青。(《柳宝诒医案·卷四》)

洪。经络之气稍松，而眩运又作。痰气不阻于络，即犯于胃。用药以化痰为主，仍带熄风通络之意。

姜半夏、刺蒺藜、白茯苓、煨天麻、橘络、杭菊花、炙僵蚕、象贝母、白芥子、参须、瓦楞子壳、竹茹（姜汁炒）。

另：指迷茯苓丸。(《柳宝诒医案·卷五》)

金。眩晕未止，肝阳不静。再与清泄肝火。

丹皮、黑山栀、白芍、明天麻、羚羊角、石决明、半夏、枳实、刺蒺藜、杭菊炭、稽豆衣、麦冬、竹二青。(《柳宝诒医案·卷四》)

孔。胃气上逆，得谷则眩，以谷能助湿增热故也。右寸关及左关浮数，不特肝木克土，并肺气亦逆矣。舌根苔浊，前半光红，胃阴渐耗。宜润降不宜香燥。

北沙参、炒麦冬、制半夏、细川连、江枳实、紫菀茸、瓜蒌

皮、刺蒺藜、广郁金、薏苡仁（姜汁炒）、白茯苓、旋覆花、竹二青、枇杷叶。（《柳宝诒医案·卷四》）

罗。营气虚窒，有寒热作咳之象。脉神细弱而数，已有阴损见端。但肝气逆侵，脾土不化，腹痛撑胀，发作不时。且兼有木火上浮，晕眩，吐痰带红。凡温营升动滋腻之品，均难重用。拟方以和肝运脾为主，参以清阴畅营。

白芍（桂枝煎汁拌炒）、小生地（炒）、炒丹皮、炙鸡金、煨木香、青皮（醋炒）、归尾（炒）、砂仁、白薇、川广郁金（各）、刺蒺藜、降香、木蝴蝶。（《柳宝诒医案·卷六》）

米。眩晕肢酸，内热惊惕少寐，皆肝失血养，木燥化火之病。血藏于肝，而生于脾。脾土先虚，湿热下注于奇脉之中，饮食所化之津液，皆变为带下之浊脂，则血无来源，肝阴焉得不虚？调治之法，固当滋养肝阴，尤宜兼培脾土，以补营血之源。拟膏方以归脾、养荣两法增损。

党参、归身（炒黑）、白芍（土炒）、炙甘草、於术、制首乌、茯苓、怀山药、大生熟地（各）、枣仁（炒）、春砂仁、远志炭、煨木香、菟丝子（盐水炒）、潼沙苑（盐水炒）、刺蒺藜、黄柏（盐水炒炭）、牡蛎（盐水煅）、墓头回（此味不入煎剂，只可丸膏内用），上药煎汁滤清，熬，烊入阿胶四两，炼蜜收膏。（《柳宝诒医案·卷六》）

穆。邪机伏于经络，因经气衰弱，不能托邪外出。内热无汗，肢体软弱，两足尤甚，脉象右硬左数，按之俱弦，舌苔浮腻底红。气液两亏，伏邪留恋。但头晕颇甚，少阳风火内旋，未便遽投升散。姑拟通经和络，先以疏达为主。

豆豉卷（各）、长牛膝（桂枝煎汁拌炒）、归须、橘络、白薇、秦艽（酒炒）、黑山栀、丹皮炭、杭菊花、刺蒺藜、淡黄芩（酒

炒）、茅根肉、桑枝（酒炒）。（《柳宝诒医案·卷一》）

申。但热不寒，谓之瘅疟。古人以桂枝白虎汤，专清阳明，此必有口渴、烦热等阳明热象，方与治法相合。此症热来时，头晕耳鸣，烦扰痉掣，全是厥阴热象。是伏邪乘肝阴之亏，即由厥阴而发。《内经》谓：伏邪行在诸经，不知何经之动，正此旨也。但经文虽引其端，而前贤未尝推论及此，故无成法可师。兹即仿桂枝白虎汤意，而变通之，一面清肝，一面泄邪。用古法者，正不必泥古方也。

羚羊尖、钩钩、丹皮、刺蒺藜、白芍、淡黄芩、首乌藤、青蒿、黑山栀、生甘草、竹茹、茅根。（《柳宝诒医案·卷二》）

申。眩晕耳鸣，头中烘热，木火上升，肝阳旋扰。惟舌苔中心黄腻，脉象弦滑，邪火上壅，兼有痰热上浮之象。于清泄肝火中，当兼和胃。

羚羊角、刺蒺藜、甘菊花、牡蛎、黑山栀、丹皮、制半夏、广陈皮、细川连、枳实、白芍、茯苓、生甘草、竹二青。

二诊：用清肝化痰之剂，风阳较定。惟脉象弦搏上壅，未能柔和。拟以前方增损，参入清胃之品，亦培土御木之意。

北沙参、於术、羚羊角、左牡蛎、白芍、丹皮、刺蒺藜、夜交藤、制半夏、陈皮、茯苓、苡仁、细川连、竹二青。

三诊：风阳稍定，胃气未清，时有嘈绞之象。左脉浮数，右脉仍弦。苔腻渐黄，肝火与痰浊，阻结中焦。再与和胃清肝。

石斛、麦冬、半夏、苡仁、茯神、橘络、枳实、川连、黑山栀、丹皮、牡蛎、甘菊花。

四诊：肝火初平，胃浊未清。养肝清胃，两意兼用。

党参、於术、川石斛、麦冬肉、细川连、枳实、归身、白芍、半夏、刺蒺藜、石决明（盐水炒）、甘菊花、牛膝、炙甘草，煎汁

和蜜收膏。(《柳宝诒医案·卷四》)

沈。向患肝木不滋，风阳扰越，颧赤头晕，舌根辣痛，风火上窜于清窍也。近复右肩臂痛楚不定，木火横扰，血不养筋也。总属营阴不足，以致木燥生风。调治之法，以养血清肝，熄风和络之意，但王道不在近功耳。

大生地、东白芍、夜交藤、羚羊角、石决明、左秦艽（酒炒）、当归须、甘菊花炭、广橘络、丝瓜络、刺蒺藜、钩藤、竹沥（和入姜汁冲）。(《柳宝诒医案·卷四》)

史。木火为病，头晕耳鸣，时觉口鼻俱燥，心胸烦绞，用清泄法。

羚羊角、蒺藜、牡蛎、白芍、生地、丹皮、黑山栀、茯神、麦冬、稽豆衣、鲜首乌、竹二青。(《柳宝诒医案·卷四》)

苏。向质阴虚木燥，今年春夏，木火偏胜，因致眩晕耳鸣，风阳浮越。近日潮热往来，不时鸣晕少寐，即属肝火升动之象。观其食不变味，则热之不由乎外感可知。所难者，肺胃中向多痰湿，脾土久已受困，今为木火所蒸灼，上逆而为咳嗽气促。其面色浮晦，指尖微肿，是脾土之清气不升，肺胃之痰浊不降。此时若与滋腻养阴，则助其痰浊；若进温燥，又恐助肝火。况舌质光滑少津，苔剥而浮。胃气既为痰浊所蒙，胃液亦为肝火所烁，后天生气渐被戕伐矣。脉虚数，左关独浮，其为阴虚肝旺，自无疑义。拟用潜熄肝阳，清化肺胃之法。望其胃阴与中气渐能振作，方可着手。录方候择。

东白芍（生切）、粉丹皮（炒）、左牡蛎（盐水煅）、滁菊花、白薇、霍石斛（先煎）、生於术、白苊米、青盐半夏、川贝（去心）、川百合、磁朱丸（先煎）、鲜竹二青。(《柳宝诒医案·卷四》)

田。搅痛眩晕，乃肝木犯胃之象。而脉形涩数，木火偏甚。当与清肝和胃。

刺蒺藜、稽豆衣、甘菊花、白芍、黑山栀、丹皮、洋参、川连（吴萸炒）、半夏、陈皮、陈木瓜、生甘草、陈佛手。

二诊：风木内克，胃气不降。头晕绞痛，脉弦细带数。当清泄木火，和肝安胃。

川连、枳实、沙参、白芍、石斛、半夏、茯苓、陈广皮、石决明、蒺藜、甘菊花、生姜、竹茹。（《柳宝诒医案·卷四》）

王。内脏向多蕴热，近复眩晕牵掣，每日数发，喉中渐有痰声。舌苔浊腻，脉象细数带弦。此属肝阳上扰，挟痰蒙蔽手厥阴，久则脏阴受伤，即为痫证。拟以煎剂清肝养阴，另用丸药，化其痰涎。

羚羊角、龙齿、左牡蛎、紫丹参、元参、丹皮、黑山栀、川石斛、归身、白芍、白薇、灯心（青黛拌）。

另丸方：广郁金（白矾化水拌烘）、胆星、川贝、僵蚕、天竺黄、丹参、元参、洋参、远志、川连、橘红，上药为末，用鲜石菖蒲打汁泛丸。每服一钱五分，空心，灯心、竹二青泡汤送下。方中加西珀末更好。（《柳宝诒医案·卷四》）

吴。去秋疟邪，经截而止。余热留于胆腑，木火上升，痰涎随之上蒙。每当眩晕之候，醋睡肢汗，此木邪乘土也。脉象细弦不畅，亦痰阻气窒之象。以清泄胆火为主，佐以和脾化痰。

羚羊尖、法半夏、茯苓神（各）、化橘红（盐水润）、江枳实、瓦楞子（盐水煅）、夜交藤、陈胆星、炒丹皮、广郁金、姜川连、黑山栀（姜汁炒）、姜竹茹。（《柳宝诒医案·卷四》）

叶。营血亏损，治在肝脾。耳鸣昏眩，血虚不能养肝也。舌苔白厚，舌质不红，脾阳随血下脱也。血不复无以煦其阳，阳不回无以摄其营。况脾阳不运，则湿浊内聚，纳谷不旺，无以培营气之源。当以温运脾阳为主，佐以养营滋肝。

党参、西绵芪、归身、白芍、炮姜炭、广木香、砂仁、陈皮、生地、丹皮、滁菊花、石决明、茜草炭、鸡内金、炒谷麦芽（各）。（《柳宝诒医案·卷三》）

于。向患营阴不足，肝失所养，风阳浮动，则为鸣眩；木火刑金，则为咳嗽；内灼脏阴，则为忡悸；下注冲脉，则为经速。所幸胃纳尚佳，可进滋养。拟方滋阴熄肝，以柔剂治之，合乎肝为刚脏之旨。

大生地、东白芍（生切）、炒丹皮、刺蒺藜（去刺）、石决明（盐水炒）、陈阿胶（牡蛎粉拌炒）、滁菊炭、净枣仁（川连拌炒黑）、黑山栀、太子参、茯神、川百合、圆眼肉、鲜竹二青。（《柳宝诒医案·卷四》）

岳。阴气不足，不能滋养肝木，则木火易升。更兼烦劳，则阳气偏张，阴液愈耗。平时耳鸣头晕，少寐神烦，甚则肢冷内热，皆属阴损阳浮见象。夫肝木体阴而用阳，凡血不养肝者，易生虚火。火愈动则神愈烦，而阴血因之愈伤。辗转相引，势将损而不复，必须息心静养。用养血柔肝之药，渐与滋补，俾木气得滋，则风阳自息矣。拟煎方暂服十剂，续用丸药常服。

洋参（元米炒）、大生地、归身、白芍、滁菊花（炒）、丹皮（炒）、刺蒺藜、朱茯神、枣仁（炒）、制首乌、磁石（醋煅）、龙眼肉。

另：羚羊角（先入）。（《柳宝诒医案·卷六》）

痰气阻于上焦，木火内闭，不得疏泄，上则晕眩气噎，下则梦遗精浊。肺俞独冷，痰阻而阳气不通也。法当化痰畅气，泄木清火。

旋覆花、盐半夏、橘红、桂枝、白芍、於术、茯苓、茯神、川柏、砂仁、牡蛎、竹茹、生姜。

再诊：木火为痰气所阻，不得疏越，背恶寒而胸气窒。再与通阳泄浊，肃肺畅气。

旋覆花、薤白、郁金、前胡、全瓜蒌、盐半夏、桂枝、於术、茯苓、苡仁、枳壳、生姜、竹茹。（《柳宝诒医论医案·医案》）

张。头眩眼花，目有妄见。肝火妄动，兼挟痰浊，蒙扰心胞也。肝气上逆于肺，则喉鲠；下注少腹，则块痛。病深及脏，奏效甚难。拟先从肝经疏泄。

羚羊角、青龙齿、左牡蛎、胆星、郁金、菖蒲、细川连（盐水炒）、太子参、旋覆花（包）、远志肉（炒）、粉前胡、金铃子肉（酒炒）、金器、灯心。

另：保赤丹一粒化服。（《柳宝诒医案·卷四》）

赵。前患疟痕多年，化而未净，肝阴从此而伤。刻下头晕耳鸣，左关脉浮动不静。肝阳之浮越，乃肝阴亏而不克济之也。木藉水以涵养，古人所以有乙癸同源之论。兹即以此法为调摄之主方。

党参、洋参、熟地、归身、白芍、黄肉、丹皮、杞子、滁菊、砂仁、橘络、刺蒺藜、杜仲、黄柏、炙甘草、麦冬、阿胶。上药为末，同熟地打和匀，加白蜜为丸，盐花汤送下。（《柳宝诒医案·卷二》）

◆ 中风

陈。营血内耗，风阳挟痰火升扰经络。始则头晕耳鸣，继则左手足麻木不仁，脉象偏数，左手偏细，此类中风之轻者。外象但觉络气不通，惟内风升动颇甚。当此木火司令，须防晕眩复作。

用药以潜熄为主，稍佐通络之法。

羚羊角、石决明、刺蒺藜、东白芍、煨天麻、细生地（桂枝少许煎汁炒）、左秦艽（酒浸炒）、制天虫、丹皮炭、首乌藤、归身炭、丝瓜络（姜汁炒）、钩藤、广橘络、竹二青（姜汁炒）。（《柳宝诒医案·卷四》）

高。平素体丰多痰，偶因劳倦，引动肝阳，颠仆昏迷而为类中之病。二三日来，大解未行，舌謇踡卧，项肿颧赤，神志不甚爽明，此由痰浊乘风火之势，蒙扰心包。舌苔灰黄厚浊，溺赤气秽，脉弦数搏大，沉按有力，右手尤硬。浊热阻窒，腑气不得通降。于古法有三化汤通腑之例，推其法专为中腑者而设，未必兼有厥阴之证也。兹同汉年兄议，先与清肝化痰，稍参通腑之意，冀其神清气顺，乃为吉祥。

羚羊片、粉丹皮、黑山栀、陈胆星、制僵蚕、生枳实、瓜蒌皮（元明粉同炒）、杏仁、郁金、制半夏、牡蛎、橘络、菖蒲汁、竹沥（和姜汁冲服）。

另：至宝丹化服。（《柳宝诒医案·卷四》）

梁。痰火乘风阳之逆，上蒙灵窍，外注经络，神明形体均觉废而不用。右关弦硬，歇止不匀，舌謇语塞。经络之气为痰涎阻窒，此类中门中痰之证。病历半年，神情呆钝。当清泄痰火，先疏经络，后治腑脏。

羚羊角、西洋参、川桂枝、胆星、石菖蒲、细川连（盐水炒）、广郁金、东白芍、归须、橘络、丹皮、刺蒺藜、黑山栀、远志。

另：竹沥、荆沥，和入姜汁两匙冲服。

二诊：前与清泄痰火，脉象歇止较和。但内而灵窍，外而经络，均为痰涎所困，闭塞不通，水火内逼，风阳复煽。苟非痰涎清化，无由而平。仍当清化痰涎为主。

於术、洋参、白芍、桂枝、白芥子、左牡蛎、竺黄、胆星、枳实、橘络、羚羊角、夜交藤、刺蒺藜、竹沥、姜汁。(《柳宝诒医案·卷四》)

王。左手足麻痹不仁，右手偏热，风邪乘阴气之虚，偏中左手。右属气分，左半不通，则阳气偏胜于右也。舌謇不清，痰风阻于舌根也。治当通阴和阳，化痰通络。两面照顾，免痰风上厥之变。

桂枝尖、小生地、白芍（酒炒）、归尾（酒炒）、秦艽、刺蒺藜、首乌藤、羚羊角、橘络、竹沥（和入姜汁二匙）、丹皮、鲜石菖蒲根汁（冲服）。(《柳宝诒医案·卷四》)

徐。湿痰阻滞，经络之气窒而不通。形体特丰，左半肢节麻痹无力，头晕少纳，脉象浮弦滑数。中气不化，痰蕴风生。病历一年，调全不易。

桂枝、於术、天麻、刺蒺藜、石决明、钩钩、半夏、广陈皮、白芥子、滁菊花、首乌藤、归身、竹沥、姜汁。

另：指迷茯苓丸（开水送服）。(《柳宝诒医案·卷四》)

◆ **肢麻**

陈。肢体麻痹，甚于两足，脉象弦软带数，此湿热留于经络之病。舌有红点，湿郁为热也。时作浮肿，脾土不化。于泄湿和络中，当兼培土治之。

左秦艽（酒炒）、於术、川独活（酒炒）、苡仁（酒炒）、五加皮（酒炒）、橘络、丝瓜络（姜汁炒）、茯苓皮、木瓜（酒炒）、川牛膝（酒炒）、全当归（酒炒）、黄柏、桑枝（酒炒）。

二诊：脉象较前加数，麻痹之势缓于足，而不减于手，舌色仍红，此湿邪渐化，而蕴热内动。宜于前方增入清热之品。

左秦艽（酒炒）、防风、黑荆芥、赤芍（酒炒）、川牛膝（酒炒）、炒丹皮、茅术炭、黄柏（酒炒）、苡仁（酒炒）、南沙参、鲜生地（酒拌）、橘络、忍冬藤、桑枝（酒炒）。（《柳宝诒医案·卷五》）

◆ **水肿**

崩漏之后，转为肤肿，四肢膺乳胀及脾肺之分，气升息喘，不得平卧，血病而及于气，下病而及于上，在病机中属最重之候。天气暑炎，经来如黄水，脾土渐坏，先与清调。

全当归、丹参、郁金、野於术、茯苓皮、大腹皮、桑白皮、瓜蒌皮、杏仁、象贝、苡仁、川通草、枇杷叶、香橼皮。

再诊：肤肿或减或剧，甚则撑及胸乳。肝木陷于脾中，脾土渐伤，病及肺金。气机升逆，当与疏化。

茯苓皮、桑白皮、大腹皮、青广皮、瓜蒌皮、苏子叶、丹参、香附、橘核、鸡内金、冬瓜皮、枇杷叶、姜皮。（《柳宝诒医论医案·医案》）

病后气机不化。肢面浮肿，而脘腹胀甚，脉象细涩不畅。当通降脾肺，疏泄肝木。

豆卷、杏仁、苏梗、木香、鸡金、郁金、青皮、腹皮、苓皮、冬瓜皮、沉香曲、香橼皮。（《柳宝诒医论医案·医案》）

肤胀属乎脾肺，而此证气由上逆，撑及颈项，纹起有形，纳谷胀闷。病因肝气上逆，肺胃不得舒降，与寻常浮肿不同。用疏肝降气法。

白芍、木瓜、白芥子、象贝、旋覆花、沉香、杏仁、郁金、苏子梗、青皮、桑白皮、瓜蒌皮、橘络、黑山栀、竹二青、香橼。

再诊：上部气机略松，水湿注陷于下，少腹两足肿甚，而阳气不化。法当温通。

桂枝、椒目、苓皮、泽泻、於术、杏仁、青皮、大腹皮、猪苓、砂仁、苏叶、金铃子、通草、姜皮。（《柳宝诒医论医案·医案》）

肤肿无汗，风水相搏，表气不通。当用前人开鬼门法，以理脾肺。

蜜炙麻黄四分，白杏仁三钱，紫苏叶一钱半，大豆卷四钱，广皮一钱半，汉防己一钱半，大腹皮二钱，茯苓皮四钱，小青皮一钱，桑白皮一钱半，川通草、冬瓜皮六钱，姜皮三分。（《柳宝诒医论医案·医案》）

肝阴不足，痰气由少阳上逆，肤胀项肿，癸水愆期，吐红内热。当养营和肝，清火降气。

全当归、白芍、丹皮、黑山栀、白薇、橘红、牡蛎、川郁金、牛膝、五加皮、青皮、刺蒺藜、穭豆衣、夏枯草、芜蔚子。（《柳宝诒医论医案·医案》）

两足浮肿，肤裂出水，经络中所蕴之痰湿，尽注于下，横决而出，于病机尚属通顺。惟小溲短少，肾与膀胱气化不旺，不能通调水道，致三焦失决渎之司，而水湿之邪，因之壅溢。《金匮》痰饮门中以五苓散与肾气丸并列，一以治膀胱，一以治肾，虚实兼到矣。痰气上逆，行动则喘逆愈甚，亦属饮邪内阻，肾气不能摄纳所致。其上下脾肺之气，亦因湿阻而不能通运，故纳食之后，必槌背数通，乃得舒降也。拟用五苓合五皮法。

野於术、茯苓皮、泽泻、桂枝、半夏、冬瓜皮、广皮、桑白皮、怀牛膝、砂仁、牡蛎、银杏肉、五味（干姜三分同打，蜜拌，炙黑）、通草。

另：金匮肾气丸，每服三钱，临卧开水下。

再诊：肿势趋于两足，水流不止，周身痰湿均借此为出路，本无止涩之理，亦无止涩之法。惟脾肾两亏，肾阳亏，不能蒸化水湿，小便因之不利；脾阳亏，中气则随湿下陷，跗肿因之不消。权衡于邪正之间，不患痰湿之不去，而虑正气之不支。固本之道，不外温肾培脾。仍拟用肾气丸，日服三钱。培脾之法，另方附后。

潞党参、野於术、茯苓皮、炙甘草、盐半夏、广皮、淡干姜（川连二分炒）、五味、桂枝、牡蛎、车前子、生熟苡仁、银杏肉、胡桃肉。（《柳宝诒医论医案·医案》）

面浮略退，中气失于调畅，脉象左软右弦。湿邪留滞，仍当疏畅。

白芍、桂枝、於术、茯苓皮、大腹皮、桑白皮、广皮、鸡内金、神曲、广木香、焦谷麦芽、冬瓜皮、荷叶。（《柳宝诒医论医案·医案》）

疟邪内陷，邪积交阻，致周身肿胀，咳逆气喘，由脾土伤及肺金，病经数月，邪实正虚，此疟鼓中难治之证。

茯苓皮、大腹皮、桑白皮、青广皮、瓜蒌皮、鸡内金、莱菔子、白芥子、桂枝、杏仁、通草、冬瓜皮、枇杷叶、姜皮。

另：小温中丸。（《柳宝诒医论医案·医案》）

脾虚湿郁，中气不运，浮肿自足而起，上及首腹，于法为逆。当与温中泄脾，俾气机得畅为佳。

桂枝、白术、苓皮、青广皮、桑白皮、大腹皮、鸡内金、奎砂仁、神曲、车前子、泽泻、杏仁、冬瓜皮、姜皮。

再诊：肿由足起，本属重证。中焦湿郁化热，而小溲不黄，热蕴于里，不得宣达，先与疏泄。

茵陈、黑山栀、豆卷、连翘壳、茯苓皮、白术、腹绒、鸡内

金、神曲、砂仁、泽泻、黄柏、冬瓜皮、姜皮。(《柳宝诒医论医案·医案》)

沈。肤肿起于头面，渐及于下。风湿相搏，脾肺气窒，治当疏表。

白杏仁、紫苏叶、防风、茯苓、青陈皮（各）、瓜蒌皮（姜汁炒）、桑白皮、冬瓜皮、本山术、川桂枝、野猪苓、泽泻、姜皮。(《柳宝诒医案·卷五》)

时邪之后，中气虚陷，湿浊留恋，肤肿力乏，脾气下陷也。腰脊酸痛，睡至五更则痛甚，此因肾气虚而湿邪注之，睡则督阳之气留着不运，则甚痛也。足根作痛，三阴经气虚也。刻下间有寒热，中焦余邪未清，兼理治之。

於术、砂仁、苡仁、橘络、金毛脊、川桂枝、茯苓、半夏、豆卷、青蒿、淡芩、泽泻、姜皮、茅根肉。(《柳宝诒医论医案·医案》)

王。向患脾阳不健，湿积易停。夏间滞痢两月，中气愈伤。入秋足跗浮肿，渐侵及腹，面目浮黄，四肢不温，病属阳虚湿郁，自无疑义。惟刻下肿势日甚，两便不利，气逆咳促，浊气上干，苟非急与温利，别无松路可寻。拟煎方用温化法，合疏通脾肺之意，另用丸剂以温理下焦，冀得气水两畅，乃有转机。

於术、长牛膝（制附片煎汁，拌服）、杏仁、连皮苓（桂心煎汁，拌炒）、春砂仁、西茵陈、桑白皮、瓜蒌皮、冬瓜皮、苡仁（酒炒）、莱菔子炭。

另：禹余粮丸，开水送下，黑白丑、白芥子研末，广陈皮汤送下。

二诊：改方，去苡仁、杏仁，加车前子、黑山栀、泻叶（泡汤服）。(《柳宝诒医案·卷五》)

阴经为寒湿所附，由跗肿而上及腿腹，脉象细数不鼓。病底颇深，经气不旺，调治非易。先拟培土温经之法。

野於术、桂枝、茯苓皮、怀牛膝（制附子三分煎炒）、椒目、独活、防己、全当归、苡仁、砂仁、通草、桑枝。（《柳宝诒医论医案·医案》）

中气不化，浊邪下注，肿从足跗而起，上延脘腹，脉弦数，舌光白。宜和气泄浊。

白术、川朴、苓皮、广皮、大腹皮、枳壳、桔梗、藿梗、神曲、生草、冬瓜皮、香橼皮、荷叶。

另：保和丸，每服三钱。（《柳宝诒医论医案·医案》）

肿病自足而起，浊气不降，上逆于肺。病起于阴，所谓下行极而上，肿病中最重之证。姑与疏降温摄。

桑白皮、苏子、紫菀、制半夏、麦冬、白芍、茯苓皮、枳实、沉香、金匮肾气丸四钱（入煎）。（《柳宝诒医论医案·医案》）

周身肤肿，起于疟后，数月不愈。脉象右寸关浮数而硬，此肺脾两经之气，失于舒运所致。用五苓、五皮合香苏法。

茯苓皮、青广皮、桑白皮、川桂枝、野於术、泽泻、猪苓、香附、苏叶、杏仁、通草、冬瓜皮、姜皮。

再诊：肤肿得退。惟病起疟后，脾气先虚。法当健脾疏运。

野於术、炙鸡金、东白芍、川桂枝、怀山药、广皮、茯苓皮、猪苓、泽泻、桑白皮、通草、砂仁、冬瓜皮、姜皮。（《柳宝诒医论医案·医案》）

马。老年气血两衰，风邪乘扰，经脉枯窒。肢指肿胀，牵掣不舒，左半为甚，脉象弦中带数。气虚血少，引动内风，有愈引愈深之势。兹仿历节痛风治法，以养血滋肝，通筋熄风为要。

生地、全当归、秦艽、桂枝、刺蒺藜、石决明、橘络、丹

皮、木瓜、赤白芍（各）、首乌藤、桑枝、竹二青（《柳宝诒医案·卷四》）

◆ **淋证**

陈。湿浊中壅，则相火不得疏越，两便均觉痛涩，而小便痛尤甚。脉象浮弦数硬，舌苔白腻。咳痰带黄，小水带血，皆浊热蒸郁之象。当疏泄郁火为主，取通则不痛之意。

鲜生地、木通、车前子、萹蓄、海金沙（绢包）、黑山栀、丹皮、归尾、牛膝梢、川柏（酒炙）、春砂仁（研）、丝瓜络、淡竹叶、灯心。

另：西珀屑四分，炙乳香一分，酒炙大黄炭六分，血余炭一分，四味研细末，冲服。（《柳宝诒医案·卷四》）

丁。湿瘀化热下注阴经，小水涩滞而痛，兼挟瘀块，篡间痛痒不和，内热脉数，恐其流延成疡。先与疏化瘀热，利湿，兼清阴血。

瞿麦、车前子、赤猪苓（各）、滑石、牛膝、归尾、细生地、木通、甘草梢、淡竹叶。

另：西珀屑五分，酒炙大黄炭一钱，二味研末，分二次服。（《柳宝诒医案·卷四》）

胡。据述小水点滴涩痛，跌伤以来，将及一月未得畅解，跗腹俱肿。此由瘀血阻室，因致水道不通，必先疏利，庶有松机。

西血珀（水飞）、血竭、大黄（酒炙）、花蕊石（醋煅水飞）、乳香（炙去油）、没药（炙），上药为末，每服钱半，用归尾、车前子、牛膝梢煎汤，冲童便送下。（《柳宝诒医案·卷四》）

金。久患淋浊，肾阴必伤。阴虚生热，上烁肺金，则干咳作矣。脉象细数，左手带弦，兼作盗汗梦遗，患属伤阴之证。治当以养阴为主，佐以肃肺化热。

生地、白芍、洋参、麦冬、川柏、砂仁、炙甘草、旋覆花、苡仁、刺蒺藜、丹皮、牡蛎、莲子。

另：三才封髓丹，空心开水送下。（《柳宝诒医案·卷四》）

李。相火不藏，肾气不守。脉象弦数而硬，湿火乘虚下陷，浊痛虽减，而气不能摄。宜清心兼以固气。

北沙参、绵芪、牡蛎、炙黄柏、砂仁、炙甘草、茯苓神（各）、车前子、草薢、潼沙苑、菟丝子、木香、莲子。（《柳宝诒医案·卷四》）

陆。淋痛止而瘀血不守，小便短数且涩，此肾气内虚，而湿热未清之候。用清摄法。

川柏、砂仁、生甘草、草薢、茯苓、怀山药、牡蛎、丹皮、细生地、茜草炭、莲子。（《柳宝诒医案·卷四》）

潘。湿浊下注，而为膏淋。其病蓄积于膀胱。脉象虚细软弱。内火不甚重，而气弱则无力疏运。拟于清利之中，兼助膀胱之气，俾得通利为要。

粉草薢、车前子、海金沙（包）、甘草梢、牡蛎、春砂仁、赤苓、乌药、牛膝梢、菟丝子、远志炭、泽泻、淡竹叶、莲子。（《柳宝诒医案·卷四》）

齐。湿热流于下焦，为淋，为浊，为阴汗。肝肾与膀胱均病，拟从三经清泄。

粉草薢、黄柏（盐水炒）、甘草梢、龙胆草（酒炒）、炒丹皮、滑石、海金沙（包）、木通、黑山栀、小生地、牡蛎、淡竹叶。

如溲清后，另服威喜丸。（《柳宝诒医案·卷四》）

苏。湿热郁于膀胱，溺涩淋痛，法当疏泄。

粉草薢、猪苓、泽泻、连皮苓、滑石、木通、车前子、海金沙（绢包）、甘草梢、砂仁、黑山栀、竹叶。

另：西珀屑六分（水飞），酒炙大黄炭三钱，和研，灯心汤送下。(《柳宝诒医案·卷四》)

陶。血淋屡发，数年不已。谷道之前，痒而梗痛。脉象浮数，左手弦硬。湿热瘀浊挟相火并结于下。病虽日久，仍宜疏泄。

细生地、木通、甘草梢、车前子、海金沙（绢包）、瞿麦、牛膝梢、归尾、川柏、砂仁、丹皮、黑山栀、淡竹叶。

另：真西珀，研末，冲服。(《柳宝诒医案·卷四》)

童。血淋刺痛，瘀热内阻，病经月余，未得爽利，脉象弦数。当与疏瘀化热。

瞿麦、萹蓄、赤猪苓（各）、车前子、甘草梢、滑石、海金沙（泡）、丹皮、黑山栀、赤芍、竹叶、归尾、灯心。

另：真西珀四分，血余炭二分，大黄六分（酒炙炭），三味研末，冲服。(《柳宝诒医案·卷四》)

王。湿热内蕴，乘下焦之虚，陷于膀胱。淋浊不爽，兼有瘀块。脉象细弦带数，苔腻微黄。法当先疏瘀滞，俾湿热通行，方可续议固摄。

粉萆薢、猪苓、赤苓、泽泻、车前子、甘草梢、归尾（炒）、丹皮、黑山栀、川柏（酒炙）、春砂仁、莲子（炒）、淡竹叶、青麟丸（大黄、藿、朴、栀、归、柏、艾、姜、乳），每服一钱，灯心汤下。(《柳宝诒医案·卷四》)

肖。左脉弦数，小水梗痛不利，是相火湿热，挟瘀浊阻结不宣之象。刻下水道稍畅，而涩痛遗泄，肾气亦虚。拟清泄法。

萆薢、茯苓、车前子、细生地、牛膝梢、生甘草、川柏、砂仁、牡蛎、丹皮、黑山栀、银花炭、湘莲（咬开，勿去心）。

另：西珀屑、灯心，同研，冲服。

二诊：小溲虽畅，而湿毒未清，左脉尚数。再与疏化法，佐以清摄。

生地、木通、甘草梢、车前子、赤芍、丹皮、黑山栀、银花、牡蛎、茯神、远志、竹叶、西珀屑。(《柳宝诒医案·卷四》)

徐。血淋屡发，梗痛不爽，时更瘀结成块，脉象细数。病后余邪化热，结于下焦营分。病虽经久，而营中邪热仍恋。拟方以清导瘀热为主。

车前子、木通、瞿麦、海金沙（包）、飞滑石（加入血余炭、甘草同包）、炒丹皮、黑山栀、牛膝梢、小生地、鲜生地、远志炭、黄柏（酒炙黑）。

另：西珀、酒炙大黄，二味研末服。

二诊：血淋较减，而两阴之间时或肿痛。此由热毒伏于营络，乘虚下注，防其久壅成疡。拟方从营分清化。

大生地、鲜生地、蜜银花、丹皮（酒炒）、归尾、黑山栀、牛膝梢、甘草梢、刺蒺藜、黄柏（酒炒）、春砂仁、黑马料豆、细赤豆、香绿豆（以上三味豆，煎汤代水）。

另：西珀、血余炭、酒炙大黄炭，为末服。(《柳宝诒医案·卷四》)

张。淋浊渐平，而气陷不爽。湿热乘虚下注，肾气不摄。脉数，左尺不静。病重于午后，兼作内热，真阴之气亦虚。拟以固摄肾气，于养阴中兼清摄之意，未可专持通利也。

於术、茯苓、怀山药、绵芪、生地、北沙参、川柏、砂仁、海金沙、沙苑、菟丝子、牡蛎、莲子、荷叶。

另：威喜丸、三才封髓丹（各半），和匀，服之。(《柳宝诒医案·卷四》)

朱。右尺脉弦硬不和。相火下注，湿热留恋，遗浊不止。法当清火摄肾。

川柏、砂仁、炙甘草、车前子、茯苓、丹皮、牡蛎、莲须、金樱子、天冬、灯心。

另：威喜丸（吞）。（《柳宝诒医案·卷四》）

◆ 白浊

戴。溲浊半年，历经清涤，未获全愈。脉形软弱微数。致病之由，不外肾阴亏损，脾湿下陷。但病每多见于傍晚，兼有内热盗汗，白浊遗泄并作。是阴虚之热，与相火之动，均经并入膀胱。前方脾肾两治，初有小效。拟合入封髓法，仍不外固肾健脾，养阴利湿之意。

党参、於术、茯苓、绵芪、怀山药、川柏、砂仁、甘草梢、车前子、菟丝子、生地炭、丹皮炭、左牡蛎、连翘心、荷叶。（《柳宝诒医案·卷四》）

都。便后流浊，历年不愈。脉象细弱，按之弦数，舌苔黄腻。正气已虚，仍当清化。

草薢、车前子、甘草梢、川柏、砂仁、赤苓、苡仁、牡蛎、广陈皮、丹皮、黑山栀、沙苑子、莲子。

另：威喜丸三钱，空心、灯心汤送下。（《柳宝诒医案·卷四》）

郭。病与膏淋相似，而不涩痛。右脉弦硬而数。湿热与相火下注膀胱，动及精室，当先与清化。

细生地、川柏、砂仁、牡蛎、车前子、泽泻、丹皮、茯苓神（各）、菟丝子、莲子。

另：威喜丸，开水送下。（《柳宝诒医案·卷四》）

陆。湿热郁注，溲浊如脂，肢倦内热，口渴，脉软细带数。

肾脏受伤，调治非易。拟滋肾分清法。

大生地（炒松）、黄柏（酒炒）、知母、丹皮炭、粉萆薢、甘草梢、蛤壳、桂心、车前子、砂仁（盐水炒）、茯苓、建莲。（《柳宝诒医案·卷四》）

蒲。相火与湿热由肝下注，小便浊而不爽。法当清肝疏浊，俾瘀热得以通行，乃见松象。

萆薢、猪苓、甘草梢、牛膝梢、黑山栀、丹皮、牡蛎、川柏、砂仁、银花、通草、竹叶、竹心。

另：西珀屑四分，酒炙大黄炭八分，二味研末，冲服。（《柳宝诒医案·卷四》）

宋。始由白浊，继而溲血，气坠少腹胀硬，此湿浊瘀于下焦，膀胱之气不能输化如常。法当气血两调。

瞿麦、萹蓄、车前子、木通、牛膝梢、丹皮梢、鲜生地、银花、桔梗、海金沙（包）、归尾、淡竹叶。（《柳宝诒医案·卷四》）

童。浊病复发，别无痛楚之象。脉右关渐大，余部俱数。有肾气内亏，湿浊滑注之象。通涩两非所宜，拟方用清摄法。

萆薢、泽泻、於术、茯苓、车前子、川柏炭、砂仁、生甘草、怀山药、牡蛎、菟丝子、女贞子、莲子。

另：威喜丸三钱，开水送下。（《柳宝诒医案·卷四》）

郑。水浊不爽，脉细炫数。相火挟湿热注于下焦，肾气不摄。当先清泄。

太子参、川柏、砂仁、牡蛎、丹皮、黑山栀、菟丝子、茯苓、车前子、甘草梢、女贞子、莲子、灯心。

另：威喜丸，开水送下。（《柳宝诒医案·卷四》）

王。瘀热中阻，营血内败。小便中屡有瘀浊下行，亦是外泄之路。脉神虚，惟左手尺部独大，此里热尚未尽泄之象。治法无论是否内痈，而里有郁热瘀阻，总当以疏通宣化为主。正气虽因病久而疲，用药则稍可兼顾。拟扶正养阴，疏瘀泄热法。

参须、小生地（炒）、丹皮炭、银花炭、归须、赤白芍（各，酒炒）、车前子、黑山栀、苡仁、甘草梢、灯心。

另：琥珀屑、红花、炙乳没药、酒炙大黄炭，共为细末，车前子汤送下。（《柳宝诒医案·卷五》）

◆ **遗精**

薛。疟邪恋于肝胆，郁化为热，木火升腾于上，则气逆嘈搅；下注于肾，则遗溺梦泄。病久伤阴，足痿无力。法当养阴清肝，参以泄降化湿。

淡天冬、大生地、北沙参、川柏、砂仁、炙甘草、左牡蛎（盐水煅）、陈木瓜、丹皮、黑山栀、黑穭豆衣、制女贞子、墨旱莲草、茅根肉。（《柳宝诒医案·卷四》）

方。遗泄无梦而发。肾水失蛰藏之职，肝火乏疏泄之权。潜肝纳肾，本乙癸同源之正治。惟右脉弦数，似脾脏兼有湿热，亦当兼顾。

淡天冬、大生地（炒）、金樱子（盐水炒）、菟丝子（盐水炒）、茯苓、丹皮炭、怀山药、左牡蛎（盐水煅）、潼沙苑、黄柏（盐水炒）、莲须。

另：刘松石猪肚丸，盐花汤送下。

二诊：前方潜肝纳肾，遗泄暂止。前人谓无梦而泄者，属肾气不摄。而由乎湿热下注者，亦复不少。右脉浮弦，左脉细弱，即脾湿不化之象。拟方以培土摄肾为主。

党参、於术（土炒）、茯苓、山药、黄柏（盐水炙）、春砂仁、丹皮、炙甘草、潼沙苑（盐水炒）、菟丝子（盐水炒）、制女贞、

白芍、大生地、莲须，上药为末，用金樱子膏四两化水泛丸，空心盐汤送下。(《柳宝诒医案·卷四》)

顾。肝火挟湿热下注膀胱，动及精室。每睡时则精浊交下，小便不爽，醒即不然。当清肝摄肾，两法并用。

白芍、刺蒺藜、丹皮、黑山栀、川柏、砂仁、牡蛎、茯苓、车前子、怀山药、菟丝子、莲子。

另：威喜丸，开水送下。(《柳宝诒医案·卷四》)

何。脾气虚陷，胃阴耗烁，舌苔白而少津，因通利过多，小水频数，溲后精浊淋沥。中气既伤，肾气又复不摄。当与脾肾两调，所嫌湿浊未清，滋腻之药未可遽投耳。

党参（炒）、野於术、炒怀药、连皮苓、北沙参（炒）、苡仁、麦冬肉、车前子（炒）、炙鸡金、牡蛎（盐水煅）、广木香（煨）、菟丝子（盐水炒）、春砂仁、荷叶蒂（各）。(《柳宝诒医案·卷四》)

华。遗泄时发，左关脉弦数不静。肝阳与相火交动，若遽与止涩，恐内动之火不能下泄，而转上炎，此非计之得也。与疏泄兼固摄法。

东白芍、刺蒺藜、黑山栀、丹皮、牡蛎、茯神、川柏（炙）、砂仁、炙甘草、怀山药、车前子、泽泻、莲须、银杏肉。(《柳宝诒医案·卷四》)

黄。疟疾本属风木之邪，疟虽止而邪机未净，内克脾胃则泄泻，下注于肾则遗泄，皆肝木所生之病。拟方泄木坚阴，佐以和中。

柴胡、白芍、於术、黄柏、砂仁、生甘草、牡蛎、木瓜、丹皮、六神曲、莲心、广陈皮、茯苓。(《柳宝诒医案·卷二》)

姜。阴气内损，肝阳不藏。遗泄颇作，脉象左手偏弦，而舌苔黄浊，胃纳不多。当此暑湿司令，勿宜滋腻。先与清暑熄肝，稍兼固摄之意。

淡天冬、北沙参、川石斛、白芍、丹皮、广陈皮、川柏（炙）、砂仁、炙甘草、怀山药、牡蛎、连须。（《柳宝诒医案·卷四》）

刘。脉象左手弦数，晚热神倦。阴虚而热恋于营，木火下注，遗泄时作，虚热上浮，咳血兼见。当以养阴清热为主，佐以固摄肾气。

淡天冬、大生地、北沙参、青蒿、白薇、丹皮（炙）、川黄柏（炙黑）、炙甘草、春砂仁、左牡蛎（生打）、莲子、枇杷叶。（《柳宝诒医案·卷四》）

柳。中气不足，湿痰易蒙。脉象左手弦数，时有梦遗。此木火为湿所阻，不能疏越而陷注耳。黄坤载氏谓：土湿水寒，则木气不柔，郁陷生火。与此证病机恰合，即仿其意立法。

党参、於术、茯苓、干姜、盐半夏、陈皮、丹皮、白芍、川柏、牡蛎、竹二青。

二诊：湿痰中阻，相火不得疏越。中焦多痰，下焦遗泄。拟用六君子法，佐以清摄肾气之品，作丸药缓调之。

党参、於术、茯苓、炙甘草、盐半夏、广陈皮、川柏（炙）、砂仁、刺蒺藜、丹皮、熟地、芡实、菟丝子、甘杞子、湘莲，上药为末，金樱子膏，白蜜和丸，每空心盐汤下。（《柳宝诒医案·卷四》）

陆。肝火为痰浊所遏，不得疏越，下注于肾，则为遗泄；内窜于络，则为痉震；上升于颠，则为昏眩。凡颧红足冷，神烦惊悸，少寐多汗，皆肝火不靖之症。惟体丰多湿，痰浊中阻，若竟与滋补，诚恐助湿生痰，转滋流弊。古方如温胆汤之泄浊，封髓丹之固肾，许学士镇摄之方，黄玉楸清风之论，皆与此症病机相合。兹仿其意立方，然须息虑静养，多服久服，非旦夕所能奏效也。

台参、羚羊角、龙齿、茯苓神（各）、牡蛎、丹皮（炒）、黑山栀、橘红（盐水炒）、法半夏、白芍、刺蒺藜、白薏仁（姜汁炒）、夜交藤、竹二青。

另：封髓丹二钱，磁朱丸一钱，和匀，用莲子汤临卧送服。

二诊：贵恙皆因木火郁遏，湿痰蒙壅而起。肝木当滋，而虑其助浊；湿痰易去，而怕其伤阴。斟酌于二者之间，只可培脾和胃，以治痰之源；养液柔肝，以制火之动。昨拟煎方，可随症加减。此外，再拟丸方一则，以为平复调摄之用。

党参、於术（土炒）、薏仁（姜汁炒）、炙甘草、法半夏、白芍、橘红（盐水炒）、茯苓、砂仁、大生地（炙松）、西洋参（元米拌蒸炒黄）、池菊、丹皮（炒）、龙骨（煅）、麦冬、刺蒺藜、牡蛎（盐水炒）、磁石（煅）、辰砂、黑山栀，上药为末，用竹沥、姜汁和蜜水泛丸。每空心、临卧，淡盐汤送下三钱。（《柳宝诒医案·卷三》）

沈。寐则阳气内藏。阳厥于外，则四肢若木；阳聚于内，则惊惕遗泄。病属阴阳两乖，而肝病为多。宜养阴潜阳，镇肝安胃。

太子参、丹参、元参、生地、青龙齿、左牡蛎、远志、茯神、枣仁（川连炒）、丹皮、蒺藜、夜交藤、竹茹。

另：磁朱丸（磁石、朱砂、神曲）、孔圣枕中丹（龟板、龙齿、远志），两样和匀，每服三钱，临卧，竹叶灯心汤送下。

二诊：肝阴不足，则肝阳浮扰，夜寐不安。其实阳失阴涵，而不能静，非阳气之有余也。泻肝之药，亦非所宜。脉象软细而数，不能鼓指，即肝阳亦有疲损之象。盗汗痉掣，多梦遗泄，阴弱而阳不内藏。当用养阴潜摄法，缓缓调理。

洋参、麦冬、生地、萸肉（盐水炒）、白芍、丹皮、枣仁、白薇、圆眼肉、竹茹。

另：孔圣枕中丹、天王补心丹，和匀，每服三钱，临卧，开水下。（《柳宝诒医案·卷四》）

盛。梦泄之证主乎肾，实生于肝。以肝火一动，必求疏泄故也。惊惕心烦，少寐多梦，肝阴虚而肝阳浮也。近日忽作吐红，或见血丝血点，肝胆之火，游溢经络，上乘心肺。腰脊肢体酸痛无力，而总偏于左半，乃阴气不足之故。拟方养阴泄肝，兼佐填补肾阴之法。

西洋参、生熟地黄（各）、天冬、丹皮炭、黑山栀、牡蛎、黄柏（盐水炒）、春砂仁、白芍、制马料豆、杜仲（盐水炒），煎汁滤收，加清阿胶、白蜜收膏。（《柳宝诒医案·卷四》）

向。遗泄暂止，左关及右尺尚欠软静。仍与清肝摄肾。

天冬、生地、白芍、川柏、砂仁、炙甘草、牡蛎、金樱子、远志炭、茯神、刺蒺藜、野料豆、莲子。（《柳宝诒医案·卷四》）

杨。遗泄多年，腰膝酸软，脉象细弱。此由肾气不摄，相火暗动。法当兼与固摄。

大熟地（炒炭）、砂仁（盐水炒）、潼沙苑、杜仲（盐水炒）、菟丝子、杞子、丹皮炭、金樱子（盐水炒）、牡蛎（煅）、黄柏（盐水炒）、茯神、建莲。

另：金锁固精丸、三才封髓丹。（《柳宝诒医案·卷四》）

尤。本患心脾不营。今诊脉肝部独见浮动，右手弦数。肝脏相火内烁，恐其梦泄剧发。用清肝法。

大生地、白芍、丹皮、黑山栀、牡蛎、怀山药、茯苓、砂仁、川柏、炙甘草、北沙参、莲子。（《柳宝诒医案·卷四》）

庄。梦遗不止，右尺脉独弦。相火不藏。用清肝合封髓法。

大生地、淡天冬、粉丹皮、川柏（炙）、砂仁、炙甘草、茯神、牡蛎、金樱子、莲肉。(《柳宝诒医案·卷四》)

◆ 血证

曹。风温之邪，恋于肺胃。刻下木火易动，以致肝络之气，有升无降。内热气升，痰红鼻衄。脉象浮细而数，舌中苔浊。拟和络清肝，泄降肺胃。

旋覆花（新绛同包）、鲜石斛、淡黄芩、黑山栀、前胡、丹皮、南沙参、蛤壳、桑皮叶（各）、苡仁、杭菊花、广橘络、茅根肉、枇杷叶。(《柳宝诒医案·卷五》)

孔。素质木火偏胜，营络为肝火所激，则血从上溢，而为鼻衄。向患三月坠胎，亦属木火为患。所嫌呕吐痰涎，中焦亦有湿浊。于泄肝清络之中，似不可过于滋腻。

东白芍、小生地（炒）、炒丹皮、茜草根炭、黑山栀、刺蒺藜、牡蛎、茯苓、苡米（姜汁炒）、於术、金石斛、制料豆、归身（炒黑）、竹茹。

如鼻衄甚，加秋石、茅根肉。(《柳宝诒医案·卷六》)

刘。血行清道而为衄血。其故由于肝火不平，蒸灼营阴，以致血络沸腾，屡发不已。阴血日耗，肝失血养，木火愈盛，驯至逆行肺金，喘逆鼻煽，神色枯瘁。上损之候已深，而纳少、跗肿、便溏，中气亦坏。脉象细数如喘，右尺躁动浮数。所伏之肝火，不特上克肺金，抑且下吸肾阴，肝肾不主摄纳，病见于上，而根属于下，在损症为最深之候。姑与清肝肃肺，培土纳肾之法。气阴两顾，扶过炎夏伤金之令，方可从长议治。

台参须、白芍、丹皮、归身、川百合、淡天冬、怀山药、女贞子（用墨汁旱莲同米汤拌，蒸晒三次）、大生地、牛膝（青盐化水拌烘）、牡蛎、五味子（蜜炙）、紫白石英（各）、毛燕窝（绢包）、竹茹。（《柳宝诒医案·卷五》）

苏。鼻红屡发，右脉浮数。肺胃火浮，故血从清道而溢。用清泄合咸降法。

鲜生地、细生地、丹皮、元参、黑山栀、银花炭、牡蛎、秋石、穞豆衣、杭菊花、枯芩、竹茹。

二诊：改方去银花、杭菊，加天冬、知母。

三诊：鼻红减而未止，脉象左关及右寸浮大而数。木火刑金，肺络不能清降。

羚羊角、鲜生地、细生地、丹皮、元参、知母、蛤黛散、天冬、牛膝、荆芥炭、侧柏炭、竹茹。（《柳宝诒医案·卷五》）

席。肝火不平，冲任之血，上升为衄。脉象弦数，色黄内热。当用清火泄木之法。

全当归、白芍、丹参、黑山栀、白薇、延胡索、川楝子、牛膝炭（苏木煎汁，拌炒）、茺蔚子。（《柳宝诒医案·卷五》）

曹。先患咳嗽，肺胃阴气已虚，复因木火冲逆，咯红屡发，脉象虚细急数，两手皆有弦象。人身五志之火，惟肝为甚，火燔阴伤，上灼肺金，下吸肾水，此两脏受伤皆重。脉数而弦，即志不静之证也。急宜虚怀静养，勿宜操劳恼怒，佐以药饵调理。庶可渐图恢复。

洋参、麦冬、生地、白芍、阿胶（生研，蛤黛散炒）、牡蛎、丹皮、黑山栀、白薇、川百合、马兜铃、生苡仁、山茶花、枇杷叶。（《柳宝诒医案·卷三》）

章。木火左升，肺胃不降。升多降少，气逆于络，则血随之而上溢，此贵恙之病源也。血后而咳不止，以及晚热少寐，皆肝肺两经不足所致。受病在肺，而病本在肝。调治之法，只宜清养肝阴为主，少佐肃降肺胃之品，便已足矣。

北沙参、白芍、大生地、制女贞、旱莲草（饭汤蒸）、蛤壳、苡仁、炙甘草、川百合、茯苓、枇杷叶、丹皮炭。（《柳宝诒医案·卷三》）

马。咯血再发，咳逆不已。木火升而肺金烁，不待言矣。但脉数已及六至，神色均瘁，而胃纳不多，大解不实，是上损而将及中也。为今之计，惟有清养肺金，泄肝和络，于养阴之中，仍寓培土之意，冀中气不坏，方可着手。然炎夏在前，有火令克金之虑，必夏令不致增重乃佳。

北沙参、麦冬、白芍、大生地、黄芪、炙甘草、白苡仁、蛤壳、旋覆花、川贝母、丹皮炭、枇杷叶、莲子（勿去心）。（《柳宝诒医案·卷三》）

方。痰咳不已，继以内热咯血，脉浮数。项右溃疡，流脓颇多，此属湿热之气，混于血络，蒸蕴而上溢。刻下营液被戕，余热犹恋。姑拟清营肃肺。

小生地、鲜生地、丹皮（炒）、白薇、苡仁、冬瓜仁、蛤壳、银花炭、连翘、青蒿、茅根肉、枇杷叶。（《柳宝诒医案·卷三》）

岑。光有浊痰蕴于肺胃，复感燥烈之邪，蒸蕴于内。肺金被灼，咳逆不已，痰秽带红。自夏徂秋，浊热未净。脉象软数带弦，与虚热致损者实不同，但舌色深绛无苔，间有疳点。胃中津液被涸，仍有郁热内蒸。凡胃阴伤者，用药最难得效。姑与清养胃阴，润降肺金，兼佐清泄郁热，疏化秽痰之意。总以胃阴得复，为第一要义。

生洋参、鲜石斛、鲜沙参、生苡仁、冬瓜仁、紫蛤壳（青黛同打）、川贝、川百合、马兜铃、合欢皮、忍冬藤、丝瓜络、丹

皮、枇杷叶、芦根。(《柳宝诒医案·卷三》)

杜。咯血盈碗而出，营阴大伤。刻下血势稍平而未净，咳逆内热，络伤息短，血少气浮，皆血后应有之证。惟火势未清，须防延久人损。拟用养血清金，泄热和络之法。

大生地、白芍、牡蛎、阿胶（生研，蛤黛散拌炒）、百合、紫菀、鲜生地、丹皮、白薇、归须、橘络、十灰丸（绢包入煎）、桑白皮、竹茹、茅根、藕。(《柳宝诒医案·卷三》)

杨。咯红七日不止，咳促胁刺胸板，脉象浮数而弦。每当日晚，必有大吐。审察病情，似属肝胃两经之火升腾于上，致血不安络而外溢。肺为火刑，不能右降，故右胁多痛也。失血已多，急须止摄，而火不平则血不能止。拟方清胃凉肝，仿釜底抽薪之意。

大生地、鲜生地、丹皮（炒）、白芍、牡蛎、知母、羚羊角、元参、北沙参、滑石、木通、枇杷叶、竹茹、芦根。(《柳宝诒医案·卷三》)

丁。呕血两次，血络空虚，因而生热。左半身牵强不舒，即血络痹阻之证。内热上熏，肺金被灼，咳逆息促，渐成上损之候。《金匮》以血痹虚劳，列为一门，即此意也。姑与畅营清阴、保肺，两法并治。

归须、桃仁、赤芍、生地、丹皮、白薇、丹参、北沙参、百合、蛤壳、茜草根、参三七、枇杷叶。(《柳宝诒医案·卷三》)

姜。咯血屡发。向患痰咳多年，肺胃不能清降。近因暑热烁金，营阴不守，血色鲜厚，势且引动肝肾，脉象弦数而硬，阳气不藏，阴血外溢，在咯血中为重证。拟方以潜熄为主，佐以清降。

天冬、生地、洋参、元武板、牡蛎、秋石、鲜沙参、牛膝、白薇、鲜生地、丹皮炭、蛤黛散（绢包）、藕节。(《柳宝诒医

案·卷三》）

李。胸前板室，咯血瘀紫，脉象两关弦硬而数。肝火内动，络血外溢；胃中浊痰，亦蕴热上蒸。肝胃同病，须防肺金内伤。拟方泄肝清胃，佐以肃肺和络。

羚羊角、生地、白芍、丹皮、川石斛、牡蛎、旋覆花、郁金、苡仁、百合、归须、茜草炭、竹茹、枇杷叶。（《柳宝诒医案·卷三》）

田。湿痰浊热，蕴结于肺胃之间，咳逆胸痛，痰黄带红。肺受热熏，络血外溢。用疏降浊热法，以肃肺金。

鲜南沙参（各）、白苡米、冬瓜仁、紫菀、旋覆花、桑白皮、橘红、川贝、丹皮、瓜蒌皮、桑叶、芦尖、枇杷叶、芦根。（《柳宝诒医案·卷三》）

汪。咯红本因木火上升而发，稍愈复作，肝火不静可知。脉象右手较数，偏右卧则气升血溢，肺金之受伤，显有可知。前以凉肝获效，越旬复发，是肝火暂平，而未能潜熄，故易于升动耳。兹拟于前法中，佐以潜摄之意。冀其根蒂稍固，则不至随触即升也。

羚羊角、牡蛎、元武板、大生地、白芍、苡仁、北沙参、川百合、肥玉竹、丹皮炭、生甘草、蛤黛散、鲜藕（煎汤代水）。（《柳宝诒医案·卷三》）

许。详察病情，大致是血络瘀阻，肝阳蒙冒之病。近两日痉厥渐平，而话错无伦，两胁板痛，每值厥回，必咯血数口，其病络瘀内阻无疑。左脉按之如绵，营气大耗，然瘀不通行，正何由复。姑与通络疏瘀，冀得下行为顺。

丹参、桃仁、归尾、怀牛膝（宣红花煎汁拌炒炭）、白芍（酒炒）、泽兰、延胡（酒炒）、橘络、青皮（醋炒）、旋覆花（新绛同包）、白薇。

另：西血珀、酒炙大黄炭，研末，益母草汤送下。(《柳宝诒医案·卷三》)

庄。向患中阳不运，便溏腹痛，纳谷胀滞，肠痹不爽。入春以来，又见咯红微咳，是属肺金热烁之象。脉象左手虚数，右手尤软。营阴为燥邪所伤。刻际天时燥烁，若遽投温燥，未免不宜。拟方以清上为主，仍佐和中调气之品。俟夏至一阴来复，再以温中可也。

北沙参、野於术、天冬、小生地（炒焦）、茯苓、蛤壳、枳壳（醋炒）、广陈皮（盐水炒）、丹皮炭、广木香、橘核、苡仁、百合、枇杷叶。(《柳宝诒医案·卷三》)

社。先内热而后咯血，咳嗽盗汗，数月不已，脉象弦数而糊，尺肤热甚，痰色带黄。此不特阴气虚损，兼有伏热内灼，热燥阴涸，金水两伤。更兼便溏纳少，中气亦虚，在虚证中最为重候。

北沙参、生地（蛤粉炒）、川百合、苡仁、东白芍、丹皮、蛤黛散、牡蛎、怀山药、白薇、桑皮、枇杷叶。(《柳宝诒医案·卷三》)

叶。咯血屡发，胸次板闷不舒。肝火逆行，肺胃不降，营络不得通调。但内热咳嗽，脉数六至有余。气火未平，而营阴已损。况天时尤热，右脉尤觉浮动，即使血不复来，肺金已属难支，况未必乎！仿四阴煎，佐以和络清营。

小生地、麦冬、川百合、北沙参、阿胶（蛤粉炒）、白芍、炒丹皮、黑山栀、牡蛎、归须炭、刺蒺藜、橘络、枇杷叶。(《柳宝诒医案·卷三》)

白。络伤吐血，当夏令至而剧发，右脉弦细而数，血虽止而胸胁板窒，营络不和，木火之内扰者，亦未清泄。当清营和络，潜熄肝火，为善后之计。

旋覆花（新绛同包）、归须、橘络、丹皮、丹参、生地、赤白芍（各）、黛蛤散、苡仁、刺蒺藜、丝瓜络、参三七（磨冲）、枇杷叶。（《柳宝诒医案·卷三》）

方。呕血屡发，每值发时，必先腹胀气升，吐涎肢冷。切脉弦数，左关按之独觉厥动不和。此皆肝火内郁，冲逆于阳明之络，故血从络溢。《内经》谓阳络，则血外溢。此症是也。治法宜清泄肝火，佐以和气降逆，仅与止血恐无当也。

羚羊角、丹皮炭、黑山栀、白芍、丹参、郁金、龙齿、石决明（盐水煅）、茯神、白薇、橘络、秋石、竹二青。

二诊：失血之后，气火未平。刻诊，脉象左关与右尺浮动不静。相火不藏，势必引动浮阳，恐其再致血溢。拟方于清降中佐以潜安。

大生地、白芍、牡蛎、丹皮炭、煨牛膝（盐水炒）、潞党参、川黄柏（秋石化水拌炒）、砂仁（盐水炒）、制女贞、枇杷叶。（《柳宝诒医案·卷三》）

俞。痰嗽多年，肺金先病。近年更兼吐红两次，脉象虚细短散，痰色间有干黄，虚热时作，肝火上浮。刻下肺宜降，肝宜清，而营阴尤宜滋养。诚以阴虚生热，木火上凌，肺金受其耗烁，势必延成上损。

洋参、南北沙参（各）、大生地、川百合、丹皮（炒）、白芍、冬瓜仁、蛤壳、黑山栀、苡仁、橘络、川贝母、枇杷叶（去毛），毛燕窝、竹茹、菊花炭（上三味，五剂后去之）。（《柳宝诒医案·卷三》）

张。胸板吐血，屡发不止。据述当胸不舒，有板闷搅痛之象。其始必因越走于巅，气火升动，致肺胃络脉，被其冲激，所谓阳络伤则血外溢，此之谓也。屡吐之后，络脉破而血道滑，非一时所能猝止。拟方和络疏瘀，降气止血，缓缓调之。

旋覆花（新绛同包）、归须、橘络、丹参、小生地、丹皮炭、煨牛膝（炒炭）、金石斛、竹茹。

另：黄蚕茧（炙存性）六分，参三七六分，藏红花三分，研末，分两次开水送下。（《柳宝诒医案·卷三》）

卞。吐血盈碗，内热不纳，咳逆气升。肝木之火，与血络之热，交并于上。当与清化肃肺。

鲜生地（薄荷同打）、细生地、丹皮、白薇、青蒿、鲜南沙参、桑白皮、紫菀、蛤壳、藕节、茅根、枇杷叶。（《柳宝诒医案·卷三》）

周。木火冲激，血不能安于络而上溢为吐。幸禀质坚实，故屡发而不见虚象。拟方养胃和肝为主。

霍石斛、玉竹、麦冬、羚羊角、石决明、生地、丹皮、黑山栀、橘白、郁金、生甘草、女贞子、枇杷叶、鲜藕。（《柳宝诒医案·卷三》）

陈。便血初起，血出如喷，名曰肠风。继则里急后重，血出如滴，又为血痢。风湿扰及营分，郁而化热，两病兼作，治亦当两法兼顾。

上绵芪、防风根炭、荆芥炭、丹皮炭、槐花炭、红曲米炭、归身炭、大生地（炒）、广木香、枳壳（醋炒）、侧柏叶炭、茜根炭、晚蚕沙、炒黑荷叶（煎汤代水）。（《柳宝诒医案·卷四》）

杜。肠风久发不止，营中湿热不清。而脾土久虚，中气下陷。仿肠风治法，佐以培脾。

归身炭、白芍、刺蒺藜、晚蚕沙、黄芪、於术、防风炭、荆芥炭、细生地炭、枳壳、甘草、丹皮炭、地榆炭、赤小豆。（《柳

宝诒医案·卷四》)

冯。便血屡发不止。邪在营阴，营气下陷。兼作咳嗽，肺金兼感风邪。当和营清肺。

归身炭、赤芍、槐米炭、防风根炭、丹皮炭、淡黄芩、白术炭、枳壳、紫菀、苏子、旋覆花、十灰丸（绢包入煎）、荷叶、枇杷叶。（《柳宝诒医案·卷四》）

龚。中气窒滞，脾营虚陷，腹痛止而便血作。当疏运脾气，佐以和营。

白术炭、归身炭、生地炭、槐米炭、丹皮炭、枳实、木香、砂仁、炙鸡金、大曲炭、荷叶。（《柳宝诒医案·卷四》）

姜。先患便血，腹中滞痛不爽。此湿热伤营之病，温之涩之，便血稍止，而湿热内踞，中气受伤，渐至脘腹胀满。刻诊脉象弦数，舌苔黄浊。法当清泄肝脾，勿容温补助邪也。

煨木香、枳壳（醋炒）、酒炒淡芩、桔梗、酒炒赤白芍、槐米炭、归身炭、防风根炭、丹皮炭、红曲米炭、川芎（炒）、焦荷叶。

另：小温中丸，每服三钱。（《柳宝诒医论医案·医案》）

李。便血如线而出，本属肠风。但大便溏垢不爽，舌苔黄浊晦厚，脘闷不纳，内热神倦。湿积之邪，留恋中焦，气机不能疏化。病情与滞痢相等，当从气分疏化，佐以和营清风。

广木香、奎砂仁、生苡仁、川朴、枳壳、茯苓、川芎炭、归身炭、川柏炭、茅术炭、防风根炭、晚蚕沙、藕（煎汤代水）。（《柳宝诒医案·卷四》）

马。便血甚于粪后，是湿热伤脾，脾不统血，而湿热之邪，扰及营络。法当健脾清营。

於术、茅术、归身炭、丹皮炭、红曲炭、赤白芍（各）、木

167

香、生地、阿胶（地榆炒）、砂仁、枳壳、干荷叶、藕（煎汤代水）。（《柳宝诒医案·卷四》）

孟。便血不已，气坠肛脱，自属气虚下陷，宜用升补之法。但左脉弦数，腹中未和。舌苔带浊，仍有湿热留恋，浊痰上壅。宜先疏化。

青盐半夏、炒枳壳、茯苓、茜草根、橘红、煨广木香、归身炭、淡芩（炒黑）、酒炒东白芍、槐米炭、丹皮炭、炒焦荷叶、藕节炭。（《柳宝诒医论医案·医案》）

沈。右脉弦细而硬，便红内热，阴气先虚，痰气内阻，脘闷神倦，病情淹缠。用养阴清营，和气化痰之法。

归身炭、白芍、丹皮炭、丹参、黑山栀、茯神、枣仁、刺蒺藜、广郁金、木香、盐半夏、橘红、香橼皮、竹二青。（《柳宝诒医案·卷四》）

吴。便血数日不止，湿热之留于营分者，由此疏泄。惟气机不化，脘气不舒，宜清泄营分，疏通中气。

豆豉、桔梗、小生地炭、白芍、淡芩、炒枳壳、煨木香、炒归身、丹皮炭、防风根炭、绵芪、荷叶炭、藕。（《柳宝诒医论医案·医案》）

吴。肠风失血甚多，湿热下注使然。法宜清泄。

细生地炭、荆芥炭、槐米炭、归身炭、晚蚕沙、侧柏叶炭、丹皮炭、茜根炭、陈阿胶、地榆炭（一钱研末炒）、藕节炭。

再诊：便血甚多，气坠血注，前与清泄不效，拟固气摄营，佐以润肠泄热。

党参、细生地炭、槐米炭、防风根炭、黄芪、丹皮炭、柏子仁霜（绢包）、归身、荆芥炭、阿胶（蒲黄粉并炒）。

另：脏连丸三钱。（《柳宝诒医论医案·医案》）

许。肠漏久而不愈，脉虚数，内热色浮。营阴大伤，脾运不健。当养阴培土。

归身炭、白芍（土炒）、於术、煨广木香、枳壳（炒）、砂仁、炙鸡金、菟丝子（酒炒）、黄芪（炙）、防风炭、炙甘草、生熟神曲（各）、荷叶。（《柳宝诒医案·卷四》）

杨。先血后便，为近血，湿热注于大肠所致。脉数内热，去血多而营气伤也。

归身炭、生地炭、荆芥炭、丹皮炭、川柏炭、茅术炭、柿饼炭、淡黄芩、生甘草、苡仁、枳壳、荷叶炭、赤小豆（煎汤代水）。（《柳宝诒医案·卷四》）

尹。便血不止，由于肝脾不能统摄，血不归经，故从内溢。刻下风木亢甚，头晕脘绞。宜先清营熄风，滋腻补涩，均非所宜。

生地炭、赤白芍（各）、阿胶（地榆炭研末炒）、归身炭、丹皮炭、石决明、刺蒺藜、菊花、天麻、川连、广陈皮、竹二青、藕节。

二诊：便血未止，而左脉未静。肝脾两弱，血不归经。仿济生法调理。

於术炭、上绵芪、生地炭、川芎炭、炒黑归身、白芍、木香、砂仁、茯神、刺蒺藜、石决明、藕节。（《柳宝诒医案·卷四》）

尤。便红在矢后，而其出也如喷如射，血色带紫，此属肠风之状。湿热久郁于营络之中，复感风木之化，乘中土之虚，下注于肠，风性鼓荡而栗疾，故有夺迫之象。是宜清营疏风，不得与便血混治。

归身炭、大生地（炒松）、炒丹皮、槐角炭、荆芥炭、赤白芍（各，酒炒）、刺蒺藜、阿胶（蒲黄拌炒）、防风炭、侧柏炭、赤小豆、晚蚕沙（二味煎汤代水）。（《柳宝诒医案·卷四》）

章。粪前血溢，少腹滞痛，似痢而不爽。脉象细弦不数，右尺稍大。湿热注于大肠，病久气陷。宜于清营中，佐以东垣升举之意。

归身炭、赤芍（酒炒）、槐米炭、地榆炭、於术炭、怀山药、黄柏（酒炒）、黄芪、煨木香、炒枳壳、甘草、葛根（煨）、柴胡、赤小豆（煎汤代水）。（《柳宝诒医案·卷四》）

赵。便血颇多，肝脾营气大伤，脉虚细，神倦乏力。当从肝脾清摄。

黄芪、槐米炭、阿胶、地榆炭（一钱研末拌炒）、枳壳（醋炒）、大生地（炒松）、丹皮炭、黑稽豆衣、广皮、归身炭、茜根炭、白芍、侧柏叶炭、炒焦荷叶。（《柳宝诒医论医案·医案》）

血从上下而溢，血色瘀紫，血行后筋骨掣痛，内及脘腹，营络仍复不通，左胁结痞，亦未消化。总由营络室滞，肝气内阻。仍宜疏肝和络，清导余瘀。

金铃子、延胡、青皮、归尾、牛膝、红花、桃仁、丹参、郁金、木通、乳香、降香、丝瓜络。（《柳宝诒医论医案·医案》）

◆ **痰饮**

岑。痰饮气逆，遇寒辄发。此寒饮射肺之证。惟胁痛，痰出不爽，宜于降浊中兼以疏化。

青盐半夏、茯苓、橘红、五味子（干姜同研，炙黑）、旋覆花（绢包）、南沙参、冬瓜仁、杏仁、苡仁、苏子、枇杷叶。（《柳宝诒医案·卷三》）

冯。向来脾土少健，湿痰停阻中焦，失于输运。前与胃苓法，未得大效。缘长夏湿土司令，人在气交之中，湿热之邪，易入难出。温燥之品，专用恐伤其阴。兹拟芳香疏化，调畅气机，清理湿热。

本山术、豆卷、佩兰、川朴、广陈皮、茯苓、鸡内金、砂仁、木香、滑石、川柏、黑山栀、香橼皮。

另：温中丸开水送下。(《柳宝诒医案·卷一》)

耿。水火为痰浊所遏，内扰于胃，上逆于颠，外扰于筋。当拟泄肝化痰法。

蒺藜（去刺）、石决明（生打）、钩钩（后入）、杭菊炭、郁金、制半夏、茯苓、白芍、川连（盐水炒）、夜交藤、竹二青、橘红。(《柳宝诒医案·卷四》)

陆。脾胃两阳亏损，浊饮停蓄，此宿病也。近日脾气下陷，跗肿及膝。浊气上潜则增剧，饮邪上逆则气促，当预为筹防。惟舌心苔黑而润，天时炎蒸，湿郁化火。用药亦当兼顾。

野於术、白茯苓（连皮）、潞党参、炙甘草、盐半夏、五味子（干姜末同打蜜汁蒸黑）、桂枝、牛膝炭（盐水炒）、左牡蛎（盐水炒）、广橘红、旋覆花（绢包）、胡桃肉、金匮肾气丸。(《柳宝诒医案·卷三》)

钱。痰秽带红，两月不止，内热形寒，脉数舌绛。金脏已伤，而阴热仍恋，将来木火郁升，须防气促。

鲜沙参、苡仁、桃仁、生地、丹皮、知母、川贝、冬瓜仁、桑皮、兜铃、蛤黛散、枇杷叶、芦根。(《柳宝诒医案·卷三》)

秦。寒邪与痰饮交阻，肺胃不降。肺咳之状，咳而喘；胃咳之状，咳而呕。此证是也。法当疏降。

南沙参、前胡、紫菀、杏仁、苏子、甜葶苈、青盐半夏、广橘红、白茯苓、白苡仁、生姜、枇杷叶。(《柳宝诒医案·卷三》)

苏。胃有积饮，肝木被其郁遏，失其条达之性，化火生风，横冲直窜。其嘈扰、呕吐、惊悸、眩晕，悉由乎此。去春以来，呕血两次，是阳明络病，为木火冲激而然。去秋小产以后，肝营渐亏，脾阳亦弱，浊气下陷，足跗渐肿，上及于膝。此肝、脾、胃三经之病，有湿，有火，有气，而归本脏气之虚，势不能以一方概治。拟用清泄木火，安中蠲饮之法，治其肝胃。俟木土两和，再图进步。

於术、白芍、姜半夏、川连（吴萸煎汁炒）、黑山栀（姜汁炒）、炒丹皮、茯苓皮、炙鸡金、苡米、洋参、枳实炭、瓦楞子、香橼皮、竹茹（姜汁炒）。(《柳宝诒医案·卷六》)

痰气阻结，清阳被郁，脉数舌黄。兼有浊热蒙扰。当宣痹泄浊。

旋覆花、薤白头、瓜蒌皮、郁金、前胡、杏仁、香豉、射干、枳壳、橘红、蔻仁、通草、枇杷叶。(《柳宝诒医论医案·医案》)

田。浊壅于中，木火被遏。诊脉右关左寸浮数而大。与疏风泄浊，用温胆加味。

细川连、制半夏、广陈皮、茯苓、川朴、生枳实、石决明、刺蒺藜、郁金、黑山栀、白芍、瓜蒌皮、淡黄芩（酒炒）、竹二青。(《柳宝诒医案·卷四》)

伍。痰饮上逆，肺胃不得清降。当疏化痰气，肃降肺胃。

旋覆花、海浮石、长牛膝、盐半夏、白茯苓、南沙参、粉前胡、冬瓜仁、白杏仁、白苡仁、紫菀、瓦楞子、枇杷叶、竹二青。

二诊：前方去茯苓、冬瓜仁，加冬瓜皮、茯苓皮、桑皮、桂枝。

三诊：贵质偏于多痰气弱，而痰之多，由于脾脏浊热内伏，致胃气不能清输，而胃中津液，郁而为痰，与寻常浊热之可用温燥者，其原不同。其气道为痰所窒，则肺不能降，肾不能吸，举动则气促有异，亦与寻常纳气之药不合。拟方以清泄中焦为主，佐以培原肃肺。

全石斛、淡黄芩、细川连、生甘草、半夏、茯苓、党参、於术、新会皮、旋覆花、瓦楞子、竹二青。

另：服人参和橘红同煎。(《柳宝诒医案·卷三》)

席。肝火为痰浊所遏，不得疏越，内蒙灵府。前与清肝豁痰，已得小效，再依前法增损。

黑山栀、粉丹皮、天竺黄、左牡蛎、广郁金、首乌藤、茯神、枣仁（川连炒）、远志、菖蒲、竹二青。

另：磁朱丸、白金丸和匀，灯心汤送下一钱。

二诊：肝火虽平，而痰浊内盛。脉情缓滑，舌苔浊腻。再与疏化痰浊。

丹参、元参、胆星、丹皮、黑山栀、牡蛎、川贝、菖蒲根、茯神、枳实、半夏曲。

三诊：浊苔得化，而脉象弦滑未净。上焦痰火不得清肃，再与清火化痰。

丹参、元参、丹皮、黑山栀、广郁金、菖蒲根、川贝、牡蛎、龙齿、细川连、金石斛、远志肉、鲜竹二青。(《柳宝诒医案·卷三》)

夏。贵体之恙，自属痰火留于肝胆胞络所致。惟肌肤干燥，服祛痰药反坏此两层。想因阴液耗烁，治痰之药未免嫌燥烈耳。鄙见拟用滋肝之药为主，佐以清神化痰，取药品之纯润而不燥烈者用之，或能与病机相合。仿道藏补心丹、孔圣枕中丹、磁朱丸三方复合。

太子参、大熟地、生地、丹参、元参、细川连、桔梗、西珀屑、九节菖蒲根（勿见火）、苋麦冬（去心）、川贝（去心）、净枣仁（猪胆汁炒）、黑山栀，共为末，用竹沥和姜汁少许泛丸，辰砂

为衣。临卧服，灯心汤下三钱。(《柳宝诒医案·卷三》)

◆ **消渴**

施。渴饮无度，为肺消；饮一溲二，为肾消。此证渴饮溲清，而澄脚如膏结，面如油。此阴分伏热，伏于至深之处，燔于上则渴，燥于下则消。肺肾交受，两载有余，阴液大伤。近日足膝痿软，即其征也。至此又云湿热，是从其末而揣其本矣。拟方从阴分滋清，兼熄相火，须得金水相生，乃为佳象。

淡天冬、大生地、西洋参、左牡蛎（生打）、川黄柏（盐水炒）、春砂仁、鲜南沙参、肥知母、丹皮炭、猪腰子（两只，煎汤代水）。(《柳宝诒医案·卷四》)

杜。肝火郁伏，燔灼津液。消渴善饥，夜寐不安。病关脏气，奏功殊难。

大生地、白芍、西洋参、丹皮、元武板、黑山栀、元参、淡天冬、生甘草、龙齿、牡蛎、磁石（醋煅）、鲜猪肤（刮净油，煎汤代水）。(《柳宝诒医案·卷四》)

◆ **口渴**

黄。渴饮绵绵，小溲不畅。因火灼肺，金失下输之职也。清气不升，时发飧泄。因湿伤脾，邪机转而下陷也。生制失权，本末同病。证情与肠痹相似，兹仿其例而治之，未识是否？

旋覆花、紫蛤壳、茯苓皮、白苡仁、泽泻、升麻（蜜炙）、通草、川柏（盐水炙）、黑山栀、苦参、桑白皮、生百合（煎汤代水）。(《柳宝诒医案·卷五》)

毛。阴虚则内热，木郁则生火。内热，口渴，心烦，水不涵木之象。用清阴潜阳。

小生地、西洋参、归身、白芍、玉竹、白薇、左牡蛎、青龙齿、刺蒺藜、丹皮、黑山栀、茯神、灯草心。(《柳宝诒医案·卷四》)

◆ **虚劳**

黄。令媛之病,前次晋诊,已邪少虚多之疾,况近日又发疹瘔,又能汗解,其邪凉已无多。惟体气向系阴虚,邪既乘虚陷入,则阴气不充,其力不能鼓邪外达,故在他人可一汗而解者,在此屡汗不清也。汗屡出则阴愈伤,驯至晚热盗汗,咳嗽脉数,从此延成损候者,亦往往有之。其机关全在邪机将退之时,只要汗便两畅,邪机外出之路,方能通达不滞,即当专意养阴,助阴气以托余邪,断不可畏其留邪,迁延贻误。盖养阴之品,类多滑润,绝不至有留邪之弊。惟性味酸涩收敛者,必须避之。古人如伤寒门中之复脉、黄连阿胶汤;温热门中之三甲复脉、定风珠等方。大剂滋补,皆用于邪机未尽之时,而初无顾虑者,诚以阴气苟充,则邪之已化热者,自能鼓之外达,不必虑其留邪也,设或有未化之邪夹杂于内,当兼用清化。令媛之病,阴气既已大伤,此时即有余邪,亦属伤阴烁肺之余热,正与三甲复脉之例相似。惟彼则专主肝肾,此则兼重脾胃有异耳。兹就愚意所及,悬拟一方。其胸中空洞者,是肺胃之津气两虚也。虚热熏灼及肺则作咳,咳则引动气火上升不已,故热作而气亦不平也。舌苔微黄,口中燥渴。胃中谷气,为热所蒸则苔黄;胃阴本亏,复为热灼则燥渴。此病阴虚为本,而此等见症,均属标病,但阴气得复,则各症均在所治之中矣。拟方如下,录候采用。

生地、白芍、洋参、白薇、归身、牡蛎、丹参、牛膝炭、百合、北沙参、金石斛、夜交藤、竹茹。

如舌苔黄甚，加生枳实、瓜蒌皮；晚来热者，加鲜生地煎燕窝汤可服。（《柳宝诒医案·卷三》）

秦。失血之后，脉虚细数，寒热咳促，不能平卧，已属上损之候。刻下胃纳不佳，肢端微肿，有中气虚馁之虑。用肃肺培中法，冀其中土渐旺，脉数渐退，方是可治之机。

北沙参、於术、麦冬、川百合、紫菀、炙甘草、旋覆花、归须、生地炭、丹皮炭、左牡蛎（生打）、橘络、枇杷叶、藕汁。（《柳宝诒医案·卷三》）

水。咳逆引痛，在腰胁之间，乃肝肾部位，虽因邪热瘀阻，然而胜阴未尝不伤。晚热盗汗，营虚有热也。气升喘促，行动则甚，下元不能收摄也。拟方养阴摄气，佐以和络。

长牛膝（盐水炒）、杜仲（酒炒）、熟地（砂仁拌炒）、潼沙苑（盐水炒）、甘杞子（酒炒）、橘络、牡蛎（盐水煅）、丹皮炭、白芍、磁石（煅）、归身（炒）、丝瓜络（乳香拌炒）、胡桃肉（打）。

二诊：病历一年矣，证情虚实错见，内而脏腑，外而经络，随处见病，莫可指其病原之所在。兹细思推究，其始由乎肝胆，先由郁热内蕴，复为外感所遏，以致熏蒸燔灼，营阴独承其弊，上蒸肺胃，其津液悉变为痰浊。一年来晚热盗汗，气促痰多，其故悉由乎此。刻下阴液渐涸，经络之气，无以主持，故随气刺痛，而脾运不旺，纳谷仍化痰涎。脉象右手弦数，肺胃间仍有余热熏灼。如一间破屋，东穿西漏，修理者几于无处下手，只可随时修补罅漏，冀无风雨飘摇。一两日后，苟能中气有权，方可着手。

太子参、川石斛、淡黄芩（酒炒）、白薇、刺蒺藜、潼沙苑（盐水炒）、丹皮炭、半夏曲（炒黄）、橘红络（各）、苡仁、枇杷叶。（《柳宝诒医案·卷三》）

◆ **汗证**

胡。热止而盗汗日作。从前邪恋日久，阴气受伤所致。当清养营阴。

生地、归身、白芍、丹皮、白薇、川石斛、北沙参、绵芪、砂仁、茯苓、泽泻、红枣。（《柳宝诒医案·卷三》）

施。本患阴虚肝旺，舌绛少苔，口渴溺赤，内热盗汗，无一非阴虚的据，奈淡渗苦燥迭进不已，又复继之以温散，阴液久亏之体，何堪如此耗烁？宜乎咳甚痰红，热升颧赤，遂致逼入损途也。刻诊脉象浮数且弦，右关较大，阴涸阳浮，其象已见。姑与养阴救肺，勉冀转机。

鲜沙参、西洋参、大生地、炒丹皮、蛤壳、川百合、白苡仁、白芍、牡蛎、麦冬、川贝母、枇杷叶。

二诊：阴虚未复之体，加以起居饮食不能调摄，致入秋以来，渐增形寒内热，咳嗽渴饮，舌质光红而碎，根苔浮白，其肝肾之阴与肺胃之液，耗烁已甚。从前可以支持者，犹幸中气有权，纳谷不减。今则便溏腹痛，少纳不饥，养阴之药，嫌其腻滑；温运之药，又恐耗阴。调治颇难着手，勉与培脾养液，冀得转机。

北沙参、於术、炒麦冬、山药、春砂仁（盐水炒）、炙鸡金、炮姜炭（五味子蜜炙黑同打）、小生地（炒）、蛤壳、白薇、煨木香、谷麦芽（炒）、干荷叶。

三诊：舌色紫绛无苔，阴伤已甚，而中气损陷，便溏少纳，此时设与滋养，转增溏泄。惟有先培中气，苟得中焦温运，或可挽回万一。

党参、於术（炒）、炮姜（同蜜水炙炭）、炙甘草、小生地（炒）、山药（焙）、北沙参、金石斛、煨木香、春砂仁（盐水炒）、

干荷叶。(《柳宝诒医案·卷三》)

景。接到手书，阅悉一切。令婶母之病，因郁而起，适值经来，则病之涉乎营分者，可想而见。寒热夜发，汗出齐颈，在热入血室者，本有是证。惟仲景所论，主以小柴胡汤，乃伤寒之邪，此证或因温邪，或因郁热，逼入营分，因热蕴而经行，因经行而热陷。病之路径与伤寒同，而致病之邪则异。治是症者，可以师仲景之法，而不可执仲景方也。至阳脱阴虚两层，除头汗外，与别项见证，均不相符，可无论也。询寒热作于酉戌，退于寅卯，邪之涉于阴分，已可概见。汗出于头，颈下无汗，乃热入血室之见证。况病起而经候适行，尤与证情相合。仲景从少阳立法，而以小柴胡汤为主方，原欲从阴分提出所陷之邪故耳。此症本非伤寒之邪，则师其意，当变其方。拟从少厥两经，泄热退邪，俾郁热渐清，则头汗自渐少矣。悬揣之说，未识当否? 尚希高明酌采。

鲜生地（生姜打汁，连渣同生地拌打，和炒微黑）、紫丹参、炒丹皮、嫩白薇、香青蒿、东白芍（酒炒）、淡黄芩（酒炒）、生甘草、牡蛎、茅根肉。

前案云额汗，如汗在额，而不及胸后者，乃阳明病，当加知母。若小便清利，大便黑者，专属瘀热而设，当加桃、泽、延胡之类。方中鲜生地改用小生地亦可，姜酌减少。(《柳宝诒医案·卷六》)

陶。病起晚热盗汗。近日热重于午后，两足酸痛。此邪机深伏阴经，渐有外达之象。唇齿于焦，舌苔黄腻而带灰，前半渐有化燥之形，而阴经伏邪尚未尽达于胃。拟方内托伏邪为本，清泄阳明为标。俾得尽能化燥，则一鼓而下也。

鲜生地（豆豉打）、苏梗、枳实、黄芩、楂炭、金石斛、牛膝（桂枝炒）、蒌皮、茅根、竹二青。

二诊：舌苔干燥而灰，唇焦齿板。其少阴伏邪，涉于阳明者，当属十之二三。以其蜷卧、耳聋，故知其伏邪未尽达于胃也。拟方总以清透伏邪为主，已到胃者宜清泄。

鲜生地（豆豉打）、生地、元参、丹皮、枳实、佩兰、蒌皮、鲜石斛、锦纹、茅根肉。

三诊：伏邪从阳分而透，而不爽达，壮热无汗，红疹隐现，舌中焦灰，底色干绛，唇齿焦黑。里热燔于胃者已重。而耳聋足酸，邪热尚深伏于阴分。拟方清营透邪，疏腑导热。

鲜生地（豆豉打）、小枳实、带心翘、鲜石斛、黑山栀、蒌皮（元明粉炒）、元参、丹皮、细生地、楂炭、茅根、竹叶。（《柳宝诒医案·卷一》）

吴。阴伤不复，法当养肺。但中气不旺，盗汗不止。当培土生金，仿复脉汤加减。

生地、白芍、麦冬、阿胶（蛤粉炒）、丹皮、牡蛎、生甘草、於术、北沙参、白薇、川百合、款冬花、枇杷叶。（《柳宝诒医案·卷三》）

伍。按脉右手浮弦而数，左手浮软如绵。阳升阴弱，木火内浮。其上半多汗，干咳心烦，木火犯于心肺也；小溲不爽，木火注于膀胱也。火愈燔，则阴愈少，延久必致阴损。法当上清心肺，下养肝肾，以滋阴熄阳法治之，而和络利水之法，即寓其中。

北沙参、淡天冬、大生地、牡蛎、白芍、丹皮、桑白皮、地骨皮、白薇、黑山栀、川石斛、泽泻、车前子（包）、枇杷叶（去毛，包）。（《柳宝诒医案·卷四》）

伍。伏邪郁于少阴，浮于少阳。先发三疟盗汗，已属热郁于肾之象。况身半以下灼热，腰脊酸疼。营阴受伤可知，先与养阴透邪。

大生地（炒）、归身（炒）、白芍（酒炒）、青蒿、丹皮（炒）、白薇、牡蛎、川柏（盐水炙黑）、春砂仁、制女贞、刺蒺藜、茅根肉。（《柳宝诒医案·卷一》）

许。营阴亏耗，木火易浮，近因哀感过度，肝气上逆，肺气不降，每晚内热盗汗，肝阴伤而肝阳越也。咳呛不止，气从左胁上升，逆于胸臆，正属木火刑金之候。阴愈弱则热愈炽，金愈弱则木愈强，势必金枯阴涸，肝肺两损。调治之道，不外养阴清热，肃肺柔肝。务须舒怀调摄，乃能退出损途。

鲜南沙参、生地、麦冬、川贝母、白薇、旋覆花（归须一钱同包）、白芍、牡蛎、苡仁、桑白皮、洋参、蛤壳、丹皮、郁金、枇杷叶、竹茹。（《柳宝诒医论医案·医案》）

章。病后营阴未复，稍涉劳动，即觉内热盗汗，舌红，皆阴血偏虚之象。方以滋养营血为主，参入清阴可也。

大生地、归身、白芍、丹参、软白薇、生鳖甲、牡蛎、党参、砂仁、麦冬、新会皮、刺蒺藜、菟丝子、女贞子、甘杞子，煎汁沥清，文火慢熬，烊入阿胶、白蜜收膏。每晨空心，开水送下。（《柳宝诒医案·卷三》）

章。入夜蒸热，盗汗气促，神烦，切脉弦急浮硬。邪热郁伏阴分，由肝肾外达，气深道远。腰痛胁刺，皆气郁不达之象。治宜养阴托邪，俾伏热得以外解。

大生地（炒松）、大豆卷（炒）、白芍（酒炒）、白薇、牡蛎、丹皮炭、青蒿子、淡黄芩（酒炒）、竹叶。（《柳宝诒医案·卷三》）

章。暑湿黏腻之邪，伏于募原，发为秋疟。五六日来，头汗多呕。邪机在胃，不得通泄。舌苔灰浊，舌尖边干。脉象左濡右弦，而数颇甚。伏邪已得化热，因气机不畅，故不能疏达。刻下偏燥之药已嫌助热，当用芳香透达，兼佐清化。

川雅连、半夏、陈皮、茯苓、豆卷、干菖蒲、海南子、佩兰、淡黄芩、滑石、姜竹茹、生枳实。

二诊：悬拟，读手示，备悉病状，寒热呕吐均止，惟舌苔仍然浊腻。此外一层已动之邪，得药而解，其内伏之邪，尚郁而未泄。故溺少而赤，口浊仍然。今日大便爽利，已有邪机内动之兆。解后脐下作痛，邪气郁结不舒也。拟方条达胃腑，疏泄邪热。俾得胃气通达，则邪自不留滞。改方附呈，拟用栀豉泄郁伏之邪，泻心除痞结之浊，佐以通调水道，俾郁热有外泄之路，而立意总宜通调胃腑为主。

生枳实、黑山栀、豆豉、川连、黄芩、建皮、连皮苓、蒌皮仁、半夏、知母、滑石、菖蒲、香稻叶、姜竹茹（加减），口渴加芦根。（《柳宝诒医案·卷一》）

周。营阴不足，内热盗汗，脉象左弦右浮。用养阴法，兼清肺胃。

生地、归身、白芍、青蒿梗、淡黄芩、南沙参、生甘草、绵芪、广陈皮、牡蛎、丹皮、浮小麦、红枣。

二诊：盗汗未止，左脉弦细而数。阴虚热恋，再与清养彻热。

生地、白芍、青蒿梗、白薇、丹皮、生鳖甲、牡蛎、秦艽、茅根、浮小麦。

三诊：阴热未清，故盗汗不止，晚热头晕。仍宜养阴清热为主。

生地、白芍、丹皮、白薇、青蒿子、生鳖甲、牡蛎、川百合、地骨皮、菊花炭、刺蒺藜、稽豆衣、枣仁、红枣。（《柳宝诒医案·卷三》）

◆ **痹证**

卜。两足痹软不能行，跗冷膝强而股麻。前人谓：身半以下

181

湿主之。此与偏废不同，与痿证之纯乎虚者亦异，脉细带数，下焦气虚而且窒，湿邪郁久化热，燥湿亦难骤进。拟方滋养营血，疏通络气。

大生地（酒炒）、当归（酒炒）、怀牛膝（酒炒）、桂枝尖、虎胫胶（酒燉烊冲）、川独活、宣木瓜（酒炒）、白苡仁、五加皮、嫩桑枝（酒炒）、丝瓜络（酒炙）。

另：圣济活络丹，黄酒送下。（《柳宝诒医案·卷五》）

顾。风邪走入营络，肢节痛痹，两年不愈。血枯邪滞，难求速效，当养血疏肝，取血行风自灭之意。

生地、全当归、赤白芍（各）、秦艽、桂枝、防风、五加皮、杜仲、丹皮、首乌藤、砂仁、桑枝、丝瓜络。（《柳宝诒医案·卷四》）

孙。肝为营血之主，以少阳温煦之气为用。因木气郁陷，致生发之气，不能灌注经络，暴受外寒，则血脉凝涩。色变青紫，其见于鼻准及四肢者，阳气所不周之处也。此证延久失治，势恐血络痹窒，肢体不仁。当温煦血络，佐以和肝通痹。

全当归、东白芍（酒炒）、桂枝尖、广橘络、丝瓜络（姜汁炒）、左秦艽（酒炒）、丹皮（酒炒）、汉防己（酒炒）、小生地（姜汁炒）、夜交藤、石决明、香橼皮、嫩桑枝（酒炒）、奎砂仁、紫丹参。（《柳宝诒医案·卷五》）

◆ **痉证**

丁。痉病重则如痫，每发甚于寅时，醒则吐痰，脉象细数而弦。病由阴气不充，肝木失养，因而化火生风，挟痰浊而上窜，扰及两厥阴之脏。当养阴泄肝以治其本，清火化痰以治其标。病属脏阴受伤，难图速效。

羚羊角尖（磨冲）、细生地、东白芍、龙齿（生打，先煎）、左牡蛎（盐水煅，先煎）、丹参、元参、核桃仁、刺蒺藜、陈胆星、远志肉炭、鲜竹二青。

另：磁朱丸五钱，孔圣枕中丹一两，左金丸五钱，和匀，分五服，临卧，灯心汤送下。（《柳宝诒医案·卷四》）

周。伏温之邪乘少厥两经而发。前日痉厥，少腹痛，寒热往来，右耳失聪，皆其症也！今日热势虽轻，而腰脊疼痛，足膝酸楚，难于屈伸。其阴经之伏邪，尚未一律外达也。拟方从阳经疏达，俾得热势外发，续图清化。

豆豉、元参、独活、青蒿、香附、丹皮、秦艽、黑山栀、郁金、茅根。（《柳宝诒医案·卷一》）

◆ **痿证**

曹。足三阴留邪未达，营络因之阻窒。两足痿软枯瘦，膝盖肿痛。病后留邪，而成鹤膝重证。当养阴疏邪，缓缓调之。

川独活（酒炒）、大生地、桂枝尖、长牛膝（制附子煎汁，炒）、川牛膝（酒炒）、左秦艽（酒炒）、春砂仁、西赤芍、金狗脊（去毛酒炒）、滁菊花、全当归、嫩桑枝（酒炒）、白苡仁（酒炒）。（《柳宝诒医案·卷五》）

黄。病后胃阴未复，不能束筋骨而利机关，四肢软弱则为痿；寒湿之邪，因虚而着于经络，肢节强痛则为痹。此证两候兼有，病在痿痹之间，得通络之剂而平。刻诊脉象带数，左手弦搏，是阴气不充，风木浮动之兆。兼见舌浊脘闷，浊气中阻。拟于养阴通络中，佐以熄风疏浊。

全当归（酒炒）、东白芍、宣木瓜（酒炒）、白苡仁、左秦艽（酒炒）、刺蒺藜、大生地、广陈皮、长牛膝、石决明、江枳壳、

五加皮（酒炒）、丝瓜络（酒炒）、嫩桑枝（酒炒）。（《柳宝诒医案·卷五》）

张。四肢痿软无力，而无酸痛麻木见证。其来也起于渐然，此属痿证，与风痹之有痛强者不同。《内经》治痿独取阳明，以胃阴受伤，不能束筋骨而利机关也。惟既有痿废见象，则经络中必有痰瘀阻窒。拟清养和中，佐以通络。

北沙参、肥玉竹、川石斛、大麦冬、归须、川独活、宣红花（酒炒）、小生地（桂枝煎汁，炒）、宣木瓜（酒炒）、丝瓜络（乳香煎汁，拌炒）、川怀牛膝（酒炒，各）、嫩桑枝（酒炒）。

另：大活络丹，陈黄酒化服。（《柳宝诒医案·卷五》）

朱。呕恶得平，渐能安谷。胃气有来复之机，则筋得所养，痿痹可冀全愈。刻诊左脉虚数，右关未和。当养阴以清内热，培土以固肾气。而病由呕利而起，仍当佐以和中。

小生地（砂仁拌炒）、东白芍、嫩白薇、野於术、怀山药、川怀牛膝（各）、宣木瓜（酒炒）、白苡仁、白茯苓、谷麦芽（炒，各）、上广皮、台参须（另煎冲）、炒扁豆。（《柳宝诒医案·卷五》）

◆ **腰痛**

宫。肾俞之下，先作刺痛，继则不能转侧。脉左手弱细，尺部尤甚。此由寒湿留瘀，乘经气之虚，流注于经络之际，正气窒而不行，故不遽成疡证耳。姑与温通法。

桂枝尖、归须、橘络、川断肉、南沙参、片姜黄、丹参、厚杜仲、奎砂仁、桃仁、丝瓜络（酒炙）、红花、乳香、胡桃肉、木蝴蝶。（《柳宝诒医案·卷五》）

马。痛由肾俞而起，牵引脐腹，呼吸不舒，此必有余邪留于肝肾之络。每发必自五更，得阳升之气而外越也。邪伏甚深，内涉于脏。当于培养肝肾之中，参入和络泄邪之品，缓缓调之。

炒当归、潼沙苑、金狗脊（酒洗）、杜仲（酒炒）、旋覆花（新绛屑同包）、橘络、白芍（沙）、刺蒺藜、木瓜（酒炒）、春砂仁、广木香、怀牛膝（酒炒）、胡桃肉、青葱管。（《柳宝诒医案·卷五》）

腰俞延及左胁，掣刺作痛，难于转侧，此血络瘀伤之病。脉软数，时有内热，阴气暗伤，当兼滋养。

大熟地、全当归、杜仲、川断、甘杞子、菟丝子、沙苑子、金毛脊、破故纸、长牛膝、旋覆花（红花四分同包）、胡桃肉。

另：参三七四分，血竭二分，乳香一分，研末，陈酒冲服。（《柳宝诒医论医案·医案》）

张。腰脊酸痛，小水频数不爽，寒热往来，无汗。此少阴伏温，由三阳而发。舌苔干燥，前半起刺。病虽初起，而势已剧，痉蒙之变，均在其中。姑拟内透少阴之邪，外泄三阳之路，俾得速达乃佳。

鲜生地（豆豉打）、桂枝、淡芩、杏仁、滑石、元参、柴胡、山栀、锦纹、知母、茅根。

二诊：从三阳疏邪泄热，汗便两畅，小水已爽，寒热亦止，舌苔转润。惟苔根黄板，脘气不舒。经络之邪虽透，腑中之积热未清也。拟与疏泄法，专从中焦用意，其少阴伏邪，未识能尽透否？勔释再商。

豆卷、萎皮、苏梗、焦六曲、生枳实、川朴、淡芩、槟榔、通草、杏仁。（《柳宝诒医案·卷一》）

◆ 梅核气

朱。未见原方前，所用之药，已不能全忆。据述喉间梗塞之气略松，两足下注之气仍胀。脉象左关独见浮大，而自尺内斜至寸外，另起一线，此属维脉见象。想肝气初发之时，适奇脉空虚之候，肝木之气，乘虚注陷。木郁化火，故渐觉燃热，此与寻常浮肿不同。况平时嗳气不舒，腹中亦苦急胀。必使肝脾之气，先能和畅，然后两足下陷之气，方可转旋。势必累月积旬，不能奏效。拟方以疏肝为主，仍参肃肺和奇之意。

旋覆花（红花同包）、归须、白芍（酒炒）、炒川断、长牛膝（桂枝煎汁，炒）、丹参。

另：桂丁子、蔻仁，等分，研末，每服三分，开水送下。
（《柳宝诒医案·卷六》）

◆ 疟病

邓。疟邪留恋入阴，想由阴气不充，不能托邪外出。数日以来，或作或止，渐至日中，形寒肢冷，向夜发热，神烦口渴，颧赤唇红，全是阴虚发热之象。今春偶因食物不节，遂使脘腹胀满，里气攻撑作痛。始疑积滞为患，乃屡投消导，胀势转增。所异者，两便如常，频频太息，必声长气畅，乃觉胸脘稍快，否则胀增背汗不能适也。细绎病情，疟邪本是肝胆之病。木邪乘土，则内陷于脾，而脾失升运之职，胃失通降之常，肺气亦因之窒阻。《内经》叙列病状，肺脾两经均有善太息之文。且谓诸气膹郁，皆属于肺。然则此证乃木邪乘土，然疑为虚热虚胀者固非，疑为湿痰食积者亦非也。脉象小数软弦，舌苔根浊。拟方于土中泄木，兼参疏通脾肺之意。

东白芍、枳壳（醋炒）、细柴胡（醋炒）、左牡蛎、广郁金、旋覆花（包）、前胡、西洋参、瓜蒌皮（姜汁炒）、炙鸡金、枇杷叶。

二诊：贵恙确系木邪陷于土中，脾肺之气窒而不舒，邪机亦郁而不达。前方仿四逆、逍遥，于土中疏泄木邪，参用通畅脾肺之品，俾气机得以舒达。两服后热象稍平，尚属顺境。姑拟仍取前方之意，略加增损，录方备采。

东白芍（土炒）、细柴胡（醋炒）、枳实、丹皮、陈木瓜、炙鸡金、旋覆花、川连（吴萸煎汁炒）。

以上七味，取四逆、逍遥、左金之意，于脾脏中疏泄肝邪。再加鸡金、旋覆，以疏运脾肺，皆必须之药，不可减去者也。晚热重，加生牡蛎、白薇，以畅肝脾；口渴甚，加西洋参、淡黄芩，以养津泄热；腹痛不减，加大腹皮，另服丹溪小温中丸，广陈皮汤下，以疏汗而消痞胀；太息不止，用枇杷叶、广郁金，以开脾肺之郁。（《柳宝诒医案·卷二》）

黄。疟邪伤脾，易挟积滞，因而屡用攻药，又伤胃阴。刻视面色浮白，下唇干肿，舌质前半干肿，后半干红。气液受伤已甚，而脘腹作痛，邪滞尚未清楚。姑与运脾养胃，兼疏邪积。

鸡内金、白芍、木香、砂仁、焦楂炭、川石斛、青蒿、小麦冬、丹皮、白薇、桑叶皮（各）、枇杷叶。（《柳宝诒医案·卷二》）

柳。久疟结痞。肝脾两伤，则经失其养。脾虚则湿火下注，足踝以下红肿不能着地。三阴经气俱虚，邪机流注，非旦夕所能取效。

秦艽、鳖甲、於术、党参、川怀牛膝（各）、炙柏片、柴胡、归身、白芍、苡仁、丹皮、生甘草、桑枝、丝瓜络。

二诊：足踝肿稍平，而疟痞未化。内热少汗。邪恋肝脾，营络虚窒。再拟和畅营络，清泄伏热。

青蒿、鳖甲、丹皮、白薇、紫菀、淡黄芩、橘红、全当归、赤白芍（各）、川怀牛膝（各）、小青皮、鸡内金、木香、细苏梗。（《柳宝诒医案·卷二》）

柳。疟邪内着于阴络，胁间痞满。近日复感新邪，太阳气化不宣，以致寒热日作，周身浮肿。得汗，小便稍松。外内合邪，病蒂深痼。拟方疏化太阳，先澈新邪。

桂枝、杏仁、带皮槟榔、猪苓、泽泻、桑皮、瓜蒌皮、苏叶子（各）、防风、陈广皮、通草、姜衣、冬瓜皮。

二诊：得畅汗后，浮肿与寒热均减。惟腹满未舒，疟瘕未化。是膀胱之气得行，而肝脾之气未能舒畅也。拟方疏邪和中。

柴胡、白芍、鸡内金、青广皮、带皮槟榔、枳实炭、猪苓、泽泻、於术、川桂枝、淡黄芩、六神曲。（《柳宝诒医案·卷二》）

吕。疟疾必伤肝脾。今疟虽止而两脏之气血已损而不荣矣。脉象细弱渐数，舌苔白腻，质色不华。偶因劳动，或受外邪，疟即复发。所谓邪之所凑，其气必虚也。调理之道，养风木以助生发之气，培中土以复健运之本。善后之道，如斯而矣，故不纷纷乱投补剂也。录方采用。

党参、於术、归身、白芍、黄芪、鸡内金、煨木香、广陈皮、枣仁、茯苓、炙甘草、细柴胡、生姜、大枣。（《柳宝诒医案·卷二》）

马。疟发间日，而胃口清和未病。邪在募原，当芳香疏达。

杏仁、豆豉、蔻仁、槟榔、青皮、淡黄芩、青蒿、半夏、陈广皮、通草、苏叶、姜皮、川朴、荷叶。（《柳宝诒医案·卷二》）

某。伏热于里，外侵暑湿。但热不寒，形如瘅疟。屡经清泄，未得痊可。刻诊脉象小数而弦，舌红苔黄，口渴多汗。热在阳明，气营两燔。拟方两与清泄，仿玉女煎加减。

细生地、青蒿、丹皮炭、白薇、银花炭、玉泉散、广陈皮、赤苓、知母、淡黄芩、茅芦根（各）。(《柳宝诒医案·卷二》)

某。疟邪未净，四肢痿软无力，且觉酸楚。脉情软数，左手重按更甚。热郁阴伤，风木之气凑之。当疏木养阴。

细生地、归身、白芍、川怀牛膝（各）、夜交藤、木瓜、刺蒺藜、防风、丹皮、五加皮、北沙参、桑枝。(《柳宝诒医案·卷二》)

盛。由疟疾而为面浮腹胀，唇燥舌干。疟来时，脘绞呕泻。里伏之邪未彻，而复停食积，脾气重伤。积热内蕴，胃气亦逆，病恐延久致剧。姑与运脾和胃，仿谷鼓法。

小川朴、枳实、莱菔子、连翘、青蒿、淡黄芩、鸡内金、白芍、茯苓、大腹皮、焦六曲、通草、竹二青。

二诊：脾疟挟浊积为患，得疏化药稍减。而唇色尚焦，浊苔未净，面色黄浮。仍当和脾清胃。

川石斛、枳实、淡黄芩、连翘、青蒿、广陈皮、鸡内金、东白芍、川朴、茯苓皮、大腹皮、六神曲、谷麦芽（各）、蔗皮。

三诊：脾疟渐止。惟舌苔中心板滞不化，二色尚焦，面色尚浮。积垢久留不化。仍当和气导滞，清泄积热。

川石斛、淡黄芩、枳实、青蒿、杏仁、茯苓皮、大腹皮、鸡内金、生熟神曲（各）、砂仁、通草、鲜藕。

另：保和丸。(《柳宝诒医案·卷二》)

史。疟发于第四日，是所罕见。近代医书，亦无记载此证，惟《素问》中曾论及之。大旨为气远道深，故较三疟而愈迟。但未出方治，后人靡所遵循。此疟先来时，并不先寒，而平日形寒颇甚，汗少、少寐、耳聋、胁痞。脉象浮数而弦，左手较硬。合观脉症，悉属热入营阴之候。《素问》以三日发者，邪入于腑，此则四日发者，更深一层。其邪必入脏，与此病所见诸症，恰相符合。从此论治，似有路径可寻。三阴各有见症，此病专在厥阴，更兼少阴。在古法中，惟鳖甲煎为最妙，兹拟仿其意而变通之。病属奇而方用圆，在圆机之士，想能领略斯意也。

桂枝、白芍、柴胡、淡黄芩、鳖甲、牡蛎、当归、白薇、丹皮、广陈皮、牛膝、青皮、川芎、炙甘草、首乌藤、茅根。

另：鳖甲煎丸常服。

二诊：厥阴郁伏之邪，屡经清泄，耳聋较减，左脉较和，而右脉转见浮数，形寒内热日作而无时，精神疲倦而不能振作。邪机由阴转阳，本属松象。惟少阳生发之气，为久病所困，不能畅茂条达，胁瘕不化，是其征也。近因外束新凉而汗少，遗泄频作而腰疼，此又病之随时而增者，与本病不相值也。拟方少厥同治，兼参扶正泄邪之法。

照前方加枣仁、生姜、红枣。

另：鳖甲煎丸吞服。（《柳宝诒医案·卷二》）

汤。素体脾阳不旺，湿痰内停，继而木气不舒，郁而化火，复感时邪，发为三疟。一月以来，未得畅汗，其伏邪无从透达，此系气机不畅，湿痰阻遏所致。当先破气疏湿，俾得气畅湿化，其邪可得外达。惟舌苔黄浊，边尖红滑，阴气暗耗，恐其舌苔退后即起疳腐。渐见阴竭之象，又宜预为设法。鄙见如此，未识有当病机否，录方呈政。

豆卷、金石斛、於术、淡黄芩、枳实、川朴、洋参、赤苓、通草、瓜蒌皮、郁金、茅根、二稻叶。

二诊：昨进疏浊养阴等法，大便通泄，痰浊有下降之机。惟舌苔光红，口渴引饮。阴液渐有虚涸之象。脉弦滑带郁，气机尚形窒滞，痰浊仍未尽净，养阴之品，尚难遣用。病虽不重，而用药殊难措手。拟法于养阴法内仍参疏化之意，冀得气机流畅，痰浊消化，方可专进补益。

西洋参、金石斛、麦冬肉、鲜生地（苏叶同打）、淡黄芩、生枳实、生甘草、天花粉、黑山栀、白薇、瓜蒌皮、茅根肉、甘蔗浆。

三诊：汗出至脐。上脘之气得畅，胃纳可以渐旺。舌质深红，舌苔光剥，今日较润，阴液有来复之机。惟疟痰之邪，留于阴分，未能尽达，痰浊之阻于腑中，未能清泄。拟方于养阴法内仍当兼理，俾得邪浊尽净，则纳谷渐增，阴液之来源日充，尚何有疳腐之虑哉。

西洋参、霍石斛、生枳实、鲜生地（苏叶打）、麦冬、通草、瓜蒌皮（元明粉炒）、白薇、黑山栀、半夏、茅根、蔗浆。

四诊：疟疾得止，阴分之邪渐退。大解秘涩，胃气尚未清降也。中焦之浊气如不清泄，胃纳亦不能旺如常也。拟方清养胃液，降胃泄浊可耳。

西洋参、生地、淡黄芩、霍石斛、枳实、火麻仁、青皮、生甘草、元参、天花粉、瓜蒌皮、茅根、蔗浆。

五诊：大便畅行，垢色带黑，浊热渐次下泄。惟舌苔光红，中有裂纹，阴液亏损，非一时可复。刻下胃纳未旺，中焦有形之浊虽降，无形之热未熄。宜与养阴，佐以清化。

洋参、霍石斛、麦冬、元参、知母、生地、花粉、牡蛎、银花、枳实、茅根、蔗浆。

六诊：中宫浊热，尚未净化。舌苔光红较润，胃纳未旺，尚无正味。阴液非易生之物，浊热有留恋之机。务须再得清泄，胃纳可以渐增，则阴液可得而复也。

洋参、石斛、知母、花粉、生甘草、枳实、滑石、瓜蒌皮、白薇、通草、茅芦根（各）、蔗浆。

七诊：大便虽经畅泄，而浊热尚未尽净，故胃口不能渐佳。舌苔两边，尚有黄浊，余俱光红干绛，阴液告竭之象可知。而养阴之品，尤宜偏投。况疟邪伏于阴分者，亦未一律清彻。拟甘寒清润法，三层兼理。

鲜生地（薄荷打）、鲜石斛、西洋参、瓜蒌皮、知母、花粉、黑山栀、泽泻、甘草、麦冬、竹叶心（各）、蔗浆、橄榄、茅芦根（各）、陈粳米（煎汤代水）。

膏方：西洋参、北沙参、炙鸡金、麦冬、生地、丹皮、稽豆衣、银花炭、新会皮、川石斛、泽泻、白芍、天冬、生甘草、刺蒺藜、熟地，白冰糖、清阿胶（二味收膏）。(《柳宝诒医案·卷二》)

王。三疟寒热俱重而无汗。脉弦，舌苔白厚。邪伏募原，尚未外达。仿达原法加减。

豆卷、柴胡、桂枝、川朴、蔻仁、槟榔、淡黄芩、知母、花粉、郁金、苏叶、生甘草、茅根、生姜。(《柳宝诒医案·卷二》)

吴。疟疾四日而发，较三疟更深一层矣。近增咳嗽，又感新邪。拟方宣泄营阴，佐以疏肺。

归身、白芍、柴胡、青蒿、丹参、香附、苏梗、青广皮（各）、杏仁、南沙参、前胡、生鳖甲、茅根。(《柳宝诒医案·卷二》)

吴。三疟不已，复增滞痢腹胀。木邪内克，脾土受侵，邪积交阻。先与疏邪畅气，木土同治之法。

桂枝、柴胡、白芍、鸡内金、青皮、木香、槟榔、川朴、六神曲、枳壳、生甘草、生姜、红枣。(《柳宝诒医案·卷二》)

尤。病象间日暑疟，脉象右手弦数，亦与病合。惟面色浮白，目下青紫。乃脾肺气虚，兼有伏热之象，恐疟止后更有转变。方与和中清暑。

豆卷、半夏、川朴、赤苓、块滑石（辰砂拌）、青广皮（各）、蔻仁、淡黄芩、知母、白术、生甘草、荷叶、生姜。（《柳宝诒医案·卷二》）

俞。每当疟发，形寒之后，即有大汗，汗后则壮热咳嗽，此乃风与伏温挟发，与寻常疟邪不同。拟方表里两清。

鲜沙参、前胡、鲜生地（豆豉打）、丹皮、牡蛎、白薇、桑皮、柴胡、淡黄芩、广陈皮、瓜蒌皮、茅根。（《柳宝诒医案·卷二》）

郑。三疟先热后寒，得汗乃解。口中甜腻，纳谷不香。脉细弦数，四肢时冷。病由暑热之邪，与新凉湿浊夹杂而发。当从中焦疏化，无求急功。

豆卷、川朴、佩兰、淡黄芩、枳实、郁金、蔻仁、知母、滑石、赤苓、半夏曲、瓜蒌皮、茅根肉。（《柳宝诒医案·卷二》）

周。邪留于阴，发为间疟。脉左弦右虚。咳嗽，右胁引痛。肺气不肃，体虚之人，虑其延久。

南沙参、前胡、旋覆花（包）、苏子、桑叶皮（各）、杏仁、枳壳、青蒿、淡黄芩、姜皮、枇杷叶。（《柳宝诒医案·卷二》）

诸。每至夜半以后，微寒发热，自足而升，至寅卯后，得汗而解。此由寒热伏于骨髓，至夏令热气内烁，邪机乃随气外发，与《内经》所论温疟，《金匮》所谓脾疟，病源相同。古人以饮食消息之，后人以甘寒养胃法治之。愚意更以养阴托邪法佐之，苟能热减纳加，即为佳兆。

细生地、白芍（桂枝炒）、丹皮炭、牡蛎、地骨皮、青蒿、牛膝、鲜石斛、洋参、茅根。

另：人参煎服。

二诊：昨与扶正达邪，清泄瘀热，得大便溏泄者数次，神情稍爽。耳聋稍聪，腹块稍和，左脉稍缓，邪机较有松达之象。正虚邪实。拟方仍宗前法增损。

细生地（姜汁拌打）、丹皮炭、青蒿、白薇、洋参、黑山栀、丹参、郁金、赤白芍（各）、当归、藕节。

另：锦纹、西珀，研末，人参汤下。（《柳宝诒医案·卷二》）

竺。暑疟间作，而头汗偏多。左脉细数而急，右手带弦。此阳明热气偏胜之证，用辛凉法。

连翘、薄荷、玉泉散（包）、杏仁、川朴、赤苓、蔻仁、半夏、广陈皮、荷叶。（《柳宝诒医案·卷二》）

顾。暑疟虽止，肺胃中余热未清。右脉弦数。仍宜芳香合辛凉法解之。

豆卷、藿梗、连翘、杏仁、川朴、赤苓、橘红、淡黄芩、知母、滑石、通叶、荷叶。（《柳宝诒医案·卷二》）

金。三疟虽止，而余邪留恋阴分者，未能清泄。数月以来，每值劳倦，即烦热懊恼而无畅汗，是阴分有留邪，固确可指。肝脾不和，胃气逆而不降，脘腹胀闷，不能纳谷，时或眩，呕恶痰涎。大便坚而不畅，每每旬日不行，腑气有上逆之势。而经阻三四月，右尺滑数流动，又似兼有恶阻之象。病情纷错，用药甚难，姑拟疏脾和胃之法为煎方，另拟通腑畅气作丸服，苟得胃气下行，则气通浊泄，诸恙平矣。

柴胡、白芍、枳实、炙鸡金、制半夏、广陈皮、川连、淡黄芩、鳖甲、全瓜蒌、淡干姜、砂仁、竹二青（姜汁炒）。

另：酒大黄、黑台丑、川朴、枳壳，以上四味为丸。(《柳宝诒医案·卷二》)

◆ **身痛**

陈。暑邪未清，得食而复。足肤肿痛，面色浮黄，邪积交阻，仍宜疏化。

大豆卷、香青蒿、青广皮、小川朴、大腹皮、鸡内金、楂炭、六神曲、长牛膝、羌独活（各）、苡仁、麦芽、藕。(《柳宝诒医案·卷一》)

都。左半肢节，疼麻作痛，牵及左乳。病经久发，而经候如常。病未入于血室，而专在经络可知。惟筋属乎肝，须以血养之，古云治风先治血，即此意也。况眩晕乃内风见象，更兼体丰多痰，均须照顾及之。

大生地（酒炙）、全当归（酒炒）、白芍、刺蒺藜、防己（酒炒）、左秦艽、丹皮炭、苡仁（酒炒）、僵蚕（制）、石决明、夜交藤、橘络核（各）、五加皮（酒炒）、桑枝（酒炒）。(《柳宝诒医案·卷五》)

史。右足酸疼刺痛，自腰脊下及膝股，或作或止。近日剧发不愈，脉象细弦而不数。寒热之邪，下陷于阴经。法当通络疏邪。

左秦艽（酒炒）、川独活、厚杜仲（酒炒）、全当归（酒炒）、赤芍药、川怀牛膝（各，酒炒）、桂枝尖、川断肉、五加皮（酒炒）、丝瓜络（乳香酒煎拌炒）、嫩桑枝（酒炒）。

另：大活络丹，黄酒送下。

二诊：腰膝痛稍减，惟右脉不静。邪滞阴络，未能疏通。拟方以前法增损。

川独活（酒炒）、川断肉（酒炒）、川怀牛膝（各，酒炒）、大生地（酒炒）、刺蒺藜、酒木瓜、金狗脊（酒炒）、桂枝尖、苡仁米（酒炒）、橘络、丝瓜络（乳香酒煎拌炒）、嫩桑枝。(《柳宝诒医案·卷五》)

苏。四肢皆秉气于胃，四肢用力则胃气凝滞而不降，胃气中阻则肺气无右降之路。膈气迫促，经络掣痛，由胸及背。此属肺胃络脉之病，但从气分消克，不能中病也。

旋覆花（新绛同包）、姜半夏、川百合、丹参、川贝母、代赭石（醋煅）、北沙参、枇杷叶、前胡、桑白皮、细苏梗、橘络、枳壳。(《柳宝诒医案·卷五》)

吴。高年营液久耗，不能滋养筋络。肢节间时作掣痛，皮肤不泽，行动少健。当通利筋节，滋养营阴。

党参、熟地、归身（炒）、白芍（酒炒）、川断肉（酒炒）、巴戟肉（酒浸）、怀牛膝（盐水炒）、黄芪（炙）、杞子（酒蒸）、川牛膝、木瓜（酒炒）、菟丝子（酒蒸）、杜仲（酒炒）、砂仁（盐水炒）、潼沙苑（盐水炒），煎汁熬收，烊入虎骨胶二两，鹿角胶二两，阿胶四两，再加炼蜜收膏。(《柳宝诒医案·卷五》)

张。肢节拘挛胀痛，脉象细弦而数。风气走于经络，流注于四肢，乃厉节风之轻者也。初起宜疏风和络。

左秦艽（酒炒）、独活（酒炒）、全当归、防己（酒炒）、赤芍（酒炒）、五加皮（酒炒）、桂枝尖、橘络、首乌藤、忍冬藤、丝瓜络（酒炙）、桑枝（酒炒）。(《柳宝诒医案·卷五》)

郑。热邪留于经络，左手腕痛而胀，肤热脉数。当以清热泄邪。

银花炭、连翘壳、丝瓜络（酒炙）、夜交藤、橘络、赤芍（酒炒）、丹皮（酒炒）、秦艽（酒炒）、苡仁（酒炒）、生甘草、菊花炭、桑枝（酒炒）。

另：玉枢丹五分，用菊花汤磨敷。(《柳宝诒医案·卷五》)

◆ 麻木

陈。左半肢节麻木而痛，渐及左足，此营血不足，将作偏废之象。病在老年，滋养肝营，佐以舒筋通络之法。

全当归、生地、赤芍、秦艽、桂枝、防风、蒺藜、橘络、木瓜、姜黄、首乌藤、五加皮、丝瓜络、嫩桑枝。(《柳宝诒医案·卷四》)

居。左手麻木，不时头昏目暗，均偏于左，此血虚风痰阻络所致，即属偏废之根。拟方养血熄风，化痰通络，作未雨绸缪之计。

细生地、全当归（酒炒）、东白芍（酒炒）、刺蒺藜、制僵蚕、首乌藤、左秦艽、桂枝尖、忍冬藤、白苣米（姜汁炒）、竹沥（和姜汁三匙冲服）。

另：指迷茯苓丸，橘络汤下。(《柳宝诒医案·卷四》)

李。湿痰在胃，木火被郁，易于化风。左手麻木，即属风扰于络之候；纳谷不多，中焦痰湿不化也。脉神按之弦硬而滑，恐其鼓痰入络。当先化痰熄风，为未雨绸缪之计。

野於术、制半夏、广橘络、合茯苓、黑山栀、夜交藤、奎砂仁、广郁金、东白芍（土炒）、丝瓜络（姜汁炒）、刺蒺藜（炒）、江枳壳、竹沥（和姜汁）。

另：香砂六君丸、指迷茯苓丸。(《柳宝诒医案·卷四》)

屠。手指麻木，舌本不舒，此风痰窜扰经络，欲作风痹之兆。每发则四肢不运，病象颇深。姑与养营熄肝，疏邪通络，防颠仆之累。

台参须、生地（酒炒）、川怀牛膝（各，酒炒）、天麻（煨）、橘络、郁金、牡蛎、象贝、白芍、全当归、蒺藜、九节菖蒲根、

首乌藤、竹沥（姜汁冲）。(《柳宝诒医案·卷四》)

姚。四肢麻木，关节痛而不运，营血内虚，脾气损弱，风邪袭于经络，流及四肢。发则心烦少寐，兼挟肝火。宜养肝和络，运脾化痰，以治其本。使营气稍通，接服丸药，以通络泄邪。

细生地（酒炒）、秦艽（酒炒）、桑寄生（酒炒）、当归（酒炒）、丹皮（酒炒）、白芍、橘络、广郁金、制僵蚕、刺蒺藜、钩钩、夜交藤（酒炒）、竹沥、姜汁。(《柳宝诒医案·卷五》)

◆ 霍乱

李。湿浊中阻，气机不通，上呕下利，发热肢痉，此时邪霍乱之轻缓者。法当芳香疏泄。

藿梗、豆豉、黑山栀、桔梗、广陈皮、郁金、菖蒲、左金丸（包）、木瓜、佩兰叶、玉枢丹（磨冲）、荷梗。

二诊：吐泻虽止，胸脘绞闷，痧邪未清。误食米饮，致留恋不解。肢清脉细，留有郁伏之象。舌苔厚浊而腻，邪伏尚重。仿菖阳泻心法。

川连、淡黄芩、豆豉、黑山栀、藿梗、木香、干石菖蒲、郁金、半夏、干姜、六神曲、佩兰叶、荷梗。(《柳宝诒医案·卷二》)

孙。上不得吐，下不得泄，肢冷脉伏，躁烦不宁，脘腹肤硬，此所谓干霍乱也。病已四日，声音低微。邪锢气蔽，阴阳之气不能交济，即有离脱之象。当此之际，急宜开泄，得以转机，再商煎剂。

先服飞龙夺命丹，接服玉枢丹（西珀、灯心汤下）。

二诊：迭进开泄之品，大便得泻，足冷得温，手虽未热，两脉均起，气机渐有通达之象。惟腹中按之仍痛，小水未通，其中郁伏之邪，尚未一律外达，病势大有作为。立方宜泄邪为主，再得松机乃吉。

川朴、郁金、豆卷、藿梗、江枳壳、沉香曲、焦楂炭、木香、猪苓、苏叶梗（各）、木通、玉枢丹。

三诊：大便屡次畅行，小水亦通，舌转赤绛，苔转黄燥，口渴引饮。郁伏之邪，燔灼阳明，腹中仍痛，积垢尚多，病情尚有波折。拟方专用清透法，兼泄积热。

鲜生地（豆豉打）、鲜石斛、淡黄芩、生枳实、瓜蒌仁、郁金、生绵纹（酒炒）、苏叶、茅根。

四诊：大便屡次畅解，舌苔清润。积垢得以清净。惟夜不安卧，腹中未和，浊热尚未清泄也。方与清化，兼参泄降。

鲜生地、鲜石斛、淡黄芩、姜皮、生枳实、枣仁（川连炒）、黑山栀、软白前、竹茹、茅根。（《柳宝诒医案·卷二》）

妇科医案

◆ 月经先期

癸水先期而痛，营络不和。当与温通。

全当归、白芍、乌药、牛膝（吴萸炒）、丹参、川断、青皮、楂炭、香附、青广木香、胡桃肉、益母草。

再诊：癸迟腹痛，营血为寒气所阻。当温经畅营。

全归、白芍、川芎、乌药、牛膝（吴萸炒）、川断、蕲艾叶、香附、青皮、楂炭、桂丁子、胡桃肉。(《柳宝诒医论医案·医案》)

经水先期，左脉弦数，此肝气不和，木郁生热，故血不能藏耳。当与凉肝泄木，清养营分。

生地、归身、白芍、赤芍、丹皮、丹参、黑山栀、香附、茜草、稆豆衣、瓦楞子、藕节、玫瑰花。(《柳宝诒医论医案·医案》)

经水先期而淡，此肝经有火，血不能藏，血少则淡，理固然也。平日纳谷不多，则血无生长之源。头晕内热，皆肝无血养所致。调治之法，当滋养肝木以为藏血之地；培养脾土以开生血之源；而调补奇经之法，亦当并用。

生地、全当归、白芍、丹皮、於术、砂仁、木香、刺蒺藜、石决明、枣仁、茯神、菟丝子、甘杞子、龙眼肉。(《柳宝诒医论医案·医案》)

牛。每值小溲淋闭，必因经水先期而起。此必有瘀热流注膀胱，偶因劳动，肝肾之火内炎，与膀胱瘀热相合，有升无降，故上则呕恶不止，下则点滴不通，此病发之情形也。刻下病势暂平，而仍觉气陷溲浊。膀胱之瘀热犹恋，将来势必复发。拟方疏利瘀热，清调肝肾，务使瘀热得清，病根乃拔。

小生地、赤白茯苓（各）、猪苓、血余炭、飞滑石（红花同研）、泽兰、甘草梢、川柏、淡竹叶、大蓟炭、牛膝、丹皮炭、木通。（《柳宝诒医案·卷六》）

◆ **月经后期**

癸期迟而淋沥不爽，少腹气滞，奇经之气不得疏畅也。而脘闷纳少，头晕偏痛，则肝阴虚而肝阳上越矣。小便坠痛而涩，兼有血丝，病在气淋血淋之间。腰酸带下，又属脾虚湿陷，奇经不能固摄所致。纳谷作胀，肝脾不和，脉象虚细弦数，气虚而窒，血虚而瘀，病情虚实纷错，调治甚难得手。姑与气血两调，佐以上熄风阳，下疏瘀湿，冀其渐得向松。

香附、乌药、归须、白芍、丹参、砂仁、苡仁、川断、杜仲、菟丝子、沙苑子、石决明、杭菊、马料豆、银杏肉、香橼皮。

再诊：病情虚实纷错，而大纲不外肝脾肾三经主持。刻下肝阳不静，肝气未舒，纳谷作胀，少腹块痛。仍当熄肝和阳，气血两调之法。

香附、全当归、白芍、丹参、川楝子、延胡、茯苓、砂仁、川断、杜仲、菟丝子、石决明、杭菊、车前子、香橼、橘叶。

改方：去延胡、川楝子，加丹皮、黑山栀。（《柳宝诒医论医案·医案》）

经迟腹痛，寒阻奇经，当与和营温化。

全归、白芍、乌药、牛膝（吴萸炒）、川断、延胡、香附、

楂炭、青皮、桂心末（冲）、胡桃肉、益母草。(《柳宝诒医论医案·医案》)

武。肝主血，肝病则不特气窒，而血络亦不调畅矣。经迟，胀闷腹痛，皆由乎此。木郁化火，内耗胃阴，或嘈或胀，或作头眩，悉属风木之化。当气营两调，参以泄木安胃。

青皮（醋炒）、川郁金（醋炒）、炒当归、白芍（土炒）、丹参、制香附、刺蒺藜、黑山栀（姜汁炒）、广陈皮、砂仁、左金丸（包）、乌药、陈佛手。(《柳宝诒医案·卷六》)

于。癸水迟期，色带黄紫，是肝木不调，营气阻窒之病。时复冒眩，乃木郁化风，挟瘀结之火上窜于厥阴之路也。纳谷作呕，胃为木克，不能清降也。病在肝脏，木气不达，非旦夕可效。先与和营泄木，佐以化瘀清风。

归尾、白芍、桂枝、瓦楞子、川雅连（吴萸煎汁拌炒）、紫丹参、川广郁金（各）、制半夏、小青皮、刺蒺藜、丹皮、稆豆衣、夜交藤、竹茹。(《柳宝诒医案·卷六》)

◆ **经期异常**

寒湿之邪，乘虚袭于奇脉，腰脊酸疼，癸期愈甚。法当温调奇脉。

厚杜仲、川断肉、长牛膝、菟丝子、全当归、茯苓、金毛脊、补骨脂（酒炒）、白术、砂仁、胡桃肉。(《柳宝诒医论医案·医案》)

◆ **闭经**

曹。木火挟郁痰升逆于上，颈项浮肿。咽物不爽，癸停四月，间作鼻衄，右尺浮动。似乎有勿药之占，况胎火上浮，亦能作衄。

拟方以清肝泄火为主，佐以化痰畅气。

东白芍（酒炒）、黑山栀、元参、橘红、枳壳、淡黄芩、广郁金、丹皮炭、黑荆芥、象贝、牡蛎、砂仁、夏枯草、竹茹。（《柳宝诒医案·卷六》）

唇舌紫暗，幼时已然。近来爪甲色青，营血凝涩已甚，年已及笄。癸水不通，而便下瘀紫，黑血甚多，少腹绞痛。冲脉之气逆升于上。脉象细涩而数，营阻血瘀，非温养疏通，不能奏效。病经十载，难冀速功。

全当归、白芍、红花、延胡、丹参、牛膝（吴萸三分煎汁拌炒）、乌药、香附、川断、丝瓜络、降香。

再诊：瘀血上吐下泻，近月多吐气逆，脉象左手弦硬，右手细数，爪甲唇舌紫黑，较前稍活。惟气火上逆，目红喘促，血之壅滞者，尚未流通。仍当和营导瘀，佐以通降之法，俾得下行为顺。

归尾、赤白芍、长牛膝（红花八分炒）、楂肉、延胡、丹皮、丹参、生地炭、乳香、旋覆花（降香同包）、代赭石、苏木、茺蔚子。

另：锦纹大黄（酒煮）六分，西珀屑三分，二味研末，冲服。（《柳宝诒医论医案·医案》）

癸水停阻，但内热而不腹痛，脉象虚细数碎。此由营阴不充，本有枯涩之机，复值酸敛，因而虚涩生热。病虽初起，而根蒂颇深。先宜疏营撤热，冀得畅调为主。

生地、全当归、白芍、丹参、丹皮炭、茜草根、石决明、青蒿子、白薇、川断、红绿梅花、茺蔚子。（《柳宝诒医论医案·医案》）

癸水逾期不通，少腹块痛，病在奇经，屡经攻克，肝脾受伤。

脉象虚数，内热少纳，转见营损之象。实病未除，而虚证复起。当与循经和络，通调奇脉。

当归、白芍、牛膝（吴萸二分炒）、续断、红花、丹参、白薇、金铃子、延胡、香附、橘络、核桃仁、降香。

再诊：前与通调奇脉，少腹痛坠较甚，肢冷气秽，下焦营气不通，更兼肝木横克。再与温畅奇经，兼以疏肝和气。

全当归（小茴香五分拌炒）、乌药、白芍、牛膝（吴萸四分拌炒）、延胡、续断肉、橘核、青皮、木香、香附、楂肉、蒲黄粉（绢包入煎）、五灵脂（绢包入煎）、降香。

三诊：少腹痛势略减。而癸水未通，营气仍空，少腹块坠不化，此证虽有瘀血内阻，而内热少纳，脉数色浮，血之来源本少，专与消克，更伤正气。自当参用增水行舟之法，于养营中复入和瘀畅气之品，乃为稳便。

生地（生姜炭四分煎汁拌炒）、全当归（小茴香五分煎汁炒）、牛膝（吴萸四分煎汁炒）、川断（桂心三分煎汁炒）、木香、砂仁、延胡、丹参、香附、檀降香、五灵脂、蒲黄粉（绢包入煎）。（《柳宝诒医论医案·医案》）

花。经甫至即停，其停也无因，并无瘀阻见证。一载以来，并无疾苦，此属血少而停，自无疑义。近日渐有午后寒热，入夜愈重，脉象虽数，而与劳热之虚数有异。窃思经候久愆，营气之流行必滞，冬寒因而内着，得春气而邪气外发。又苦营阴先馁，不能鼓托而达，以致缠绵不已，无汗，经月不愈。若任其留恋，转恐阴气日耗，本非损证，而延成损证者，亦往往有之。兹拟养阴和营，透邪清热，必先使邪机尽达，乃可续用养阴，以善其后。

大生地（酒炙）、当归（酒炒）、苏叶、制香附、丹参、青蒿、炒丹皮、嫩白薇、广陈皮、秦艽、鳖甲、茅根肉、益母草。（《柳

宝诒医案·卷六》)

经阻两年而无他病，近数日来，大小便滞痛不爽，两足肿痛不舒。病由营血瘀室，经络不畅，气机痹室。姑先温营疏畅。

丹参、归尾、泽兰、桃仁、牛膝（红花三分炒）、广郁金、楂炭、杏仁、桂枝、苏梗、香附、降香、琥珀末（冲服）。(《柳宝诒医论医案·医案》)

经阻数年，渐觉腹胀如鼓，脉象细而数。营气内室，肝阳浮越，此属瘀胀重证。

延胡、青皮、归尾、桃仁、丹参、香附、楂炭、平胃散、大腹皮、炒枳实、奎砂仁、石决明、木蝴蝶、香橼皮。

再诊：腹张肤错，属瘀胀重证。病历数年，根底已深，不敢妄投攻泄。于畅营中佐以和气，亦血病治气之旨。

归尾、桃仁、丹皮、丹参、细生地（红花三分炒）、生草、延胡、香附、木香、桂枝、广皮、益母草。

另：妇科回生丹一粒，药汁化服。(《柳宝诒医论医案·医案》)

穆。经停数载，少腹胀硬而痛，上及于脘，其为血积无疑。甚则青筋脐突，冲气上逆。幸得通瘀之剂，胀势稍松。但所行者，仅得黄水，未见瘀积，则病根未拔，胀必复剧。惟久病未可急攻，拟改用缓法，再与疏泄。

归尾、白芍（酒炒）、延胡索（醋炒）、广木香、乌药、桃仁泥、长牛膝（红花酒炙拌炒）、京三棱（酒炒）、蓬莪术（醋炒）、丹皮（炒）、川芎炭、川断、香橼皮。

另：大黄䗪虫丸。(《柳宝诒医案·卷六》)

起由疟邪内陷，渐致寒热往来，经停盗汗。刻诊脉软细而数，右手带弦，脐右瘕痛日作，舌尖红苔黄，泄泻少纳，指浮。统观脉证，因邪陷而伤阴，因阴伤而营损。最重者，刻已损及中焦，不能多进滋浓。用药殊难为力耳。

全当归、生地炭、白芍（吴萸一分炒）、丹参、丹皮、青蒿、鳖甲、於术、砂仁、青皮、白薇、生谷芽、荷叶。（《柳宝诒医论医案·医案》）

停经一载，而无块痛之证，脉象细弱，左手微弦，纳谷甚少，兼作胀闷。先天营气本弱，加以肝木失调，气窒而血液不畅，与瘀阻者不同。先拟畅肝和脾，纳谷渐旺，乃可渐进营分。

归身、白芍、党参、於术、茯神、枣仁、半夏、麦冬、青皮、木香、鸡内金、砂仁、丹参、香附、秫米、谷麦芽。

再诊：经阻内热，而无瘀阻见证，其为营虚血少无疑。前因肝胃不和，不能纳谷，是病不在血而在气，当于养血中兼调脾胃。但病关情志，须畅怀调摄，乃能奏效。

归身、白芍、於术、青皮、半夏、木香、党参、枣仁、茯神、远志、麦冬、枳实炭、左金丸、谷麦芽、枇杷叶。（《柳宝诒医论医案·医案》）

晚热盗汗，气撑胁痛，病历一年，脉象虚数。刻下足冷颧红，气促不卧，肝气上逆于肺，木郁化火，阴血被耗，近来月事不通，即其验也。证属郁损，姑与熄肝肃肺。

旋覆花、代赭石、归须、白芍、丹皮、白薇、青皮、川广郁金、瓦楞子、橘络、左金丸、枇杷叶、木蝴蝶。（《柳宝诒医论医案·医案》）

伍。内热较前得减，而月信杳然，少腹渐觉块痛。病蒂在于营分，非通畅不能为功。

当归、桃仁、丹参、延胡索（醋炒）、川芎炭、山楂炭、橘核、炙甘草、胡桃肉、大黄（红花酒拌透，烘干，炒微黑）。（《柳

宝诒医案·卷六》)

向来肝气不和，近患疟疾，肝脾兼病，经停一载，而无瘀阻见证，想因营血涩少所致。近日纳谷胀闷作呕，中土为木气所乘，脾胃交病。先与泄木和脾，疏通气分。

香附、丹参、半夏、广皮、茯苓、桂枝、白芍、全归、青皮、左金丸、砂仁、竹茹、香橼。(《柳宝诒医论医案·医案》)

须。少阳木火之气，上窜经络则齿痛，内犯中土则脘胀，下阻冲任则经停。阴血虚则木火甚，气机窒则营络阻。病绪纷纭，顾此失彼。姑先上清木火，佐以和肝畅营。

制香附、炒丹皮、黑山栀、滁菊花、川连（吴萸煎汁，拌炒）、广木香、青皮（醋炒）、沉香、姜半夏（醋炒）、乌药、夏枯草、竹茹。(《柳宝诒医案·卷六》)

宗。经停内热，由乎营气虚损。下焦本无瘀热，与血痹致损者不同。血生于肝脾，而统摄于冲任。今脉象虽见虚数，幸纳谷尚佳，营血之源未竭。拟与滋养肝脾，通调奇脉。

洋参（元米拌炒）、黄芪、炒当归、大生地（炒）、枣仁、茯神、春砂仁、煨木香、菟丝子（酒炒）、川断（炒）、川怀牛膝（各，酒炒）、丹皮、白薇、木瓜（酒炒）、龙眼肉。(《柳宝诒医案·卷六》)

◆ 痛经

肝木郁结，下陷于奇脉，经来时少腹撑痛，小便不爽。用清泄木火，通调奇经之法。

川楝子、延胡、青皮、丹皮、丹参、全归、白芍、车前子、通草、川断肉、稽豆衣、青广木香、陈佛手、灯心。

再诊：肝气内结，营络不通，经事迟而少腹作痛，木郁化火，时常尿阻作痛。当清肝畅营，兼泄火腑。

金铃子、延胡、归尾、牛膝（红花炒）、乌药、丹皮、丹参、香附、黑山栀、赤苓、木通、车前子、淡竹叶、玫瑰花。(《柳宝诒医论医案·医案》)

丁。时邪初起，适值经来，行而不畅。病经旬余，脘热盗汗，已属热陷血室之证。昨日脘腹大痛，甚则厥汗淋漓。与芳香疏通之药，痛势下及少腹，手不可按，此为血络瘀阻无疑。拟方于疏瘀通络之中，仍兼调气，冀其瘀通气畅，腹痛得止为幸。

归尾（酒炒）、白芍（桂枝煎汁炒）、桃仁泥、泽兰叶、延胡索（醋炒）、青广木香（各）、长牛膝（吴萸煎汁炒）、楂肉炭、青皮（醋炒）、瓦楞子壳（醋煅）、丹皮炭、九香虫、檀降香片（各）。(《柳宝诒医案·卷五》)

顾。肝血虚则生热，而经速腹痛；脾气虚则湿陷，而腰酸带下。脉象濡细，肝脾两虚。法当培养，参入调营固下之品。

全当归、白芍、生地炭、於术、茯苓、炙甘草、丹皮、香附、砂仁、木香、牡蛎、川断、菟丝子、乌药、银杏肉、胡桃肉。

二诊：肝有郁热，营血因之不畅。经速腹痛，血不归经。当以清肝和营为主，其带下之病，宜另从肝脾调治。

全当归、白芍、生地炭、丹皮、丹参、香附、黑山栀、金铃子、延胡索、橘核、木香、砂仁、茺蔚子、月季花。(《柳宝诒医案·卷六》)

经来少腹痛，发热，肝胆之气不和。用逍遥法加减。

全归、白芍、川芎、乌药、川断肉、丹皮、青皮、柴胡、青蒿、楂炭、砂仁、橘叶、橘核。(《柳宝诒医论医案·医案》)

经来少腹滞痛，营气窒塞，奇脉不调。用温通法。

全当归、白芍、川芎、乌药、牛膝（吴萸炒）、红花、川断、

木香、楂炭、降香、胡桃肉。(《柳宝诒医论医案·医案》)

奇脉隶于肝，以肝主血也。经来少腹滞痛，木气下陷，则营络窒滞；周身经络牵掣，以肝主经也。脉象虚软带弦。以和肝为主，佐以温通营络。

全归、白芍、川芎、乌药、川断、牛膝（吴萸三分煎汁炒）、延胡、丹参、楂炭、青皮、木瓜、厚杜仲、橘络、丝瓜络、首乌藤。(《柳宝诒医论医案·医案》)

钱。邪瘀留结于奇脉，致下焦经络，阻窒不舒。经来掣引撑痛，连及腰脊。此病在经络，与寻常块痛有间。病历多年，营血日耗，肝火转炽。仅与温通，犹恐不合病机，拟于温通奇脉之中，投以养血清肝之品，用缓法治之。

金铃子（酒炒）、归尾（茴香炒拌）、白芍、橘核络（各）、川断（炒）、长牛膝（吴萸煎汁拌炒）、小生地（炒）、丹皮炭、稆豆衣、刺蒺藜、乳香（炙）、降香片。(《柳宝诒医案·卷六》)

营气虚滞，经来腹痛。用养营法，兼调肝脾。

全当归（小茴香五分炒）、白芍、乌药、牛膝（吴萸四分炒）、延胡、川断（肉桂心三分煎汁炒）、橘核、木香、砂仁、红花、玫瑰花、胡桃肉。(《柳宝诒医论医案·医案》)

祝。经来腹痛头晕。肝气不和，郁化于上，则为风阳；阻窒于下，则为奇脉不和。脉象虚细。营血本欠充畅，而气复阻之；血虚易于生风，而气复激之。拟方养营以熄风，和气以调经，气血两调，冀得渐效。

当归（酒炒）、白芍（酒炒）、丹参、川断（酒炒）、制香附、乌药、长牛膝（吴萸煎汁，拌炒，去吴萸）、石决明、大生地（炒炭）、滁菊花、宣木瓜（酒炒炭）、夜交藤、稆豆衣、竹二青。(《柳宝诒医案·卷六》)

◆ 崩漏

崩漏后，晚热盗汗，脉象细数而弦，此必有微邪乘虚袭于营分。留恋日久，即为营损。舌心黄厚，兼有食滞不化。拟方养阴泄邪，稍兼化滞之意。

细生地、归身、白芍、丹皮、青蒿、白薇、延胡、荆芥炭、生鳖甲、枳实炭、焦六曲、茅根肉。（《柳宝诒医论医案·医案》）

崩漏屡发不止，右关脉弦数壅结，肝火内扰，血不能安。据述，起由经阻，营络先已不畅。当熄肝和营，勿遽用涩。

生地、白芍、归身、丹皮、丹参、白薇、黑山栀、阿胶（蒲黄炒）、茜根炭、刺蒺藜、牡蛎、乌鲗骨、稆豆衣、侧柏叶炭、藕节。

再诊：血漏未止，稍劳即发，下部经络不舒，奇脉不畅，肝火不平。宜以摄营法内，佐以清肝和奇。其上部之痰浊不清，当另化之。

生地、全当归、白芍、川断、菟丝子、杜仲、乌鲗骨、阿胶（蒲黄一钱拌炒）、丹皮、白薇、石决明、砂仁、苡仁、太子参、茜草、藕（煎汤代水）。（《柳宝诒医论医案·医案》）

肝血因经漏而发，营虚则内热所由生也。无如胃液久伤，舌光少纳，脾运不及，不能输化，后天少生化之吸，营阴何由而复。拟方肝脾两补，兼参养胃之意。

生地、归身、白芍、於术、砂仁、鸡内金、木香、丹皮、白薇、牡蛎、麦冬、谷芽。（《柳宝诒医论医案·医案》）

归。崩漏不止，腹胀色浮。肝脾两病，失藏统之职，血不归经，转为瘀滞，而木燥生风，兼见眩瞑。或通或涩，均属碍手，姑与通摄法。

归身炭、白芍、石决明、丹参、乌鲗骨、茜草根、茯神、稽豆衣、炒丹参、於术、煨木香、荷叶炭、龙眼肉。

二诊：血漏不已，而腹满肢浮，无非血不统于脾土所致。再与归脾法，佐以清肝。

於术（炒）、当归（土炒）、白芍（土炒）、茜草炭、乌鲗骨、砂仁（炒）、炙鸡金、石决明、煨木香、稽豆衣、刺蒺藜、丹皮炭、夜交藤、荷叶炭。（《柳宝诒医案·卷六》）

癸停三月而作崩漏，下焦有瘀可知。三四日来，崩势已减，尚觉淋沥不断，从前上中焦肝气撑迫块痛，因此均得畅泄。则不特肝瘀从此疏达，并肝气亦从此泄降，于病机颇为顺利。惟少腹尚觉牵掣不和，此必有余瘀留滞，致营络之气未得调畅。宜养营固奇，和络调气，乘此营血松动之机，加意调理，可使从前宿疾一切扫除矣。其善自调摄为主。

全当归、白芍、生地炭、丹参、丹皮、川断、杜仲、茜草炭、阿胶（蒲黄炒）、橘核、橘络、石决明、砂仁、香附。

另：参须、鸡血藤膏（各）一钱，二味另煎冲服。（《柳宝诒医论医案·医案》）

黄。肝气不和，营络因之窒塞。癸期迟速不匀，停阻两月，忽作崩漏，血色鲜瘀杂下，少腹时痛，兼旬不止。血去阴伤，渐增内热，舌红脉数，两关带弦。理宜疏肝和络，滋养营血。所嫌肝气横逆，上自肺胃，下及少腹，气之所在，无所不窒，不独下焦营络，宜通不宜塞也。而肝失所养，风阳浮扰，又标病中之最要者。刻下肝血宜养，络血宜通，于养阴和络中，参用疏肝畅气之法，必得血随气运。则诸恙乃有就绪，无治丝而纷之虑矣。

大生地（炒）、白芍、炒当归、丹参、制香附、炒丹皮、石决明、乌鲗骨、茜草炭、橘络、川断、鸡血藤膏、枇杷叶、藕节。

二诊：瘀块畅行，营血得以疏运，本属至顺之境。惟少腹尚觉撑痛，余瘀未净，而正气先伤，恐其不克支持，自宜以扶助本原为要。今早形寒发热，其来势似挟新凉，与寻常虚热不同。扶正以固本，畅气以和营，此两层必须并重，而表热一层，亦须顾及为稳。

洋参、参须、大生地（炙）、炒当归、延胡（醋炒）、乌药、金铃子（酒炒）、茜草根炭、沉香（磨）、青蒿、鲜藕（煎汤代水）。

少腹不痛，去延胡、金铃子、乌药、沉香，加丹参；鲜血不止，去当归，加童便、赤芍、阿胶（蒲黄炒）、丹皮、枣仁；寒热止，去青蒿；胃纳不佳，加霍石斛、春砂仁、扁豆、宣木瓜。（《柳宝诒医案·卷六》）

经漏数月不已，由瘀紫而转为鲜淡。脉象细软带数，腹痛止而腰脊酸，病象由实而虚。当滋养营血，固摄奇脉。

生地炭、归身、白芍、茜草炭、牡蛎、阿胶（蒲黄炒）、川断肉、菟丝饼、乌鲗骨、甘杞子、沙苑子、陈棕炭、荷叶炭。

再诊：崩漏已止，而腰尚酸。营血亏损，未能遽复也。

党参、茯苓、生地、归身、白芍、川断、杜仲、木香、砂仁、沙苑、菟丝饼、枣仁、红枣。（《柳宝诒医论医案·医案》）

经水淋沥不断，腰脊酸疼，奇脉不调，经络不畅，而痞块撑痛，兼见虚窒之象。用调畅奇经，兼疏血络。

生地炭、全当归、白芍、青皮、广皮、川郁金、茜草炭、阿胶（蛤粉炒）、川断、海螵蛸、橘核、橘络、枇杷叶。（《柳宝诒医论医案·医案》）

经停数月而作崩。六七日来崩势已定，而少腹酸楚，经漏淋沥，脉数疾微弦，右寸关尤觉锐快，舌苔满白，舌质不华，营血大伤，脾阳不振，而痰浊因之阻壅，故纳谷不旺也。形寒发热，是营阴之气，虚散不摄，乃失血后常有之证。所虑脾阳就损，恐其虚热淹缠，一时不能清复耳。拟方用养血摄营，温脾和中之法。

绵芪、新会皮、砂仁、木香、炮姜炭、丹皮、生地炭、归身、白芍、白薇、阿胶（蒲黄炒）、茜草炭、川断肉、侧柏叶。（《柳宝诒医论医案·医案》）

漏血不止，血不归经所致。脉左弦右弱，肝木不调，腹中撑坠。法当条木摄营，兼固奇脉。

全当归、东白芍、小青皮、木香、砂仁、炙草、川断肉、厚杜仲、蕲艾、陈阿胶（蒲黄末一钱拌炒）、茜草炭、荷叶炭、益母草。（《柳宝诒医论医案·医案》）

孟。崩漏屡发而多，兼有瘀块。而经之来，仍如期不爽。此平日曲蘖之性，助其肝火冲扰，营血不能归经，遂使崩久致虚，延成剧候。

大生地（炒）、归身、白芍、炒丹皮、黑山栀、滁菊花（炒）、石决明、茜草炭、阿胶（蒲黄粉拌炒）、侧柏炭、陈棕炭、藕节炭。（《柳宝诒医案·卷六》）

脾气虚弱，不能统血，气病则纳谷胀满，血病则经水淋沥。气宜疏通，血宜固摄，当两意并治。

於术、广皮、木香、砂仁、归身、白芍、丹皮、茜草炭、石决明、稽豆衣、甘菊炭、远志炭、枣仁、乌鲗骨、藕（煎汤代水）。（《柳宝诒医论医案·医案》）

奇脉不固，为木火所冲激，经漏不止，腰酸色瘀。法当清开固奇，疏畅营络。

生地、归身、白芍、丹皮、川断、杜仲、菟丝子、乌鲗骨、杞子、沙苑、砂仁、阿胶（蒲黄一钱炒）、稽豆衣、茜草炭、藕

节、茺蔚子。(《柳宝诒医论医案·医案》)

先经停而后崩漏，腰脊酸痛，奇脉不调，冲任不固，头晕少纳，肝胃不和。当固摄奇脉，兼和肝胃。

归身、生地、白芍、砂仁、川断、杜仲、菟丝子、金毛脊、川郁金、木香、青皮、杭菊、阿胶（蒲黄炒）、藕。

再诊：崩漏之后，肝血必虚，其头晕嘈绞，乃肝阳上扰之病；脘块攻撑，木气不和也；带下腰酸，中气虚陷也。总以调补肝脾，固摄奇脉为主。

生地炭、归身炭、丹皮、白芍、石决明、刺蒺藜、於术、苓皮、砂仁、川广郁金、茜草炭、菟丝子、杜仲、乌鲗骨、银杏肉、鲜藕（煎汤代水）。(《柳宝诒医论医案·医案》)

向患肝木不和，今则肝火偏甚，不能藏血，癸水淋沥不调，时复逆行为衄。脉象虚，左弱右弦，遇节发热，营阴为木火所烁，阴血日亏，肝阳日亢，有延及营损之虑。拟用养血熄肝，调畅肝营之法。

生地、白芍、归身、丹皮、丹参、白薇、牡蛎、郁金、牛膝炭、茜草炭、穞豆衣、阿胶（青黛拌炒）、月季花。

再诊：衄血虽止，而营热未清，左脉涩数，右脉弦数，营血不充，肝火不静。再与养血潜肝，苟得营阴充足，则经自调而痛自止。

生地、归身、白芍、丹皮、丹参、白薇、牡蛎、黑山栀、牛膝、枣仁、阿胶（蛤粉炒）、茺蔚子、月季花。(《柳宝诒医论医案·医案》)

左脉浮数，右脉虚细，经漏淋沥，腰酸嘈运。血不养肝，木燥生风，血不能藏，愈漏愈虚。当清肝摄营，用滋熄法。

生地炭、归身炭、东白芍、茜草炭、乌鲗骨、丹皮炭、黑山栀、左牡蛎、刺蒺藜、女贞子、旱莲草、十灰丸（绢包）、藕节。

另：归脾丸，每服三钱，藕汤送下。（《柳宝诒医论医案·医案》）

◆ **倒经**

庞。营气不畅，肝火上行，血从清道而溢，脉弦数内热，少腹痛，此倒经病也。当畅气调营，疏泄木火。

金铃子（酒炒）、延胡索（醋炒）、广木香、炒归尾、桃仁泥、长牛膝（红花煎汁拌炒）、炒丹皮、黑山栀、鲜生地（薄荷同打）、丹参、青皮、茅根肉。（《柳宝诒医案·卷六》）

◆ **经行乳痛**

平。向患经行之前，两乳核痛，已属肝气不和之病。此次脘腹撑胀块痛，经行后少腹板滞，酸痛愈剧，营络瘀阻，恐其郁久暴崩。拟与通络和瘀。

金铃子肉（小茴香煎汁，炒）、延胡索（醋炒）、归尾、桃仁、长牛膝（红花酒煎拌炒）、橘络、丝瓜络（乳香酒煎拌炒）、丹参、青广木香（桂枝煎汁拌炒）、益母草、香橼皮、白芍。（《柳宝诒医案·卷六》）

◆ **带下病**

岑。向患淋带，今春剧发。渐觉少腹胀满，刺痛酸坠，大便不爽，小溲淋数，所下带浊，杂色黏厚如脓。推其病情，先因肝气不调，致营血瘀阻。更因脾运不旺，致湿浊流陷，瘀湿内壅，下注于奇经，蒸蕴而为秽浊，此带下之所由来也。病久正伤，不特肝营就损，即脾土亦形困惫。面跗浮肿，虚热上烘，脉象细弱无神，舌尖红而碎，肝脾两脏，损象已深。而两便窒滞，奇经中之瘀浊，仍未清畅。虚实两面，均难偏顾，调治颇为棘手。姑拟培补肝脾，舒气养营，仍兼疏通瘀浊之意。冀得气营两畅，方可专意培补，以收全功。

於术、茯苓、全当归、白芍、木香、砂仁、苡仁、丹皮、川怀牛膝（各，红花煎汁炒）、茜草炭、牡蛎、川断、车前子。

另：西珀屑四分（研，水飞），乳香二分（去净油），二味为末作丸，吞。(《柳宝诒医案·卷六》)

范。脾土先虚，湿邪留滞，水谷之液，不能化为营血，乘奇脉之虚，下注而为带下。其发于经水之前者，因冲任气动，则奇脉亦因之下陷也。右关脉弦，中气不旺，左脉软弱，右见数大，舌质偏红，乃营血不足。虚火易动之体，滋养肝肾，统摄奇经，此调经固本一定之法。惟此证宜培脾利湿，兼固带脉，乃与病机有裨。

党参、於术、茯苓、炙甘草、生地、白芍、归身、怀山药、木香、砂仁、川柏、苡仁、牡蛎、沙苑、杞子、川断、菟丝子、银杏（炒香，打碎，绞汁，冲入），煎汁熬收，烊入阿胶三两，白蜜十两收膏。空心，陈皮汤送下。

另：威喜丸、封髓丹（等分），空心，开水送下。(《柳宝诒医案·卷六》)

林。素质阴虚，兼有带下之疾，故足三阴均形亏损。春间时感咳嗽，历今未愈。阴气不得上承，则肺金虚而不降，故稍感微邪，辄复咳甚。脉象软细，左手尤虚。论治自当以补养为主，但舌苔微黄而浊，当于养阴中，佐以清降肃肺。

北沙参、麦冬、白芍、蛤壳、菟丝子、茯苓、苡米、桑白皮（炙）、大生地（炒炭）、砂仁、紫菀（蜜炙）、银杏肉、枇杷叶。

（《柳宝诒医案·卷六》）

石。病后营阴不复，肝阳易于浮动，加以劳倦，脾土亦少健运，带下不已，阴液愈耗。平时见证，阴虚火动者居多。调理之法，以滋养潜熄为主，佐以培脾。

党参、洋参、大生地、归身炭、白芍、於术、龙齿、牡蛎、丹皮（炒）、黑山栀（姜汁炒）、杜仲（酒炒）、茯神、净枣仁（川连煎汁，拌炒）、广陈皮、菟丝子（盐水炒）、怀山药（土炒）、潼沙苑、春砂仁，煎汁滤清，熬收，烊入阿胶三两，炼蜜八两，酌加冰糖收膏。

如带下不止，另用新制白带丸，盐花汤送下。（《柳宝诒医案·卷六》）

史。带下赤白兼行，而腰不甚痛。湿热伤脾，不能化血，遂下注于奇经。当培脾清湿。

白术炭、炙柏片、砂仁、苡仁、赤白苓（各）、广陈皮、牡蛎、归身、怀山药、桑白皮、炙甘草、沙苑、银杏仁。（《柳宝诒医案·卷六》）

王。脾虚湿陷，乘虚下注奇脉。带下不已，阴液枯损，渐生内热，神倦纳少，脉象虚细，有肝脾两损之虑。当清阴健脾，两法兼用。

野於术、炙柏片、砂仁、苡仁、白茯苓、广陈皮、牡蛎、生地炭、菟丝子、金狗脊、白薇、银杏、樗白皮。（《柳宝诒医案·卷六》）

温。脾土虚陷，湿热下注于奇经，则带下不止。病经数载，髓液均伤，腰脊酸楚，内热形寒，皆由乎此。刻诊脉象左手带数，右部虚软；少腹瘕撑脘腹，气闷作痛；癸水参差不期，又属肝脾不调，营气损窒之象。总之，肝肾奇脉，均因病久而虚；而脾胃气机，又因肝气不和而窒。愈延愈虚，势且渐入营损之途。刻下急当和畅肝脾，冀其痛止纳旺，再议调补下焦。

归身（炒黑）、东白芍（吴萸煎汁，拌炒）、炒丹皮、稽豆衣、煨木香、砂仁（盐水炒）、连皮苓、菟丝饼、制香附、於术、牡蛎、刺蒺藜、谷麦芽、香橼皮。

二诊：带脉属脾，土虚湿陷者，每致带下不止。久则奇经髓液下注，故八脉均亏。况肝气不畅，则营气不调，而脾土愈困。刻诊脉象渐和，而瘕气不化。拟方和肝培脾，调固奇经。

於术（土炒）、归身（蒸熟炒黑）、东白芍（吴萸煎汁，拌炒）、川断（酒炒）、山药（土炒）、菟丝饼、茯苓、杞子（蒸炒）、车前子（盐水炒）、潼蒺藜、刺蒺藜、春砂仁（盐水炒）、制香附（醋炒）、煨木香、丹皮炭，上药为末，用大生地煎浓膏，打糊为丸。（《柳宝诒医案·卷六》）

向。患带下红白，脾脏湿热下渗，奇经不能固摄。近日肝火郁燔，内犯于胃，则嘈杂眩晕；下注冲任，则经水淋沥，甚则少腹滞痛，经与带杂下不止。稍投补涩，则木火湿热无外泄之路，愈觉郁闷不舒。况嗳哕并作，气分本失疏畅，尤不可专投血药。夫气为血帅，气滞则血亦滞。肝主藏血，肝不和，则血不能藏。然则调治之道，自当以疏肝和气，为治血之本。若补之、涩之，窃恐肝脾滞陷，愈增其病矣。愚见如此，未识有当病机否？

当归炭、白芍、丹参、炒丹皮、川郁金（醋炒）、春砂仁、黑山栀、制香附、川断肉（炒）、菟丝子（盐水炒）、广木香、川黄柏（盐水炒）、干荷叶（炒）、鲜藕。

二诊：改方，去黄柏、丹皮、菟丝子，加金铃子、延胡索、炒生地。（《柳宝诒医案·卷六》）

尹。所见经水不匀，带下腰脊酸痛，头晕筋惕，上热下寒，诸症均属肝肾不足，奇脉不调所致，法当潜摄。惟脉象弱细而涩，舌苔晦浊，纳谷不舒，气机窒于脘膈，此不特肝气逆行，肺气痹阻，并有痰浊阻于胃中，断难遽投滋补。况大疟初至，寒多热少，似乎牝疟亦属阳微痰阻之病。刻当善后之际，尤不能遽与柔腻。拟先用调气通痹，温运中宫法，俟气分疏达，再议调补可耳。

瓜蒌皮（姜汁炒）、薤白头、广郁金、姜半夏、蔻仁、於术、桂枝、茯苓、白芍、淡干姜、枳实、姜竹茹、广陈皮。

二诊：前与调气通阳十剂后，牝疟得止。但时觉烘热，胸闷气迫，脘中嘈胀，兼作纳少便艰，甚则作呕，脉象较前稍畅，右关独弦，舌苔黄腻。胃中痰气窒阻，木火郁而不达，逆行于上，则膈阻气痹，凡此皆气分病也。从前经候愆迟，带白腰酸，营分虚而不畅，亦因气阻所致。气为血帅，自当以调气为先，观古人调经一门，未有脱却气分者，可以识其意矣。拟方再与疏肝安胃，化痰通痹。

姜半夏、干姜（盐水炒）、川连（姜汁炒）、瓜蒌皮（姜汁炒）、枳实、旋覆花、薤白头、郁金、黑山栀（姜汁炒）、青皮（醋炒）、橘络、竹茹、制香附、木蝴蝶（炙研，冲服）。（《柳宝诒医案·卷六》）

◆ **不孕证**

欧。种玉必先调经，兹经水如期，营分并无疾疴。前人谓痰阻子宫，奇脉气滞者，均于受胎有碍，用药即仿其意。

香附一斤（须用丸制）、当归（炒）、川芎、川断（酒炒）、茯苓、菟丝子（酒炒）、枳壳（醋炒）、春砂仁、川郁金、丹参、清半夏、长牛膝（酒炒）、杜仲（酒炒）、桂心，上药共为细末，用益母膏化水泛丸，每服四钱。（《柳宝诒医案·卷六》）

◆ 妊娠恶阻

重身五月，腰脊酸疼，此肾虚不能系胎之象。素病呕恶，胃气上逆，则中气不固。当和胃安胎。

党参、於术、茯苓、广皮、白芍、川连、淡芩、砂仁、苏叶、杜仲、菟丝子、竹二青。（《柳宝诒医论医案·医案》）

◆ 妊娠腰痛

钟。重身八月，腰腹俱痛。胎气受伤下坠，已属重候。又加寒热无汗，神倦口渴，左关脉弦数，舌尖绛苔黄。温邪郁伏，颇觉深重。姑先疏透里邪为主。

鲜生地（豆豉同打）、苏叶、淡黄芩（酒炒）、枳实炭、黑山栀、瓜蒌皮、杏仁、广陈皮、茯苓皮、青蒿、竹茹、茅根肉。（《柳宝诒医案·卷六》）

◆ 胎漏

妊娠逾期，反无转动之形。刻下漏血坠痛，胎元受伤，气虚不能转运。先用佛手散加味，以消息病机。

全当归、川芎、生鳖甲、头发灰、绵芪、冬葵子、桃仁、长牛膝（红花五分炒）、乌芝麻。

再诊：胎元受病，血漏气窒，逾期不动。近日腰脊酸疼，有下行之象。再与调畅气血，俾得运动为佳。

厚杜仲、炒枳壳、奎砂仁、上绵芪、细生地、冬瓜子、紫苏子、竹二青。（《柳宝诒医论医案·医案》）

重身六月，而病胎漏，右脉浮数，腰腹坠痛，胎元受伤。以右脉论，当兼凉胎为是。

归身、赤白芍、黑山栀、淡芩、生草、茯苓、砂仁、阿胶（蛤粉炒）、杜仲、菟丝子、白麻皮、莲子、纹银。(《柳宝诒医论医案·医案》)

◆子悬

呕逆经年，胃气先不通降，复因胎气下阻，肤肿气促，小溲涩少而痛，湿热阻结，气机不化。拟与清调脾肺，疏降胃气。

杏仁、苏子、豆卷、广皮、茯苓皮、桑白皮、冬瓜皮、瓜蒌皮、砂仁、焦曲、细川连（干姜一分半拌炒）、半夏、淡芩、枳实、香橼皮、竹二青。(《柳宝诒医论医案·医案》)

◆子肿

花。子肿咳嗽，均属脾肺气窒之病。产后浮肿咳喘，寒热无汗，加以口甜脘闷，两便不爽。湿浊阻窒，气机不畅。表里两层，均无外达之路，故病势缠绵不解。拟方疏肺和中，俾邪机得以外达。

苏子叶（各）、杏仁、紫菀、川广郁金（各）、茯苓皮、广陈皮、蔻仁、青蒿、苡米、瓜蒌皮（姜汁炒）、佩兰叶、益母草、茅根肉（去心）、桑白皮、大腹皮。(《柳宝诒医案·卷六》)

◆子淋

江。考古人子淋治法，本不忌伤胎之品，诚以病与胎不能兼顾，正合《内经》有故无殒之义。此证气机陷坠，颇如气淋见象；而溺白屑，又与砂淋似。重身三月，相火养胎。仿古人成法而变通之，兼参气淋治法，望其两不相碍，乃为得手。

北沙参、黄芪、升麻、柴胡、甘草梢、赤苓、车前子、黑山

栀、枳壳、春砂仁、海金沙（包）、淡竹叶、西珀屑。(《柳宝诒医案·卷六》)

◆ 妊娠发热

苏。肝气上逆于肺，升于巅顶，窜及经络，而以气急一项为最重。又值重身，木火易逆。近日发热痰黄，肺胃兼有客热。病情繁重，总以泄肝清肺为主。

羚羊角、桑白皮、牡蛎（盐水煅）、黑山栀、滁菊花、鲜沙参、前胡、钩钩、刺蒺藜、夜交藤、淡黄芩（酒炒）、连翘、豆卷、竹茹、芦根（去节）。(《柳宝诒医案·卷六》)

◆ 产后恶露不畅

祝。肤肿起于胎前，剧于产后。据述蓐中恶露不畅，弥月不减。古人谓血分化为水分者，以消瘀为主。拟用疏瘀行水，温调脾肺之法。

桂枝、椒目（盐水炒）、归尾炭、红花（酒炒）、广木香、杏仁、冬瓜皮、大腹皮、茯苓皮、桑白皮、苏子叶（各）、青陈皮（各）、六曲炭、姜皮。

二诊：前与疏瘀行水，肿势稍平。舌中黄浊，兼有浊积。拟于前方增入疏滞之品。

桂心（研冲）、茯苓皮、大腹皮、青陈皮（各）、冬瓜皮、莱菔炭、楂肉炭、六曲炭、枳实炭、长牛膝（红花酒煎拌炒）、姜皮、通草。

三诊：肿势减而未平，甚于上脘。拟从气分着想。

桂枝、於术、广木香、茯苓皮、大腹皮、冬瓜皮、炙鸡金、川朴、砂仁、焦谷芽、生熟神曲（各）、通草、姜皮。(《柳宝诒医

案·卷五》)

◆ 产后腹痛

产后块痛攻撑，虽不得专属于瘀，而病必在于营络。近增寒热无汗，兼有时邪。先与和营疏泄。

归尾、川芎、香附、木香、青皮、青蒿、荆芥、苏叶、泽佩兰、川郁金、乌药、茅根、益母草。(《柳宝诒医论医案·医案》)

少腹响痛，由下而上，发则形寒内热，起于产后。此由寒气袭于下焦，营分阻窒，奇脉不和。而大解滞痛，则涉及肠腑矣。以温通营气为主。

全当归（小茴香五分炒）、白芍（桂枝四分炒）、牛膝炭、丹参、丹皮、白薇、延胡、青皮、木香、乌药、降香、胡桃、佛手。(《柳宝诒医论医案·医案》)

时。时邪从产后而发，瘀阻腹痛，气窒热蕴。迁延半月，阴液更伤。脉来数疾，舌色光红，中苔灰黄。病势已深，正气恐不能支。姑与疏病导热，清透伏邪之法。

归尾、桃仁、青蒿、白薇、山楂炭、延胡（醋炒）、枳实、杏仁、瓜蒌皮仁（各）、泽佩兰（各）、丹参、鲜生地（姜汁炒）、益母草。(《柳宝诒医案·卷六》)

小产后瘀血未净，寒气窒于奇经，少腹撑痛，近增寒热。当畅气和营，通调奇脉。

全当归、白芍、川芎、金铃肉（小茴香五分炒）、延胡、牛膝（吴萸三分炒）、紫丹参、粉丹皮、乌药、香附、青蒿、白薇、青广木香、益母草。(《柳宝诒医论医案·医案》)

杨。小产前，即觉少腹酸坠，产后酸痛，连及腰脊，形寒而热象不扬，脉情细数，不能鼓指。此由寒邪先伤经络，产后营气馁弱，不能外托。于法当温营化邪，疏导络瘀。所嫌脘闷口甜，不饥少纳。暑湿时感，着于中焦。有与温化之品相碍者，不得不兼顾及之。

桂枝、苏梗、佩泽兰叶（各）、炒当归、乌药、制香附、丹参、广郁金、青蒿、橘红络（各）、藿梗、益母草。（《柳宝诒医案·卷六》）

肝木犯中，腹痛作呕，新产奇脉不充，冲脉因之上逆，遂致胸脘撑胀，上及于嗌。脉象左关浮弦而数，巅痛项强，风木化火，郁而上升。当泄木和胃，兼平冲脉之气。

旋覆花、代赭石、半夏、象贝、前胡、黑山栀、金铃子、川郁金、小青皮、东白芍、长牛膝、瓦楞子、甘菊、香橼、木蝴蝶。（《柳宝诒医论医案·医案》）

◆ 产后发热

黄。寒热晚作而无汗，少腹滞痛，脉象细数不畅。病起蓐中，邪机留入阴分，而阻瘀结热。病经一月，营血受伤。当疏营透邪。

鲜生地（生姜同打和，炒黑）、丹皮、丹参、全当归、青蒿、苏叶、南沙参、前胡、紫菀、紫蛤壳、白薇。（《柳宝诒医案·卷一》）

发热咳嗽，色黄盗汗，脉虚细而数，病起产后，邪恋致虚，将及蓐损之候。

全当归、白芍、青蒿、白薇、丹皮、丹参、广皮、苏子叶、南沙参、前胡、杏仁、紫菀、益母草、茅根。（《柳宝诒医论医案·医案》）

洪。小产后发热，恶露即止，少腹即觉块痛，小溲即涩痛不爽，渐至大腹胀满。两月余来，寒热不解。此伏邪与瘀血为伍，蒸蕴化热，瘀阻气窒，不得透达。惟脉虚数不能鼓指，头汗津津，色萎神枯，正气有不安之虑。正虚邪实，恐难挽救。姑拟清托伏邪为主，疏瘀畅气佐之，冀得转机为佳。

鲜生地（豆豉打）、丹皮、赤苓、当归、郁金、元明粉、山楂炭、丹参、泽兰叶、琥珀、益母草。（《柳宝诒医案·卷六》）

解。产后寒热日作，已过两旬，有汗不解，浮肿气促，咳逆耳聋，舌质紫晦，舌苔色白微浊，其脉象浮数如沸。温邪乘新产而发，内则血瘀热阻，营气不通；外则气郁湿滞，肺胃不畅。热邪久郁，恐即有风痉喘厥之变。姑拟气营两畅，冀得松机。

鲜生地（绞去汁，用姜汁拌炒）、丹参、广郁金、炒归身、白薇、青蒿、苏子、前胡、桑白皮、紫菀茸、冬瓜皮、瓜蒌皮、广陈皮、益母草。（《柳宝诒医案·卷六》）

李。产后冒风，引动伏邪。壮热有汗不解，咳促痰多，近旬不退。其少腹块痛，引及左胯，乃瘀血阻于经络与热邪并结不化所致。舌质干绛，苔色灰浊，脉形数急，左部尤浮。营热燔灼，急须清化。拟用肃肺清营，疏瘀化热之法。

鲜生地（生姜打烂，再同生地打和至渐黑色）、丹皮（炒）、白薇、牛膝（红花煎汁炒）、归尾、延胡、鲜南沙参、桑白皮、蛤壳、橘络、丝瓜络、益母草。

另：炙乳香（去净油）、炙甲片、西血珀屑（水飞），共为末冲。

二诊：前方去末药三味，加旋覆花、瓜蒌皮、枳实。（《柳宝诒医案·卷一》）

◆ **产后咳嗽**

产后感邪，咳逆，气促，音破，肺气不能疏通，浊痰阻窒，脉细不畅，当与疏化泄邪。

旋覆花、苏子、杏仁、白芥子、紫菀、前胡、枳壳、海浮石、瓦楞子、全当归、川芎、桑叶、枇杷叶。（《柳宝诒医论医案·医案》）

◆ *产后水肿*

气血两窒，周身浮肿，病起产后，已历两年，脉虚少纳，内热无汗，势必陷成肿满。姑与和中法。

於术、桂枝、归须、川芎、香附、苏梗、桑皮、鸡内金、广皮、砂仁、木香、香橼皮、枇杷叶。（《柳宝诒医论医案·医案》）

周。浮肿渐减，而四肢麻酸不仁，阴络热而阳络塞。脉象软数。风气乘产虚而流注四末，较之寻常风疾，尤难得效。拟方用透络熄风之法，服十剂后再议。

桂枝、赤芍、秦艽、独活、五加皮、细生地、全当归、丹皮、牛膝、羚羊角、夜交藤、橘络、丝瓜络、嫩桑枝。（《柳宝诒医案·卷四》）

许。子肿至产后而不退，前人有水分血分之别。刻下少腹滞痛，当以痛瘀为主。

归尾、川芎炭、桃仁、泽兰、乌药、广木香、苏梗、茯苓皮、大腹皮、桑白皮、桂枝、椒目（盐水炒）、长牛膝（炒炭）、冬瓜皮、姜皮、香橼皮、益母草。

二诊：瘀血稍行，少腹痛减，而浮肿不退，腰以下尤甚。溲阻于下，气机不化。舍温通别无他法。

桂枝、椒目（盐水炒）、茯苓皮、猪苓、瞿麦、车前子、泽泻、於术、泽兰叶、桃仁、归尾、益母草。

另：黑白丑、大戟、沉香各五分，共为细末，每服一钱，开

水送下。(《柳宝诒医案·卷六》)

◆ 产后狂证

盛。时邪郁伏已久，适值小产，血室空虚，脏气震动，蒙陷于里。始则狂谵，继则昏蒙，口噤戴眼，循衣撮空，种种恶候，层见迭出，势已难于挽救。所见之证，大抵在于厥阴。腑垢屡通，而病仍转剧，其邪机深入于脏可知。脉数弦带促，舌光红，鼻煤气逆，阴液伤而肺胃亦被燔灼。姑拟潜熄厥阴，清养肺胃，而化热托邪之意，即寓其中，然亦不过聊尽愚忱，以冀万一之幸而已。

羚羊角、丹皮、白薇、紫丹参、泽兰叶、郁金、西洋参、麦冬肉、鲜生地（洗打去汁，用姜汁拌炒）、黑荆芥。

另：妇科回生丹一粒（研），和入琥珀屑四分，即用药汁调，冲入童便一杯。服。

二诊：瘀热已化，神识渐清，危病转机，病者之幸也。刻诊脉象软数未静，耳聋面浮，筋节麻木，寐则多梦，脏腑大热虽去，而营中之余热，经络之郁气，岂能一旦清肃？当此大病伤残之候，须清其余热，和其胃气，畅其经络。凡腻补之品，尚难骤进。况偏卧痰多，脾肺之气，胎前久已失调，刻下尤宜照顾。拟清营和胃，佐调脾肺之法。缓缓图复，冀其不致再生波折为幸！。

全当归、东白芍、小生地、白薇、丹皮、橘络红（各）、瓜蒌皮、桑白皮、郁金、冬瓜子、西洋参、石斛、甜杏仁、夜交藤、竹二青。(《柳宝诒医案·卷一》)

苏。病起产后，始则狂笑，继则呆木。瘀热流于厥阴，兼有浊痰蒙胃。病历年余，灵明渐锢，此非轻剂所能奏效。

礞石滚痰丸，每服钱半，空心临卧前服。

丹参、桃仁、苏木、降香，四味煎汁，分两次送丸。(《柳宝

论医案·卷四》)

◆ 产后痢疾

汤。胎前痢疾，产后复剧。本有七日之例，况瘀血不行。舌苔黄浊，唇焦里热，脐下疗痛颇甚。据证是邪瘀湿积不通之候，姑与疏通瘀积，望其瘀行气畅，乃有生机。

广木香、延胡索、焦楂炭、归尾、乌药、桃仁、川芎、六神曲、莱菔子、海南子、益智、鲜藕（煎汤代水）。（《柳宝诒医案·卷二》)

◆ 产后疮疡

汤。产后溃疡颇甚，营气大损。晚热干咳，脉数，皆虚象也。腹中攻痛，肝气不平。拟方先与疏木和胃，候其纳谷渐增，再图补复。

白芍（姜汁炒）、郁金、橘络、苏梗、白薇、丹皮、当归、蛤壳、青皮（醋炒）、生甘草、檀香、陈佛手。

二诊：去橘络、苏梗，加洋参、制半夏、茯苓、广陈皮。

三诊：风痉本由乎血虚，迄因产疡之后，肝阴更伤。腹中攻痛，木气亦欠疏畅。当于养血之中，兼以调理。

生地（砂仁同打）、归身（炒黑）、白芍、牡蛎、钩藤、蒺藜、郁金、丹皮（炒）、白薇、首乌藤、稽豆衣、广陈皮、佛手。

四诊：手足痉掣，头晕齿龁，神呆不语，此属风阳上冒，兼挟痰独上蒙之象。每发近晚，病属阴分也。向质阴气不足，肝肾不调，经速而多，乃营虚而兼有木火之象。病起脏气偏伤所致，宜缓与调理。刻先与熄风养营。

细生地（炒）、大白芍、广郁金（明矾化水拌）、炒归身、川贝母、羚羊角、左牡蛎、白蒺藜、首乌藤、丝瓜络（姜汁炒）、丹皮炭、小青皮、佛手、竹沥（和姜汁少许，冲服）。

五诊：发痉时神识略清，痰气得通之象也；眩晕仍作，血不养肝，风阳仍扰也。经停两月，频作腰痛，当防木火内扰。拟方养血熄风，佐以清泄肝木。

大归身、大生地、大白芍、石决明、稆豆衣、白蒺藜、女贞子、厚杜仲、菟丝子、生甘草、淡黄芩、砂仁、竹二青、陈佛手。（《柳宝诒医案·卷四》）

◆ 产后乳少

卞。乳汁不充，乃胃气不能上蒸之故也。平时舌衄口碎，齿龈牷肿诸病，又属心脾郁热，燔于营分，浮于经络之象。舌苔剥蚀裂痛，胃津亦伤。养之清之，须从心脾两脏一腑用意。

洋参、北沙参、川石斛、麦冬、大生地、炒丹皮、小川连（酒炒）、甘草、玉竹、归身（盐水炒）、稆豆衣、竹茹，上药煎汁，滤清，熬收，烊化阿胶、冰糖收膏。（《柳宝诒医案·卷六》）

◆ 乳核

平。两乳结核，左关脉独见弦便。病因木郁不舒，痰气阻结。法当疏肝化痰。

白芍（酒炒）、归须、橘叶核（各）、夏枯草、黑山栀、青皮、广郁金、丝瓜络、瓦楞子（盐水炒）、全瓜蒌（酒炒）、竹茹（姜汁炒）。

另：山慈姑，研末，黄酒送下，每服一分。（《柳宝诒医案·卷六》）

儿科医案

◆ 咳嗽

郑。风温之邪，挟痰浊壅闭于肺。五六日来，不得汗解，咳逆气促痰鸣。法当以疏泄肺邪，清化痰热，为一定之治。所虑者，幼儿甫及周晬，脏气薄弱，热邪内壅，易于横传旁溢。每值烦躁，即仰首作反弓之状，此热淫于太阳之经，而作痉也。烦过则神静而呆，此痰热闭于胆中，而作蒙也。此两节均属病之险要处，当豫为防维，勿得忽视。

葶苈子（研）、牛蒡子、杏仁、鲜沙参、前胡、羚羊角、钩钩、僵蚕、橘红、川贝、天竺黄。

另：竹沥、橄榄汁、莱菔汁和匀，频服。(《柳宝诒医案·卷六》)

◆ 发热

黄。冒寒腠理密，则发热、无汗、恶寒，是表气不通也。拟紫苏饮出入。

紫苏叶、广陈皮、枳壳、前胡、豆卷、大杏仁、制半夏、桔梗、荆芥、青葱（连须）。(《柳宝诒医案·卷六》)

◆ 疳积

金。先患积热腹痛，刻下痛势虽减，而疳热伤阴，肝脾两脏均有虚热留恋。脉象偏数，舌色偏红。童年阴气未壮，易损难复。

230

钱仲阳以六味补阴，未免专重于肾，于此证尚未洽合。拟即仿其意，而以肝脾为主，用资生合归脾法。

党参（炒）、於术（土炒）、大生地（切薄片，烘脆，勿枯）、白芍、归身（土炒）、炒丹皮、山药、扁豆（炒）、青蒿珠、小青皮、广陈皮、枳实（炒）、炙鸡金、甘草、麦冬（炒）、川连（土炒）、煨木香、金石斛、茯神，上药为末，煨姜二钱，干荷叶二两，煎汤泛丸。（《柳宝诒医案·卷六》）

朱。病久脾虚，而湿积未化。内热腹膨，面色浮白带青，稍纳谷食，大便即溏，此积久成疳之证。当与健脾清胃，缓缓调之。

炒於术、白芍（土炒）、炙鸡金、川朴、金石斛、枳实（炒）、炒谷麦芽（各）、丹皮炭、茯苓皮、通草、砂仁、荷叶。（《柳宝诒医案·卷六》）

庄。腹膨内热，齿燥舌光。疳热留恋已久，调治不易。姑与清疳和中。

金石斛、青蒿、炒丹皮、枳实炭、炙鸡金、白芍（土炒）、砂仁、大腹皮、茯苓皮、生甘草、广木香、荷叶。

另：肥儿丸，每服一粒，冰糖汤送下。（《柳宝诒医案·卷六》）

◆ **胃脘痛**

金。脘痛吐涎头晕。此风木犯胃，将成虫积之候。与苦辛甘合法。

归身、白芍（土炒）、川连（吴萸煎汁拌炒）、黄柏（酒炒）、干姜（盐水炒）、使君子肉、槟榔、青皮（醋炒）、乌梅肉、姜半夏、广陈皮、生姜。（《柳宝诒医案·卷六》）

◆ 痢疾

赵。疹后红痢，热伤营分可知。渐见神糊惊惕，此由惊气入心，邪热因之蒙陷。法当清厥阴，仿镇惊清营治法。

犀角尖、羚羊角尖、青龙齿、牡蛎、鲜生地、赤芍、胆星、朱茯神、天竺黄、橘络、白金丸（入煎）、灯心、竹茹。

另：至宝丹一粒化服。（《柳宝诒医案·卷六》）

◆ 积聚

龙芝生令爱病按：起病之初，年甫七龄，始由胁痛及脘，痛甚则厥。屡发之后，左胁结瘕，渐至少腹膨硬。每值撑痛，则脘腹俱胀，纳物作呕，几同膈证。两年以来，肝脾之气，郁陷已深，近感新邪，寒热日作，因之痛呕愈甚，而气阻邪窒，汗出不及脘腹，两便均不爽利。窃思肝木之病，犯胃则呕，克脾则胀，上升则撑痛而气逆，下陷则滞痛而便艰。其肝气之自结于本经者，则阻于络而结瘕。证虽散于他经，病实不离乎肝木。若泛与健脾和胃，消积消疳，不特满屋散钱，无从贯串，亦且见病治病，有应接不暇之虑矣。此证以病情论，当从乌梅丸法为入手张本。因小水不畅，恐非酸味所宜，且与兼挟新邪之病不合。拟用四逆散，以疏肝止厥；合泻心法，以平肝气之上逆；鸡金散，以通肝气之中壅；金铃子散，以和肝气之下陷。治虽在肝，而痛呕撑胀，以及暑湿新邪均入所治之中。非敢谓丝丝入扣也，亦庶几无顾此失彼之虑耳！录方如下，呈候采择。

柴胡（醋炙）、白芍（土炒）、枳实、生甘草、川连（姜汁炒）、淡干姜（盐水炒）、制半夏、炙鸡金、焦楂炭、金铃子、延胡索（醋炒）、小青皮（醋炒）、生姜汁炒竹二青。

此方兼备诸法，方中惟金铃子散专泄肝破瘕而设，不能兼顾他病。其余诸药，均有一箭双雕之用。如四逆散原方，本与小柴胡汤相为表里。此以白芍和阴，彼以半夏和胃。此以枳实泄痛，移治此证，可以和时感之寒热，可以疏肝火之郁陷。而以枳实一味，合入泻心，更佐姜、茹，则止呕除烦，消痞泄浊，均在其中矣。鸡金散能于脾中泄木，可以治胀，而消痞导滞之法，亦出于此。是以一药而兼数长者也。（《柳宝诒医案·卷五》）

◆ 消渴

黄。热蕴于脾营之内，燔灼胃阴，求助于食，故病如中消。但邪热不能杀谷，多纳少化，渐致脘腹膨胀，大便溏泄。此症若专清胃热，则胀泄必甚；再与温运，则阴液愈伤。刻视舌质紫绛无苔，入暮昏睡谵语，热之燔于营阴者已深。姑与清泄心脾为主，稍佐和中。

西洋参、川连（盐水炒）、东白芍（土炒）、枳实、青蒿、炙鸡金、丹皮炭、生甘草、焦六曲、小生地、茅根肉、竹心。

另：鲜生地露过药。

二诊：改方，去青蒿，加大腹绒、麦芽炭。

三诊：前与清泄阴分伏热，两三剂后晚热较平，舌色转淡。惟易饥多纳，脘腹膨胀，仍未少减。此由木火燔灼，脾阴消耗，故多纳少运，随纳随胀，而纳仍不减也。清滋则助滞，疏运则伤阴，两难着手，只可两面兼顾，以消息病机。

西洋参、金石斛、麦冬肉、丹皮炭、元参、炙鸡金、广郁金、楂肉炭、炒枳壳、砂仁、麦芽炭、鲜藕。

四诊：内热渐平，脘腹膨胀微减。拟方清养为主，佐以疏运。

西洋参、金石斛、大生地（炒炭）、丹皮炭、麦冬肉、川连

（盐水炒）、炙鸡金、楂肉炭、焦神曲、紫蛤壳、生甘草、鲜藕。

五诊：脾阴虚，则口淡而渴；脾气虚，则少运而胀，内热神倦，大便溏泄，舌色偏红。当清养健运，两法兼用。

西洋参、麦冬肉、金石斛、紫蛤壳、香青蒿、丹皮炭、山楂炭、麦芽炭、焦六曲、茅根肉、鲜藕。（《柳宝诒医案·卷六》）

◆ 血证

窦。便血数年不已。湿伤脾陷，肝营不守。幼年生气不荣，宜从肝脾培养，佐以清摄。

党参、黄芪（炙）、炒丹皮、炒归身、炒於术、广陈皮、升麻（醋炒）、甘草、柴胡、大生地（炙）、炙鸡金、煨木香、砂仁、茜草根炭、侧柏炭、阿胶（蒲黄粉拌炒），上药为末，用荷蒂一两，煎汁泛丸，每服三钱，空心开水送下。（《柳宝诒医案·卷六》）

◆ 汗证

吴。脉象虚细而数，向晚内热盗汗，此阴气先虚，微邪内恋之象。其项侧核胀，乃木火挟痰涎上窜于络。木火之不熄，由于阴气之不充。前人谓稚年阳常有余，阴常不足。其实非阳之余，乃阴气稚弱，不足以配阳，故阳转见为有余耳。钱仲阳以六味主治，其意正为此也。此症兼有微邪，当先与养阴彻邪，疏化阴分之热。俟热清后，遵用钱氏法治之。

小生地（炒）、太子参、青蒿、白薇、丹皮、黑山栀、牡蛎、白芍、象贝、钩钩、淡黄芩（酒炒）、甘草、夏枯草。（《柳宝诒医案·卷六》）

◆ 麻疹

孙。痧疹发后，已阅半月，从未得有汗泄，仍然咳呛气促，壮热音哑。风温之邪，窒于肺络，热蕴不解，阴液耗烁，最防热蕴肺伤，有喘逆之变。

鲜南沙参、鲜生地（薄荷同打）、豆豉、丹皮、蝉衣、牛蒡子、连翘、马兜铃（炙）、前胡、元参、茅根肉。（《柳宝诒医案·卷六》）

◆ 风疹

花。风疹发于肤腠。血分有热，而风邪袭之。当清营疏风。

鲜生地（薄荷同打）、丹皮（酒炒）、赤芍（酒炒）、黑荆芥、刺蒺藜、蝉衣、防风、当归（炒）、忍冬藤、生甘草、桑叶、竹心。

二诊：风清热化，再拟清养营阴。

大生地、当归（酒炒）、丹皮、南沙参、金石斛、花粉、青蒿子、元参、黑荆芥、竹叶。（《柳宝诒医案·卷六》）

施。风疹遍发，甚于下部。拟方凉血泄风，兼疏营络。

鲜生地（薄荷同打）、黑荆芥、丹皮、鲜沙参、牛蒡子、刺蒺藜、首乌藤、赤芍、全当归、桑叶、茅根肉。（《柳宝诒医案·卷六》）

外科医案

◆ 疮疡

武。左脉绵软，关部独壅，阴虚而肝火不藏也。舌苔黄浊，有湿热蕴于中焦。其外疡宿疮，流水不止，湿热从此下泄，而营液亦因此而伤。左目昏胀，虽系阴虚，亦因肝火。拟方以养阴为主，佐以清肝熄火，培土渗湿。

大生熟地（各）、归身（炒）、白芍、枸杞子（酒炒）、菟丝子（酒炒）、滁菊花、潼沙苑（盐水炒）、刺蒺藜、丹皮、黑山栀、杜仲（盐水炒）、砂仁、党参（炒）、於术、怀山药、茯苓、广陈皮、苡仁、车前子、泽泻、怀牛膝（盐水炒），上药二十一味为细末，用熟地煮糊打和，酌加炼蜜为丸。（《柳宝诒医案·卷五》）

疡溃营虚，内热少纳，而余毒留结，疡肿叠见。当和营清阴，疏化余毒。

生地炭、全当归、赤芍、丹皮、连翘、防风、荆芥、生甘草、广皮、忍冬花、桑枝。（《柳宝诒医论医案·医案》）

周。时病囊疡之后，营热不化，内结于络，则块痛如肠痈。下注于足，则痹痛如鹤膝。总之，营虚络阻，内热留恋，用药通补两碍。脉象虚数而急，舌红无苔，兼有阴损之象。方以养阴为主，佐以通络泄邪。

大生地（炒）、全当归（酒炒）、赤白芍（各，酒炒）、川怀牛膝（各，酒炒）、炒丹皮、嫩白薇、独活（酒炒）、秦艽（酒炒）、金铃子（酒炒）、延胡（醋炒）、宣木瓜（酒洗）、紫丹参、淡天

冬、茅根肉。(《柳宝诒医案·卷五》)

◆ 痰核

池。痰核结于会厌两旁,此必挟少阳木火浮越于上。凡六阴经脉,皆上至于颈,痰火窜入阴络,亦至此而止,病之所以易结而难散也。拟方软坚化痰,专清阴络之火,用丸剂缓缓调之。

炒当归、白芍(酒炒)、大生地(炒)、炒丹皮、元参、牡蛎、於术、茯苓、广郁金(风化硝化水拌炒)、刺蒺藜、橘红、夜交藤、黑山栀、昆布、夏枯草,上药为末,用竹沥、姜汁、蜜水泛丸。(《柳宝诒医案·卷三》)

季。右半体经络不和,腋下痰核成串,肌黄内热,营络与中气交病。病起产后,营气阻窒。当与养营和络,缓缓通调。

全当归、川芎炭、秦艽、川独活、桑寄生、枳壳、象贝、半夏、郁金、刺蒺藜、丝瓜络(去油乳香研末炒)、竹二青、首乌藤。(《柳宝诒医案·卷三》)

李。痰疡发于少阳之经,内挟木火燔灼阴分。连年未愈,阴虚则生内热,木病伤胃,纳谷尤少,脉象虚细而数,左寸关浮大。有延成劳病之虑。治宜于养阴中,佐以泄木培胃。

东白芍、生地炭、丹皮炭、黑山栀、刺蒺藜、於术、太子参、白扁豆、牡蛎、功劳叶、青蒿露。(《柳宝诒医案·卷三》)

李。项右结核,右肩漫肿,时剧时减。郁痰挟木火循少阳之经阻结不化。脉象细数小弦,阴气先虚,未便攻伐。拟方用丸剂缓缓治之。

细生地、元参、丹皮、黑山栀、橘核络(各,炒打)、郁金、牡蛎(生研,水飞)、昆布、海藻、夏枯草、象贝、茯苓、黄芪、麦冬、生甘草、白芍、刺蒺藜,上药可生研者生研,余亦略烘勿

过性，各取净末，米汤泛丸，青黛为衣。每晨空心服，淡盐汤送下。（《柳宝诒医案·卷三》）

田。痰核数年，有继长增高之势。此证起由木火升窜，顽痰随之而结于络膜之间，日渐增积，如沙碛然，药力攻化，最难得效。脉象不甚结实，正气不充，宜以养正清化之剂调其本原，佐以消痰软坚之法，冀其渐化，猛法攻消，非所宜也。

北沙参、丹皮、黑山栀、海藻、昆布、左牡蛎、夏枯草、橘络、法半夏、郁金、白芍、刺蒺藜、竹二青。

二诊：痰核久而不化，再议扶土化痰，清泄木火，丸方佐之，煎方所未逮。

北沙参、於术、茯苓、党参、法半夏、瓦楞子、橘络、郁金、丹皮、白芍、刺蒺藜、生甘草，上药研末，用竹沥入姜汁泛丸，空心盐汤下。（《柳宝诒医案·卷三》）

◆ **斑疹**

柳。热邪为浊阴所遏，不得疏越。红疹发于两胁，烦绞干呕，舌干浊，渴饮。邪热蕴于肝胆，浸于肺胃。上开下泄，势当两意并用，防其热窜致剧。

豆豉卷（各）、黑山栀、枳实、郁金、川连、半夏、佩兰叶、滑石、淡芩、杏仁、丹皮、赤茯苓、通草、茅根、竹二青。

二诊：舌尖干红起刺，郁热燔于上中两部。当以疏透，佐以清泄。

鲜生地（薄荷叶同打）、元参、连翘、麦冬、豆豉、郁金、川连（盐水炒）、杏仁、银花、凉膈散（绢包）、益元散、竹叶。

三诊：原方去杏仁，加犀角（冲）。

四诊：热炽头汗，时有谵语，甚于阳明之证，而颧红不散，舌尖干绛。伏温之邪尚有未经外透者，屡经下泄，热不为减，其邪之重可知。右脉弦硬搏急。热邪在气分熏灼，拟与清凉泄热，佐以凉膈透邪。

豆豉、黑山栀、玉泉散、元参、银花、凉膈散、鲜生地、知母、麦冬、胆星、茯神、茅根、竹茹。

五诊：剑兄同议：汗多面赤，属阳明证。热邪已伤营，谵语口渴，舌尖干绛。阴阳气血两燔，依古法以玉女煎为正治，参以平肝化痰之意，望其渐从里化为佳。

细生地、鲜生地、元参（辰砂拌）、牛膝、郁金、玉泉散、川贝、丹皮、牡蛎、白芍、茯苓、竹二青。

六诊：原方去白芍、郁金，加西洋参、鲜石斛、麦冬、枳实。

七诊：冠表兄同议：蠲痰泄热，平肝清营，以冀其大有转机。

川连（盐水炒）、朱茯神、半夏、橘红、胆星、枳实、瓜蒌皮（元明粉化水拌烘）、羚羊角、鲜石斛、橘格、丹皮、石菖蒲、竹沥（冲服）。

另：万氏牛黄清心丸，竹沥化服。

八诊：邪得热减，惟舌苔黄浊。痰热之留恋上中者，尚未全见肃清。拟用清热化痰法，以泄余焰。

鲜石斛、菖蒲、橘络、鲜生地、元参、连翘、瓜蒌皮（元明粉化水拌烘）、郁金、川贝、丝瓜络、竹二青。

九诊：里热已得下泄，而痰热之郁于上部者，未得下行。咽间鲠痛，两颊微肿，右关脉犹觉浮大数搏。现当开痰泄热，专治其上。

鲜生地、僵蚕、川贝、黑山栀、前胡、元参、瓜蒌皮（元明粉化水拌烘）、银花、连翘、生甘草、海浮石、蛤黛散、竹叶。

十诊：鲜生地、大生地、丹参、元参、犀角尖、丹皮、银花、赤芍、竹叶心（各）。

另：朱砂安神丸。

十一诊：咽间胀痛较减，舌謇亦和，所蕴之痰热渐能清澈。舌上多浊涎，右关脉数大不静，阳明浊热未净，所谓火虽熄而器犹热也。用甘凉清胃为主，佐以化痰泄热。

鲜生地、鲜石斛、僵蚕、淡芩、知母、川贝、元参、丹皮、麦冬、橘红、益元散、竹叶。

十二诊：舌中黄灰底绛。胃中浊热尚有留恋未净者，仍当清泄甘凉，以泄余焰。

鲜生地、瓜蒌皮（元明粉拌烘）、花粉、元参、丹皮、麦冬、淡芩、川贝、枳实、黑山栀、滑石、竹叶。

十三诊：舌上腻浊，口角流涎。虽有余热，而为痰浊所遏，不易清解。于清养中佐以疏化。

鲜生地、盐半夏、陈皮、茯苓、苡仁、瓜蒌皮、滑石、淡芩、枳实、通草、菖蒲、僵蚕、竹茹、丝瓜络。

十四诊：痰涎出于廉泉，舌謇不和，痰热内郁于包络。神思不清，语言谵错，痰与伏热在里。当从包络宣泄。

鲜生地（薄荷同打）、丹皮、丹参、郁金、胆星、川贝、元参、连翘、黑山栀、牡蛎、橘红、菖蒲根、犀角尖、竹叶心（各）。

另：万氏牛黄清心丸，化服。

十五诊：热象已解，痰火亦平。拟用清养胃阴之法。

鲜石斛、麦冬、川贝、橘红、黑山栀、益元散、丹皮、郁金、茯神、淡芩、元参心、竹叶心（各）、西瓜翠衣。

十六诊：热病愈后，气液两亏。滋药防其生痰，于清养中仍合二陈之意。

洋参、石斛、陈皮、盐半夏、茯苓、郁金、麦冬、於术、生熟神曲、荷叶。

十七诊：原方去洋参，加砂仁、太子参、益智仁。

十八诊：气分中余热未净，用清养法。

金石斛、青蒿、淡芩、橘红、花粉、北沙参、益元散、茯苓、砂仁、白扁豆、竹叶、荷叶。(《柳宝诒医案·卷一》)

尤。肝火游行于外，发为肤疹。脉象浮弦而数，舌苔白腻。火扰于中，兼作嘈杂，当与清肝和营。

蒺藜、丹皮、归身、赤芍、黑山栀、荆芥、川连、半夏、广陈皮、茯苓、苡仁、生甘草、竹茹。

二诊：风疹虽平，而仍作嘈杂，木火未能静熄。法与清肝和胃。

黑山栀、丹皮、白芍、蒺藜、菊花、青皮、橘红、左金丸(包)、半夏、茯苓、苡仁、竹二青。(《柳宝诒医案·卷四》)

◆ **瘾疹**

热留营络，为风邪所袭，发为瘾疹，痒不可耐。法宜疏通营络，清泄血分风热。

细生地、鲜生地、丹皮、赤芍、归须、刺蒺藜、僵蚕、忍冬藤、丝瓜络、防风、荆芥、生甘草、蝉衣、五加皮、干浮萍、桑枝、茅根肉。

丸方：刺蒺藜八两，全当归二两，生地四两，赤芍二两，地肤子三两，防风一两，荆芥一两五钱，丹皮二两，生草八钱，僵蚕一两五钱，菊花一两，银花炭二两。

共研末，用酒炙桑枝四两，干浮萍一两煎汁，泛丸。(《柳宝诒医论医案·医案》)

◆ **疠风**

久患疠风，皮肤紫块，流血，筋节麻木，复增头眩心绞，口目牵掣，风毒之在营者，不特外走经络，抑且内攻脏腑，病候深重。先与凉血疏泄风毒。

细生地、全当归、赤白芍、丹皮炭、左秦艽、羚羊角、刺蒺藜、制僵蚕、忍冬花、夜交藤、地肤子、五加皮、桑枝、松节。（《柳宝诒医论医案·医案》）

◆ **痔疮**

盛。痔疡胀痛，大便坚涩。当清泄大肠血分。

槐花炭、杏仁、枳壳、紫菀、小生地炭、柏子仁（炒）、丹皮（酒炒）、丹参、淡黄芩（酒炒）、火麻仁（炒）、炒归尾、桃仁、柿饼炭。

另：脏连丸，开水送下。（《柳宝诒医案·卷四》）

于。脾气不健，湿热下注。痔血历年不止，脾营因之日损。脉象虚软带数，右手稍大。法当培脾清营，佐以清肃肺金。

归身（炒）、白芍（酒炒）、丹皮炭、於术、生甘草、广陈皮、稆豆衣、川百合、南沙参、桑叶、桑白皮、蛤壳、苡仁、荷叶炭。（《柳宝诒医案·卷四》）

◆ **疝气**

杜。左少腹掣及睾丸。寒湿中于厥阴之络，此筋疝证也。防其上冲而厥。

川楝子（酒炒）、延胡索（醋炒）、橘络核（各，炒）、青皮、小茴香（盐水炒）、桂枝、白芍（土炒）、长牛膝（吴萸煎汁，拌炒）、当归（酒炒）、赤苓、木瓜（酒炒）、荔枝核（炒）。（《柳宝诒医案·卷五》）

方。内热久恋，咳痰曾经带红。脉象虚细，热恋阴伤。少腹

242

块撑作痛，疝气并发，势必兼疗。姑与养阴疏肝。

南北沙参（各）、小生地、赤白芍（各）、归身、川百合、丹皮、白薇、金铃子、延胡索（醋炒）、小青皮（醋炒）、橘核、长牛膝炭（吴萸煎汁，拌炒）、枇杷叶。(《柳宝诒医案·卷五》)

黄。向患疝气痛坠，肝肾之气窒而不和。刻下色黄，内热脘闷不纳。现有暑湿之邪，中阻不化。凡病有新旧挟发者，古人谓先治新者，况宿病未即发乎？与和中清暑。

豆卷、藿梗、苏叶、川朴、赤茯苓、陈皮、黄芩、砂仁、生熟神曲（各）、滑石、通草、佩兰、稻叶露、青蒿露。(《柳宝诒医案·卷一》)

金。由淋浊转为疝痛。湿热郁于阴分，蒸动伏邪。肢麻少汗，脉数，苔白底红。当疏透伏邪，而兼清化。

豆豉（鲜生地同打）、丹皮炭、紫苏细梗、黑山栀、赤苓、川楝子、延胡索（醋炒）、青皮、乌药、橘络核（各，炒，打）、车前子、茅根肉、淡竹叶。

二诊：疝痛得减，转作泄泻，病机自顺。舌苔浊厚，郁热甚重。胃气泄则外托无力，恐邪机外达不爽耳。

豆卷、葛根、淡黄芩（酒炒）、川连、枳实（生切）、苡米（姜汁炒）、广陈皮、半夏、广郁金、生甘草、干菖蒲根、荷叶。(《柳宝诒医案·卷五》)

陆。疝气偏坠，少腹胀硬。湿热下注膀胱，上及于脘。法宜疏泄。

金铃子（酒炒）、延胡索、长牛膝（吴萸煎汁，拌炒）、青皮（醋炒）、归须（炒）、丹参、小茴香、橘核（炒，打）、桂枝、乌药、胡桃肉、荔枝核。

另：胡芦巴丸，淡盐汤送下。(《柳宝诒医案·卷五》)

施。囊肿痛坠，病属疝病。治当温调气分，疏利湿热。

金铃子（酒炒）、吴萸（盐水炒）、小青皮（醋炒）、苏梗、黄柏（酒炒）、黑山栀、小茴香（盐水炒）、茯苓块、生甘草、荷梗、茅术炭、川郁金。（《柳宝诒医案·卷五》）

苏。疝气偏左，胀痛而不下坠，左脉弦硬。肝火与寒湿相搏，结于经络。治当疏泄厥阴。

金铃子肉、延胡索、小青皮、吴萸（川连煎汁炒黑）、青木香、白芍、桂枝、归须、橘核络（各）、小茴香、黑山栀、茯苓、胡芦巴、荔枝核。（《柳宝诒医案·卷五》）

童。疝痛偏左，上引少腹。邪在厥阴，当与苦辛疏化。

金铃子肉、延胡索、青皮、细川连（吴萸煎汁炒）、青木香、桂枝、白芍、小茴香、木瓜、牛膝、橘核络（各）、黑山栀、茯苓、苏叶、荔枝核。（《柳宝诒医案·卷五》）

于。疝气上逆于肺，喘促胸板，呃逆肢厥，病情颇深。舌色光红，阴液亦枯。病重正虚，殊难着手，姑与疏降法，得松为幸。

旋覆花、西洋参、代赭石（醋煅）、姜半夏、前胡、淡干姜（川连煎汁炒）、生甘草、广郁金、延胡索（醋炒）、金铃子（酒炒）、长牛膝（吴萸煎汁炒）、公丁香、柿蒂、竹茹（姜汁炒）。（《柳宝诒医案·卷五》）

张。木气不平，挟湿热之邪结为疝气，甚则撑痛气升，上及于脘，脉象弦细。治当疏泄肝邪。

金铃子肉（酒炒）、延胡索（醋炒）、青皮（醋炒）、青广木香（各）、长牛膝炭（吴萸煎汁拌炒）、赤白芍（各，酒炒）、归身尾（各，小茴香煎汁拌炒）、橘络核（各，打，炒）、紫苏梗、海南槟榔、白茯苓、陈木瓜（酒炒）。（《柳宝诒医案·卷五》）

五官科医案

◆ 夜盲

孔。至晚目光昏黑，不能视物，脉象数而兼弦，肾水亏而肝火旺。病因本原不足，不仅由外感。用凉肝养神法。

生地、白芍、丹皮、元参、川石斛、生甘草、砂仁、刺蒺藜、石决明、甘菊花、谷精珠、夜交藤。

二诊：改方，去川石斛、谷精珠，加羚羊角、归身。(《柳宝诒医案·卷五》)

◆ 失明

童。便血后，两目失光，或作或否。营中必有余热，不仅由于虚也。耳腔流脓，是风热上攻之象。脉数舌红，阴液久耗，当养阴而兼清泄。

细生地、洋参、丹皮、黑山栀、滁菊、晚蚕沙、刺蒺藜、夏枯草、制马料豆、磁朱丸（入煎）、竹二青。(《柳宝诒医案·卷五》)

◆ 耳聋

王。此证先发痧疹咳嗽，伏邪发于肺胃之病。因食生冷，即泻痢数日，肺胃之邪就此清肃。其中又有一层伏邪，郁结于少阳厥阴者，至晚即发寒热似疟，少腹块痛，缠绵至今，已月余矣。刻视形体疲乏，耳聋神呆，小水浑赤，右脉虚数，左脉弦数。种种见症，皆邪陷血室，瘀热下郁，正气不支之象。惟苔灰唇焦，而舌淡不华，是瘀热阻络，营气不得外通所致，未可因此误认为寒湿也。现病情已棘，舍疏通瘀热，别无挽救之方。姑拟疏泄厥阴，佐以扶正托邪。

鲜生地（生姜绞汁，拌炒）、金铃子（酒炒）、延胡索（醋炒）、丹皮炭、归尾、丹参、广郁金、西洋参、青蒿、黑山栀。

另：酒炙大黄炭、琥珀屑，二味研末，用台参须煎汤送下。

二诊：昨与扶正托邪，清泄瘀热，得大解溏黑者数次，神清较爽，耳聋略聪，腹块稍和，左脉趋缓，邪机渐有松达之象。拟方仍宗前法增损。

鲜生地（生姜绞汁，拌炒）、炒丹皮、青蒿、白薇、丹参、郁金、全当归、赤白芍（各，酒炒）、鲜藕（煎汤代水）、黑山栀。

另：酒炙大黄炭、琥珀屑，二味研末，用台参须煎汤送下。（《柳宝诒医案·卷一》）

张。病后渐觉耳聋，舌强甚至两窍俱窒。据述服补药而渐重，此由痰气阻窒清窍，病久恐难得愈。姑与泄痰宣窍法。

苍耳子、白芥子、远志炭、橘络、干菖蒲、陈胆星、黑山栀、归身片、川贝、广郁金、茯苓、刺蒺藜、姜竹茹。（《柳宝诒医案·卷五》）

◆ **耳鸣**

王。所见诸证，均属肝肾亏损。脉象虚软无力，不耐重按。阴气既亏，则阳气不能收摄。耳鸣不寐，头眩气急，皆阳气不潜之症，治法当养阴潜阳。但刻下舌苔黄腻，兼有湿浊内留，滋腻之药，不宜多进。先拟泄肝和胃，续进滋补。

刺蒺藜、滁菊花、石决明、生地炭、丹皮炭、盐半夏、广

陈皮、党参、砂仁、茯神、东白芍、夜交藤。(《柳宝诒医案·卷三》)

◆ 耳痛

刘。胆火循经而上，耳后振动作痛，引及左胁。法当疏泄木火。

羚羊角、蒺藜、牡蛎、甘菊花、黑山栀、丹皮、白芍、郁金、象贝、首乌藤、丝瓜络、薄荷。

二诊：左脉弦搏，右脉动数。左胁震动作痛，上引耳后。肝胆之火，内郁不化。法当疏泄清降。

川连、黑山栀、丹皮、生甘草、薄荷、牡蛎（盐水炒）、磁石、羚羊角、刺蒺藜、夜交藤、金器、竹二青。(《柳宝诒医案·卷四》)

◆ 耳聋

梅。左脉较为浮数，左耳胀痛流水。阴弱火升，昔人谓之耳疳。盗汗形寒，癸期偏速，皆阳浮阴耗之象。拟养营潜熄。

大生地、白芍、白薇、蛤壳、丹皮炭、石决明、稆豆衣、刺蒺藜、女贞子、归身、菊花炭。(《柳宝诒医案·卷五》)

◆ 鼻渊

贾。胆火上升，脑液被烁，则流浊涕，而阴分由此而伤，内热神倦，脉数少纳。木气受病，生生之气不荣也。当以清木养阴为主。

黑山栀、丹皮、白芍、白薇、夏枯草、刺蒺藜、广陈皮、苡仁、生甘草、茯苓、枣仁（川连炒）、左牡蛎、竹茹。

二诊：酒性入胆，其热上升于脑，脑烁液流，下出于咽，病情于鼻渊相似。左关脉斜出而弦，胆热上盛。用清上泄热之法。

黑山栀、丹皮、辛夷、夏枯草、薄荷头、银花炭、连翘、淡黄芩、生甘草、藿香梗、鸡距子、竹二青、竹叶。

又方：藿香头（晒干）、生甘草、黑栀仁，研末，用猪胆汁拌丸，青黛为衣。空心开水送下。（《柳宝诒医案·卷五》）

许。热毒走入髓海，又为凉邪所束。脑气闭塞不爽，势将留为鼻渊。古人以鼻渊为壅疾宜通，今仿其意。

苍耳子、菖蒲根、辛夷、薄荷头、黑山栀、白芷、连翘、刺蒺藜、生甘草、夜交藤、竹茹、竹叶。（《柳宝诒医案·卷五》）

◆ **喉痹**

储。脉象弦数不静，左部尤甚。病因肝木不和，郁化风火，上结于咽。刻视蒂丁下垂，喉间多痰而无红紫之色。盖以阴火上炎，与外感风热之证本不同也，且纳谷似梗，肝火逆刑于肺。治法当以清降阴火为主，佐以肃肺化痰清咽之品。

鲜生地（薄荷同打）、羚羊角、炒丹皮、黑山栀、旋覆花、白薇、制僵蚕、牡蛎、小川连（大麦冬包扎，刺孔）、元参、川贝（去心）、广郁金、生甘草、银花炭、枇杷叶、鲜竹茹。（《柳宝诒医案·卷五》）

范。咽喉如炙脔，病载《金匮》，由乎肝气上逆，肺金不降，张鸡峰谓之神思间病。心藏神，脾藏思。脾郁结，肺胃不降，五志之火，因而浮扰，其病本属无形，与胸痹噎膈，因乎痰饮阻瘀者不同。拟舒散心脾，清降肺胃，开其无形之气。其最要者，在乎舒怀清养，乃能奏功。

旋覆花、香瓜子、川贝母、瓜蒌皮、南沙参、桔梗、黑山栀、

橘络、百合、紫菀、竹茹、枇杷叶。(《柳宝诒医案·卷五》)

◆ **口苦**

尤。病后伏热，留于心脾，口苦晬痛，而患内热。当滋养清泄，两法并用。

西洋参、川石斛、细生地、淡黄芩、元参、广陈皮、归身炭、银花炭、白芍、丹皮炭、稆豆衣、滁菊、橘核、竹茹。(《柳宝诒医案·卷一》)

◆ **失音**

金。失音咳呛，咽不能咽。病因金体受伤，火气浮逆，不能肃降所致。神枯肉削，脉数少神，症情颇难着手。如与壮水制火，保肺降逆之法，佐以清咽化毒，以外治之。

洋参、元参、天冬、大生地(炒炭)、怀牛膝(盐水炒炭)、磁石(煅)、蛤壳、川贝、川百合、生甘草、枇杷叶、竹茹。

另：濂珠粉、犀黄，柿霜、人中白、生甘草、大梅片。以上各取净末和匀，用蜜调含咽，或干药吹之亦可。(《柳宝诒医案·卷三》)

戎。内热咽燥，痰热先蕴于肺。今春劳倦感邪，肺络被其窒塞，嗌干失音，内热愈甚，右脉虚细，左脉按之弦数，舌苔浊腻。痰浊壅而肺气窒，内热甚而肺阴伤，本虚标实，法当两面兼顾。

马兜铃、紫菀、旋覆花、洋参、鲜沙参、白薇、丹皮炭、冬瓜子、苡仁、海浮石、蛤黛散(包)、元参、小生地(炒)、芦根、竹叶茹(各)。(《柳宝诒医案·卷三》)

其他医案

◆ 心阴虚

俞。心阴虚而心阳亢，君火动则相火随之。火潜于上，君主无权，灵明之腑，失其主持，所谓明淫心疾是也。用清养心阴，泄降相火法。

西洋参、紫丹参、上元参、麦冬肉、细生地、青龙齿、左牡蛎、朱茯神、粉丹皮、黑山栀仁、软白薇、淡竹叶。

另：天王补心丹、磁朱丸，和匀，每服三钱，灯心汤送下。（《柳宝诒医案·卷四》）

◆ 胃中浊热

陆。胃中浊热未清，舌苔黄浊，用和中清胃法。

豆卷、广陈皮、神曲、青蒿、黄芩、滑石、蔻仁、旋覆花、桑皮、郁金、冬瓜仁、银花炭、枇杷叶。（《柳宝诒医案·卷一》）

◆ 气上冲喉

木火较平，而气阻不畅，脘复升逆，上窒于喉，病与梅核气相似。用清火降气法。

旋覆花、郁金、青皮、黑栀（姜汁炒）、苏梗、瓦楞子（盐水煅）、枳实、半夏、橘络、杏仁、前胡、萎皮、枇杷叶、竹茹。

再诊：核阻虽通，而气未畅，近增寒热、脘闷，时邪挟发于中焦。仍当疏气和中为主。

豆豉卷、黑栀、苏叶、淡芩、苓皮、枳壳、杏仁、郁金、橘络、通草、香橼皮、竹二青。(《柳宝诒医论医案·医案》)

◆ 风热痰火

徐。脉象浮数，风热痰火浮于上焦，心肺俱病，当与清泄。

川石斛、连翘心、川贝、郁金、元参、丹参、丹皮、牡蛎（生打）、龙齿、茯神、胆星、羚羊角、竹二青、灯心、磁朱丸（入煎）。(《柳宝诒医案·卷三》)

◆ 肝风

水。五脏性情，肾喜温，肝喜凉。古人用药，温肾必兼凉肝，职此故也。承示之症，悉属肝病。其推及于肾者，乃阴虚不能生木之病，与肾阳虚而浮越，可用温摄之证，迥不相侔。故拟方以熄肝为主，而不及乎肾，未识高明乃为然否？

大生地、元参、西洋参、牡蛎、刺蒺藜、穞豆衣、制首乌、甘杞子、湖丹皮、东白芍、石决明、羚羊尖、辰茯神、竹二青。(《柳宝诒医案·卷四》)

◆ 两颊车胀强难开

周。两颊车胀强难开，动则酸楚作声。病因肝火走入经络，当按经施治，勿徒泛与清泄。

羚羊尖、刺蒺藜、夜交藤、木瓜（酒炒）、滁菊花（炒）、炒丹皮、钩钩、当归、象贝、广郁金、骨碎补（去毛）、白芍、夏枯草花（酒炒）。(《柳宝诒医案·卷五》)

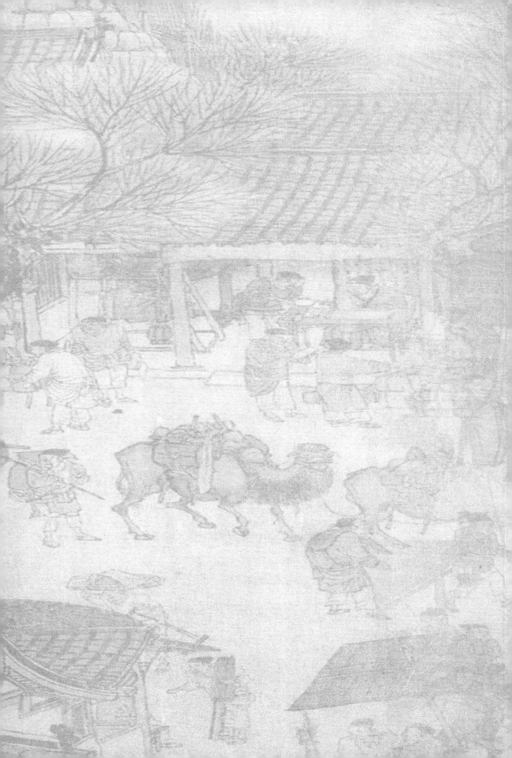

附一： 柳宝诒评选
继志堂医案

内科医案

◆ 发热

身热，手心热，少力神倦，溏利脉濡。此脾阳下陷，阴火上乘。甘温能除大热，正为此等证设也。补中益气汤加鳖甲。

柳宝诒按：此脾虚内热证也，用东垣去最合。(《柳选四家医案·评选继志堂医案·上卷》)

◆ 咳嗽

晨起咳嗽，劳倦伤脾，积湿生痰所致。久而不已，气喘畏风，金水因此而虚，补中寓化，一定章程。现在身热口干苔白，脉息细弦而紧；紧则为寒，寒风新感。必须先治新邪，权以疏化法。

香苏饮合二陈，加枳壳、桔梗、杏仁、通草。

又接服方：麦门冬汤合二陈，加旋覆、冬术、牛膝。

柳宝诒按：此即六君加麦冬、旋覆、牛膝也，恰合脾虚有湿痰，而伤及金水者之治。(《柳选四家医案·评选继志堂医案·上卷》)

肺经咳嗽，咳则喘息有音，甚则吐血；血已止，咳未除，右寸脉息浮弦，弦者痰饮也。良以饮食入胃，游溢精气，上输于脾，脾气散精，上归于肺；而肺气虚者，不能通调水道，下输膀胱，聚液为痰，积湿为饮，一俟诵读烦劳，咳而且嗽，自然作矣。补肺健脾，以绝生痰之源，以清贮痰之器。

麦门冬汤合异功散，加薏仁、百合。

原注：此曲写出痰饮之所由来。用二陈以化痰，佐以薏米；用麦冬以养肺，佐以百合；用白术以健脾，佐以党参。味味切当熨帖，看似寻常，实是功夫纯熟之候。

柳宝诒按：以上数案，均是麦门冬汤证，乃燥湿互用之法。（《柳选四家医案·评选继志堂医案·上卷》）

寒热后咳嗽痰浓，头疼口渴，舌红脉数，大便溏泄。冬温之邪郁干肺分，而从燥化，当泄之清之。

葳蕤汤：葳蕤、石膏、青木香、薇、麻、芎、葛、羌、草、杏。

原注：此冬温咳嗽也。麻杏开泄外罩之凉风，羌活、葛根佐之。石膏清内伏之温热。白薇、玉竹佐之。冬温必头痛便泄，青木香治便泄之药也。病比伤寒多一温字，方比麻黄去桂枝一味，加入石、青以治热，有因方成珪遇圆为璧之妙。

柳宝诒按：此病既见痰浓口渴，则已有邪郁化热之征。方中羌、防、葛根，似宜酌用。（《柳选四家医案·评选继志堂医案·上卷》）

交冬咳嗽，素惯者也。今春未罢，延及夏间。当春已见跗肿，入夏更增腹满，口燥舌剥，火升气逆，右脉濡数，左脉浮弦。风邪湿热由上而及下，由下而及中，即经所云：久咳不已，三焦受之，三焦咳状，咳而腹满是也。际此天之热气下行，小便更短，足部尚冷，其中宫本有痞象，亦从而和之为患，用药大为棘手。姑拟质重开下法，佐以和胃泄肝之品。

猪苓、鸡金、白术、石膏、寒水石、雪羹、肉桂、枇杷叶。

原注：风邪归并于肺，肺气素虚者，由肺而陷入于脾，尚是一线；加以口燥舌剥，阴虚有火之体，更属难治。用河间甘露之意，质重开下，方则极妙，未识效否？

柳宝诒按：病情纷错，实难着手，以桂苓法增减出之，已属苦心经营。特于痞满一层，尚恐与两石有碍；方中茯苓、滑石，似不可少。（《柳选四家医案·评选继志堂医案·上卷》）

咳而腹满，经所谓三焦咳也。苔黄干苦，卧难着枕，肢冷阳缩，股痛囊肿，便溏溺短。种种见证，都属风邪湿热，满布三焦，无路可出，是实证也，未可与虚满者同日而语。

桑皮、骨皮、苓皮、姜皮、大腹皮、姜皮、防己、杏仁、苏子、葶苈子、车前子。

柳宝诒按：湿热壅盛，脾不输运，肺不肃降，故立方专用疏化，仿五皮五子法。（《柳选四家医案·评选继志堂医案·下卷》）

咳嗽，时盛时衰，粉红痰后变为青黄，劳风之根也。

柴胡、前胡、乌梅、川连、薤白、童便、猪胆汁、猪脊筋。

柳宝诒按：童便易秋石甚妙。

再诊：进劳风法，咳嗽大减，红痰亦无。但痰色尚带青黄，左关脉息弦硬不和，肝胆留邪容易犯肺胃俞也。毋忽。

麦冬、沙参、淡芩、炙草、白芍、川贝、青黛、广皮。

原注：此方极玲珑，先生用之每灵。大约风喜伤肝。风郁于肺，久而不出，必有青黄之痰，所谓劳风是也。

柳宝诒按：先生案中治劳风一证，必用柴前连梅煎，自云法本《千金》，用之神效。查《千金方》所载劳风治法，及所叙病原，与此不同。即所用之柴前连梅煎，仅见于吴鹤皋《医方考》，《千金方》中并无此方，先生偶遇记耳。（《柳选四家医案·评选继志堂医案·上卷》）

咳嗽五月有余，黄昏为甚，肌肉暗削，肢体无力，容易伤风，或头胀，或溺黄。总由阴分下虚，浮火挟痰上扰所致。

四物桔梗汤（四物加桔梗）加桑皮、地骨皮、川贝、知母、甘草、青黛、蛤壳、枇杷叶。

原注：此方之眼，在咳嗽黄昏为甚。毕竟风邪陷入阴分为剧，余目堵效者甚多。

柳宝诒按：此四物合泻白，加二母、蛤、黛法也。（《柳选四家医案·评选继志堂医案·上卷》）

咳嗽吐出青黄之痰，项强恶风音烁，寒热分争，是名劳风。服秦艽鳖甲而更甚者，当进一层治之。

柴前连梅煎：柴胡、前胡、黄连、乌梅、薤白、猪胆汁、童便、猪脊髓。

秦艽鳖甲煎：秦艽、鳖甲、地骨皮、柴胡、青蒿、归身、知母、乌梅。

再诊：进前方咳嗽大减，所出之痰，仍见青黄之色，身热虽轻，咽中苦痛，脉形弦细数。风邪未尽，中下两虚，制小前方之外，参入猪肤法，一治身热，一治咽痛。

柴前连梅煎合猪肤汤，加党参、花粉。

原注：此方治伤风不醒成劳，比秦艽鳖甲又进一层。其见证每以咳吐黄绿青痰为据。（《柳选四家医案·评选继志堂医案·上卷》）

失血后，咳嗽梦遗，脉数左关弦急。必有肝火在里，既犯肺金，又泄肾气也。久延势必成劳。

四阴煎加陈皮、川贝、海浮石、青黛、龙胆草。

六味汤。

原注：肝火上下交征。故加龙胆以泄之。

柳宝诒按：六味汤，想系转方增入者。但其中有萸肉之酸温，专补肝阳，尚宜酌用。（《柳选四家医案·评选继志堂医案·上卷》）

咳嗽而见臭痰络血，或夜不得眠，或卧难着枕，大便干结，白苔满布，时轻时重，已病半年有余。所谓热在上焦者，因咳为肺痿是也。左寸脉数而小，正合脉数虚者为肺痿之训。而右关一部不惟数疾，而且独大、独弦、独滑，阳明胃经必有湿生痰，痰生热，熏蒸于肺，母病及子，不独肺金自病，此所进之药，所以始效而总不效也。夫肺病属虚，胃病属实。一身而兼此虚实两途之病，苟非按部就班，循循调治，必无向愈之期。

紫菀一钱，麦冬二钱，桑皮钱半，地骨皮钱半，阿胶一钱，薏仁五钱，忍冬藤一两，川贝钱半，蛤壳一两，橘红一钱，茯苓三钱，炙草三分。

柳宝诒按：论病选药，俱极精到。此方亦从苇茎汤套出，可加芦根。

再诊：诸恙向安，右脉亦缓。药能应手，何其速也。再守之，观其动静。

前方加水飞青黛三分。

三诊：右关之大脉已除，弦滑未化，数之一字，与寸相同，湿热痰三者，尚有熏蒸之意，肺必难于自振。

前方加大生地蛤粉炒三钱，沙参三钱，蜜陈皮一钱。

四诊：迭进张氏法，肺金熏蒸，日轻一日，金性渐刚，颇为佳兆。然须振作，以着本来之清肃乃可。

前方去薏米，加麻仁。

五诊：夜来之咳嗽，尚未了了。必得肺胃渐通乃愈。

前方去蛤壳、茯苓，加川斛、百合。

六诊：肺虚则易招风，偶然咳嗽加剧，而今愈矣。脉数右寸空大，阴气必虚。自当养阴为主；然阳明胃经，湿热熏蒸之气，不能不兼理之。前方去百合，加知母。

七诊：右脉小中带数，肺阴不足，肺热有余；其所以致此者，仍由胃中之湿热熏蒸也。前方加丝瓜络、冬瓜仁、苇茎。

八诊：肺属金，金之母土也；胃土湿热未清，上焦肺部焉得不受其熏蒸，所谓母病及子也。肺用在右，右胸当咳作疼。未便徒补，必使其清肃乃可。

前方加杏仁。

九诊：来示已悉。因思动则生火，火刑于金则咳逆，火入于营则吐血。此十七日以后之病，失于清化，以致毛窍又开，风邪又感，咳嗽大作，欲呕清痰。血络重伤也。事难逆料，信然，悬拟以复。

桑皮、地骨皮、杏仁、甘草、淡芩、茅根、知母、川贝、苇茎、忍冬藤。

两剂后，去淡芩，加麦冬、沙参、生地。

又丸方：大生地、白芍、丹皮、泽泻、沙参、茯苓、山药、麦冬、阿胶，用忍冬藤十斤煮膏蜜丸。

原注：此病道理，尽具于第一案中。先生平日所言，起手立定根脚，以下遂如破竹。大约此病，拈定胃火熏蒸四字，方中得力尤在忍冬藤一味。

宿积黑血，从吐而出。胸之痞塞少和，肺之咳嗽略减，是瘀血也。从上出者为逆，究非善状。

瘀热汤：旋、降、葱、苇、枇叶，参三七磨冲。

柳宝诒按：可加酒炙大黄炭数分，研末冲服，以导血下行。

再诊：所瘀之血，从下而行，尚属顺证。因势导之，原是一定章程。

当归、丹参、桃仁、灵脂、蒲黄、茯神、远志。

柳宝诒按：仍宜加牛膝、三七等导下之品。

昨日所溢之血，盈盆成块而来，无怪乎其厥矣。幸得厥而即醒，夜半得寐，其气稍平。今日仍然上吐，脉来芤数，火升颧红，咳逆时作，大便不爽而黑。阳明胃腑必有伏热。防其再冒再厥。

犀角地黄汤加三七、牡蛎、龟板、枇杷露。

柳宝诒按：此与下条皆木火亢盛，阴血沸腾之证。

久嗽失血，鲜而且多，脉数左弦，苔黄心嘈，金受火刑，木寡于畏，以致阳络被伤也，防冒。

犀角地黄汤加二母、侧柏叶。

另归脾丸。

原注：吴鹤皋曰：心，火也；肺，金也。火为金之畏，心移热于肺乃咳嗽，甚则吐血，面赤，名曰贼邪。是方也，犀角能解心热，生地能凉心血，丹皮、芍药性寒而酸，寒则胜热，酸则入肝。用之者，以木能生火，故使二物入肝而泻肝，此拔本塞源之治。（《柳选四家医案·评选继志堂医案·上卷》）

脉形细数，细属阴亏，数为有火；火上刑金，水即绝其生源，未可以咳嗽小恙目之。幸而气息未喘，脉象未促，如能静养，犹可以作完人。

生地、麦冬、沙参、石决明、地骨皮、桑皮、阿胶、枇杷叶露。

柳宝诒按：此清滋金水两脏之平剂。但患阴虚而不挟别项邪机者，可仿此调之。（《柳选四家医案·评选继志堂医案·上卷》）

《内经》云：秋伤于湿，冬生咳嗽。喻氏改作秋伤于燥，冬生咳嗽。岂知初秋之湿，本从夏令而来，原为正气，若论其燥，则在中秋以后，其气亦为正令，二昔相因，理所固然，势所必至。仲景早已立方，独被飞畴看破，今人之用功不如古人远矣。

麦冬、半夏、甘草、玉竹、紫菀、泻白散。

原注： 此麦门冬汤也。先生以肺燥胃湿四字提之，故此案以燥湿二字为言。(《柳选四家医案·评选继志堂医案·上卷》)

年逾古稀，肾气下虚，生痰犯肺，咳喘脉微，当与峻补。

金水六君煎：麦、地、橘、夏、苓、草，合生脉散，加桃肉。

另八仙长寿丸、肾气丸。

原注： 补命门之火以生，清其生痰之原。则肺之呼喘自宁。煎方金水六君煎以治脾肾，生脉以养肺，桃肉以补命门。其奠安下焦之列，另用丸药常服，斟酌可谓尽善矣。(《柳选四家医案·评选继志堂医案·上卷》)

去冬咳嗽，今春寒热，至秋令而咳嗽或轻或重。惟喉痒则一。所谓火逆上气，咽喉不利，此等证是也。最易成劳，未可以脉未促，气未喘为足恃。

麦门冬汤合泻白散，加橘红、茯苓、甘草、玉竹。

再诊：内热已除，咳嗽亦减。气火之逆上者，渐有下降之意。静养为佳。前方加枇杷叶。

原注： 此病必有舌苔，而不夜咳，所以与四阴煎证有异。(《柳选四家医案·评选继志堂医案·上卷》)

痧子之后，咳嗽四月，颈旁病串，咳甚则呕，纳少形瘦，肤热脉细。想是余邪内恋，阴分大虚，欲成损证也。

四物汤加香附、川贝、玄参、牡蛎、麦冬、苏子或苏叶。

柳宝诒按： 方中玄参、牡蛎，为项病而设，无此证者可减也。(《柳选四家医案·评选继志堂医案·上卷》)

伤风不醒，咳嗽呕恶，所见之痰，或薄或浓，或带血色。左关脉独见浮弦且数，小有寒热，此损证之根也。《千金》法治之。

苏叶、党参、川连、乌梅、橘红、川贝、柴胡、杏仁、桑皮、地骨皮。

原注： 此用柴前连梅煎意，《千金》法也。咳嗽由来十八般，只因邪气入于肝，即是此方之歌诀。此方效，转方加竹茹一味。

柳宝诒按： 弦数独见于左关，故知其病专在肝。（《柳选四家医案·评选继志堂医案·上卷》）

温邪发痧之后，咳嗽失血，血止而咳嗽不减，所吐之痰，或黄或白，或稠或稀，舌质深红，其苔满白，喉痒嗌干，脉弦带数，渐作痧劳之象。

四物汤加紫苏、桑皮、骨皮、川贝、知母、前胡、淡芩。

原注： 此痧后余邪，留恋营分，而成咳也。先生尝云：余自制两方，一为痧热汤，一为此汤，尚未立名，以治痧后咳嗽极效。盖四物是血分引经之药，将温散化痰之品，纳入其中，引入营血中散邪清热，每用必灵。此可悟用四物之法。（《柳选四家医案·评选继志堂医案·上卷》）

阳络频伤之后，咳嗽痰浓，内热嗌干，脉芤数，左关独弦。此肝火刑金，金气不清之候，容易成损。慎之。

四阴煎加二母、羚羊。

另琼玉膏：地、冬、参、蜜、沉香、珀。

原注： 肝火刑金，于左关独弦见之，所以四阴更加羚羊。（《柳选四家医案·评选继志堂医案·上卷》）

阳络重伤，咳无虚日，而于五更为甚，口干盗汗，溺赤便溏，脉数而身热，欲成损证也。咽中已痛，虑其加喘生变，权以清热存阴。

黄芩汤合猪肤汤加牡蛎。

再诊： 所见病情，与前无异，喜食藕汁，咽中干痛稍轻，大便溏泄更甚。虽属肺热下移于大肠，而实则中气已虚，失其所守也。

六味丸加牡蛎、川贝、玄参、淡芩。

柳宝诒按：大便溏泄，虚证中所最忌者。此证始终大便不坚，故再三反复，终不复元也。

三诊：溏泄已止，咳嗽未除，咽痛盗汗，脉数。肺经尚有热邪。

补肺阿胶散加白芍、生地、淡芩、玄参、山药。

四诊：便泄稀，身热轻，咽喉干痛，亦渐向愈。而咳嗽腹鸣，神疲纳少，脉小带数。想是风热递减，气阴两亏，而脾中之湿，又从而和之为患。补三阴、通三阳之外，更以崇土化湿佐之。

六味丸加牡蛎、淡芩、於术、防风、陈皮、炙草。

柳宝诒按：阴虚而挟脾湿，阳虚而挟肺火，邪实正虚，彼此相碍。凡治此等证，总须权其轻重缓急，又须心灵手敏，方能奏效。若稍涉呆滞，则效未见而弊先滋。如此证屡用六味，虽于证情亦合，究嫌落笔太重，少灵动之机括也。

五诊：气阴得补渐和。不意又有燥风外感，袭入湿痰之中。微有寒热，咽痛咳嗽不止。权以清养法。

六味丸去萸，加桑叶、杏仁、陈皮、川贝、炙草。

六诊：发热恶风汗多，是属伤风之象。但伤于壮者，气行则已；伤于怯者，难免不着而为患也。大为棘手。

六味丸合玉屏风散，加桑叶、玄参、川贝、橘红、甘草。

七诊：多汗恶风之象渐轻，新风解矣。而咳嗽咽痛，大便溏，饮食少，仍是脾肺肾三脏皆虚之候。幸未气喘。

玉竹饮子：玉竹、茯苓、甘草、桔梗、陈皮、川贝，紫菀、姜。合猪肤汤、玉屏风散，加麦冬、山药。

八诊：脾虚则便溏，肺虚则咳嗽，肾虚则虚火上炎，咽喉干痛，脉弱无力，元气伤矣。急宜补气育阴。

人参、二冬、二地、黄芪、陈皮、阿胶、杏仁、百合、甘草。

柳宝诒按： 此方究非便溏所宜。

九诊：精生于谷，肾之精气皆赖谷食以生之，而谷食之化，又赖脾土以运之。今便溏纳少，脾失运矣。急宜补脾为要。

都气丸合四君子汤、百花膏。

另八仙长寿丸，参汤下。

柳宝诒按： 此方亦嫌少灵活之致。

又按： 此证前后方案九则，议论颇有精当处。惟用药未能面面照顾，总缘阴虚而兼便溏，彼此相碍，难于安置妥帖也。（《柳选四家医案·评选继志堂医案·上卷》）

右脉弦滑而数，滑为痰，弦为风，风郁为热，热郁为痰，阻之于肺，清肃不行，咳嗽自作。

金沸草、前胡、半夏、荆芥、甘草、赤苓、川芎、枳壳、紫菀、杏仁、桑白皮、蒌皮、竹沥。

原注： 方中芎、枳二味，是升降法也。必有一团寒风化热，郁闭于肺，用芎之升、枳之降，以挑松其火；若火重者不可用，有阴火者更不可用，恐火升则血易动耳。

柳宝诒按： 此金沸草散去麻、芍，加芎、枳以挑动之，菀、杏以宣泄之，桑、蒌以清降之。细玩其加减，可识其心思之细密，用意之周到矣。案语亦简炼老到。（《柳选四家医案·评选继志堂医案·上卷》）

子后咳嗽，天明而缓，脉形弦数，声音不扬，肝胆之火未清，金受其刑，水必暗亏也。

补肺阿胶汤合四阴煎、泻白散，加川贝、青黛、海浮石、橘红、竹茹。

柳宝诒按： 此与前案，均属木火刑金之证。前方治肝而绝不及肺，想因咳势不甚，而下注遗泄之证却急，故用药如彼。此证则咳甚音低，肺金受损已深，故于清火之中，偏重补肺。观乎此，而临证用药之权衡可识矣。(《柳选四家医案·评选继志堂医案·上卷》)

◆ **喘证**

动则气喘，言则亦然，是下虚也，宜其俯仰不适矣。至于脘中拒按，隐隐作疼，筑筑而跳，脉息中部太弦，必有湿热痰浊交阻于胃，失下行为顺之常，未便独以虚治。

川贝、陈皮、茯苓、白芍、牛膝、海蛇、荸荠。

另，水泛资生丸。

柳宝诒按：此必挟有痰饮，阻于中脘，宜从饮门用意。

再诊：俯仰自如，渐通之兆。所见言动之气喘，脘腹之拒按，已日轻一日，大妙事也。动气攻筑，独不能除，且兼气坠少腹，卧则可安，此则非胃气之能降，而实脾气之不升也。

香砂六君丸合雪羹，加神曲。

另，资生丸。

柳宝诒按：立论精当明了，惟用药尚不甚得力。(《柳选四家医案·评选继志堂医案·上卷》)

气喘痰升，胸痞足冷，是中下阳虚，气不纳而水泛也，已进肾气汤，可以通镇之法继之。旋覆代赭汤去姜、枣，合苏子降气汤去桂、前、草、姜，加薤白、车前、茯苓、枳壳。

柳宝诒按：于肾气后续进此方。更加旋、赭以镇逆，薤白以通阳，用意极为周到。(《柳选四家医案·评选继志堂医案·上卷》)

◆ 心悸

惊则气乱，神出舍空，痰涎袭入，此心悸形呆，善忘不语所由来也。至月事不至，血从内并，用药亦须兼及。

茯苓、香附、沉香、半夏、橘红、远志、胆星、牛膝。

另，惊气丸：白花蛇、蝎、蚕、脑、麝、辰砂、白附、麻黄、天麻、橘红、南星、苏子。

柳宝诒按：拟加丹参、琥珀、归须等，兼顾血分，乃与案语相合。（《柳选四家医案·评选继志堂医案·上卷》）

湿热生痰，留于手足少阳之府，累及心包。心惊胆怯，性急善忘，多虑多思，舌苔浊腻带黄，胸脘内热。清化为宜。

黄连温胆汤加洋参、枇杷叶。

原注：舌苔浊腻带黄，加入黄连一味，苦燥化湿。再加洋参补阴，枇杷叶清肺，想是火旺之体，肺液必亏，且以救二陈之过燥也。（《柳选四家医案·评选继志堂医案·上卷》）

心悸，初从惊恐得之，后来习以为常，经年不愈，手振舌糙，脉芤带滑，不耐烦劳。此系心血本虚，痰涎袭入也。

人参、玄参、丹参、枣仁、天冬、麦冬、菖蒲、茯苓、茯神、当归、远志、五味、桔梗、半夏、生地、橘红、枳壳、柏仁、炙草、竹茹。

原注：此天王补心丹，合十味温胆法也。心血本亏，补心丹主之；痰涎袭入，十味温胆汤主之。（《柳选四家医案·评选继志堂医案·上卷》）

◆ 心痛

心痛有九，痰食气居其三。三者交阻于胃，时痛时止，或重或轻，中脘拒按，饮食失常，痞闷难开，大便不通，病之常也。即有厥证，总不离乎痛极之时。兹乃反是，其厥也，不发于痛极之时，而每于小便之余，陡然而作，作则手足牵动，头项强直，口目歪邪，似有厥而不返之形；及其返也，时有短长，如是者三矣，此名痫厥。良以精夺于前，痛伤于后，龙雷之火，挟痰涎乘势上升，一身而兼痛厥两病。右脉不畅，左脉太弦，盖弦则木乘土位而痛，又挟阴火上冲而厥。必当平木为主，兼理中下次之。盖恐厥之愈发愈勤，痛之不肯全平耳。

川椒七粒，乌梅三分，青盐一分，龙齿三钱，楂炭三钱，神曲三钱，莱菔子三钱，延胡钱半，川楝子钱半，青皮七分，橘叶一钱，竹沥一两。

柳宝诒按：厥发于小解之时，其厥之关于肾气可知矣。用药似宜兼顾。立方选药，熨帖周到。

再诊：据述厥已全平，痛犹未止，便黑溺黄，右脉反弦，想诸邪都合于胃也，胃为腑，以通为补。悬拟方。

芍药、青皮、陈皮、黑栀、川贝、丹皮、楂肉、竹沥、莱菔子、青盐、延胡。

柳宝诒按：诸邪都合于胃，从右脉之弦看出，是病机紧要处。

三诊：痛厥已平，尚有背部隐疼之候，腰部亦疼，气逆咳呛，脉形细数。想肝肾阴虚，气滞火升，肺俞络脉因之俱受其伤也。

四物汤、旋覆花汤、二母、雪羹汤。

四诊：腰脊尚疼，咳嗽不止，苔白底红，脉形弦细。是阴虚而挟湿热也。

豆卷、蒺藜、黑栀、川芎、归身、麦冬、沙参、甘草、雪羹汤、半夏。

原注：此素有痰积，又肾虚而相火上冲于胃，胃中痰饮阻滞

窍隧，痫厥见焉。第一方用泄肝和胃法，以化其阻滞，合金铃子散以清肝火，加楂曲以消食，菔子、竹沥以化痰。厥平而痛未愈，致第二方用景岳化肝煎，以代金铃子散，兼以化痰。第三方通其络。第四方仿白蒺藜丸，专于治痰。

柳宝诒按：此证得方，全在前两方，疏肝化痰，丝丝入扣。（《柳选四家医案·评选继志堂医案·下卷》）

◆ 胸痹

心痛彻背，是名胸痹，久而不化，适值燥气加临，更增咳嗽咽干，痰中带红，脉形细小，治之不易。

瓜蒌、薤白、枳壳、橘红、杏仁、桑叶、枇杷叶。

柳宝诒按：既因燥气加临，痰红嗌干，拟当参用清润，如喻氏法。拟加旋覆花、南沙参、麦冬、桑皮。（《柳选四家医案·评选继志堂医案·下卷》）

胸痛彻背，是名胸痹。痹者，胸阳不旷，痰浊有余也。此病不惟痰浊，且有瘀血交阻隔间，所以得食梗痛，口燥不欲饮，便坚且黑，脉形细涩。昨日紫血从上吐出，究非顺境，必得下行为妥。

全瓜蒌、薤白、旋覆花、桃仁、红花、瓦楞子、玄明，合二陈汤。

柳宝诒按：方法周到，不蔓不支，拟加参三七磨冲。胸痹证，前人无有指为瘀血者。如此证，纳食梗痛，乃瘀血阻于胃口，当归入噎膈证内论治矣。（《柳选四家医案·评选继志堂医案·下卷》）

◆ 胸满

胃为贮痰之器，上逆心包，轻则胸闷，重则神蒙。

导痰汤合温胆汤。

另，白金丸。

柳宝诒按： 此治痰蒙之正法也。在此证尚属轻剂。（《柳选四家医案·评选继志堂医案·上卷》）

阳络频伤，胸前窒塞，咳逆不爽，舌红苔黄，脉形弦数。此系瘀血内阻，郁而为热，肺胃受伤，极易成损，慎之。

旋覆、猩降、葱管、芦根、枇杷叶、忍冬藤、苏子、桑皮、川贝、知母、广郁金、参三七、竹油、地骨皮。

原注： 前五味名瘀热汤，是先生自制之方。治瘀血内阻，化火刑金而咳，不去其瘀，病终不愈，此为先生独得之秘。

柳宝诒按： 合二母泻白以清肺，佐苏、郁、三七以通痹，立方周到之至。（《柳选四家医案·评选继志堂医案·上卷》）

◆ 不寐

心营与肾水交亏，肝气挟肝阳上逆，胸中气塞，口内常干，手震舌掉，心烦不寐；即有寐时，神魂游荡，自觉身非己有，甚至便溏纳少，脾胃亦衰，脉形细小无神，而有歇止之象。逐证施治，似乎应接不暇。因思精神魂魄，必令各安其所，庶得生机勃勃；否则悠悠忽忽，恐难卜其旋元吉。拟许学士真珠母丸法。

石决明（盐水煅）一两，人参一钱，归身钱半，犀角五分，龙齿三钱，茯神三钱，生地四钱，麦冬二钱，枣仁二钱，炙草三分，怀药三钱，沉香（磨冲）三分，另珠粉四分先服。

柳宝诒按： 此方于肝气一层，嫌少理会。愚意去山药、甘草，加木香、陈皮，则胸中之气塞亦平矣。

又接服方：

生地、白芍、人参、丹皮、橘红、茯神、枣仁、石决明、龙齿、秫米、佛手。

再诊：脉之歇止向和，便之溏泄不作，气塞稍平，手震亦定。但痛多寐少，内藏之魂魄未安；胸痞脘闷，上壅之浊痰未降。容将通阳镇逆法，参入前方，冀相与有成耳。

真珠母丸：真珠母、熟地、当归、人参、枣仁、柏子仁、茯神、犀角、龙齿、沉香。去柏子仁、当归，加旋覆花一钱五分，代赭石三钱，陈皮七分，冬术七钱，炙草五分，白芍二钱，麦冬三钱，甘澜水煎竹沥一两，冲服。

柳宝诒按：案云通阳镇逆，方中用旋、赭镇逆，而术、芍、麦、草，则未可谓之通阳也。

三诊：夜半得寐，心肾已交，肺魄肝魂，自能各安其脏。无如心易烦动，神反疲乏，气犹短促，胸还痞闷，脉仍细小，两足不安。脉虚证虚，是谓重虚，而兼有湿痰从之为患。夫痰即有形之火，火即无形之痰也。法当固本为主，消痰佐之。

人参固本丸加龟板五钱（炙），茯神三钱，枣仁二钱，白芍三钱，淮麦三钱，陈皮一钱，旋覆花一钱五分，柏子仁一钱五分（去油），冬术钱半。

另珠粉二分，竹油二十匙，鸡子黄一枚，和服。

柳宝诒按：于痰病重投冬、地，得无嫌其滋腻否？

四诊：风火痰三者之有余，留滞肝经，以致卧血归肝，魂不能与之俱归，筋惕肉瞤而醒。前次气短等证，莫不因此。而又起于有年病后，气血两亏，何堪磨耐。所治之方，不出许学士法加减。现在脉息细小带弦，虽无止歇之形，尚有不静之意。究属准免风波，未可以能食为足恃也。

柳宝诒按： 方中用银花、薄荷两味，不识其意何居？

石决明（盐水煅）二钱，麦冬二钱，犀角五分，柏子仁三钱，龙齿三钱，枣仁（盐水炒）三钱，归身七分，大熟地（浮石粉拌炒）六钱，羚羊角一钱，冬术一钱五分，白芍三钱，陈皮一钱，人参二钱，茯神三钱，银花一钱，薄荷五分。

另金箔二张，竹沥一两，真珠粉二分，姜汁一匙冲服。

五诊： 前夜熟睡，昨又变为少寐，寐之时，适在子时以后，肝胆两经尚有余邪可知。更兼痰火阻气，时逆时平，其气逆时，必面赤心悸，甚则肉瞤筋惕，烦热不安，脉亦随之变异，所谓心火一动，相火随之是也。调治之外，必须静养，俾心火凝然不动，方可渐入坦途。

人参、丹参、麦冬、玄参各二钱，旋覆花、冬术各一钱五分，橘红一钱，小麦五钱，枣仁（川连煎汁拌）、炒茯神、川贝各三钱，炙草四分，枇杷叶、竹茹各三钱，珠粉三分（冲）。

柳宝诒按： 相火属少阳，即胆火也。方中川连、竹茹，恰合病机。

六诊： 所患小恙，无一不除，盖以清之、化之、补之、养之，无微不至，而得此小效耳。所嫌者，寐非其时，寤非其时，心阳太旺，神气外驰，是卫气独行于阳，阳跷重脉满，满则不入于阴，阴分之虚明矣。将滋阴之品，参入前方，未识能获否？

前方加大生地五钱，陈胆星五分。

另，真珠母丸、朱砂安神丸各五十粒。

柳宝诒按： 此证不寐，乃肝胆有痰火所致。案中引《内经》阳跷脉满之文，本属强为牵合；至以经言阴虚，指为阴血之虚，尤非经文太旨。

七诊：人可以参天地之干者，莫贵于眠食如常，今食能知味，眠则未安，昨夜忽寐忽醒，醒则不爽，寐则不安，以昭卫气不得入于阴，独留行于阳之意（柳宝诒在案中评价：案语牵合支离，总由误认经文阴字，故说来总不入理。编者注）。是阳跷脉满，营血不能充足，肌肉不能润泽，苟非阳生阴长，阴足恋阳，何以渐入佳境。然营中之血，既不生之于心，乌能藏之于肝，统之于脾，而欲藉草木之无情，俾血肉之有情者，以生以长，谈何容易。况当此痰火易烦，得食暂安，以及虚风内动，筋惕肉瞤，支体牵摇，大便难通之候，更难为力矣。急宜加意调理。

前方去玄参、旋覆、珠粉、丹参，加黄芪一钱，远志三分，归身一钱，半夏一钱五分（猪胆汁炒），木香三分，圆眼肉（指龙眼肉，编者注）三枚。

另，真珠母丸四十粒，朱砂安神丸三十粒。

柳宝诒按：黄芪与此证不甚合，胆汁炒半夏思路新颖。

八诊：彻夜好眠，神魂已定，是佳兆也。但脉形细小而兼滑数，数为有火，滑为有痰，细属阴虚，小属气弱，虚弱之中，兼有痰火，有时面红，有时咳嗽，有时气痞而短，有时烦热不安；更兼大便燥而小便短，筋惕肉瞤，肢体动摇，神情困倦，语言无力等证，均未平复。还宜谨慎小心。

前方加柏子仁三钱。

另，朱砂安神丸三十粒，真珠母丸四十粒。

柳宝诒按：此好眠是痰蒙所致，未必定是佳兆。

九诊：脏之为言，藏也。心之神，肝之魂，肺之魄，脾之意，肾之志，无不各得其藏，五脏和矣。即有不和，因脏真不足，盖有待也。而与脏相表里者为腑，腑以通为补，与脏之以塞为补者有间。因思胃主下行，肠主津液，津液不充，下行失令，故大便燥结而难通。此际不以滋养营阴，俾得施润泽，非计也。目前之治如此，将来或痰，或火，或感，或伤，偶有违和，事难逆料，断无预定之理，随时斟酌为嘱。

麻仁、郁李仁、柏子仁、松子仁各三钱，桃仁七分，陈皮、人参、苏子各二钱。

另，朝服膏滋药，晚服丸药。

原注：此王江径病案也。是人素有肝火上升之病。想热病之后，必有余此王江径病案也。是人素有肝火上升之病。想热病之后，必有余邪余火留于肝胆，乘虚窃发，气塞而不能卧起者，中有实痰，加于短气不足以息之体，神魂摇荡，身非己有，虚之甚矣。用真珠母丸法，先以犀角治实火，参、地补气血，俾相火得清而奠安。第二方即参入陈皮、竹油、赭石、旋覆花，挟补挟化。第三方人参固本，入龟板、芪、芍、鸡黄。第四方加入羚羊、银花，清药与补药，俱加倍用之。第五、六方，竟是十味温胆，吃重痰火一层。用药心细手和，既沉着，亦灵敏，洵可法可师之作。（《柳选四家医案·评选继志堂医案·上卷》）

◆ **梦魇**

曾经失血，现在内热吐痰，夜来大魇，脉象滑数。阴虚挟痰所致。

十味温胆汤加麦冬、归身。

柳宝诒按：阴虚挟痰之证，用药最难恰好。十味温胆汤，即温胆汤去竹茹，加参、地、枣仁、远志、五味，治寒涎沃胆，胆寒肝热，心悸不寐。（《柳选四家医案·评选继志堂医案·上卷》）

◆ 健忘

神蒙善忘，包络之病为多。然左寸脉息上浮，关部独带弦数，右寸与关小而带弦，白苔满布，大便久溏，肢体无力，倦怠嗜卧。脾经之湿痰，被肝火所冲激，累及心包也。

藿梗、党参、於术、半夏、陈皮、香附、砂仁、木香、沉香、远志、枳壳、葛根、菖蒲、竹油。

柳宝诒按：此必兼有胀满之候，故方中多香燥和脾之品。用葛根、藿梗，乃兼清暑湿之意。

再诊：痰因湿酿，湿自脾生，脾若健运，则无湿以生痰，所患善忘等证，自可化为乌有。然则健脾一法，在所必需矣。

香砂六君子汤加沙苑、远志、谷芽。

原注：苔白便溏，乏力嗜卧，皆脾倦见证，故用健脾化湿法。（《柳选四家医案·评选继志堂医案·上卷》）

◆ 痫证

痫证之因，未有不由乎龙雷之火上升。此则更有湿热之痰，从而和之为患。

六味丸加龙齿、石决明、橘红、黑栀、川贝、川连、竹茹。

柳宝诒按：连读痫证数案，皆以六味丸为主。查六味为通补三阴之方。先生习于《内经》重阴者痫一语，谓痫证必挟龙雷之火，而以滋水柔木为主，故用药如此。其实痫证有因于胎惊者，有因于先天阴虚者，亦有因于惊痰内扰者，当随所因而治之，初非可执一端以论也。（《柳选四家医案·评选继志堂医案·上卷》）

◆ **癫证**

神识不清，自言自语，起坐无常，寤寐失度，脉形小滑，舌苔白腻。此痰热内郁心包，无路可出，而作心风也。久久归入癫痫，毋忽。

导痰汤苓、夏、枳、星、梅、橘、姜、草。加菖蒲、远志。

另，白金丸。

柳宝诒按：病情已属癫证。再加犀角、龙、牡等清镇之品，似更得力。（《柳选四家医案·评选继志堂医案·上卷》）

◆ **胃脘痛**

病分气血，不病于气，即病于血，然气血亦有同病者。即如此病，胃脘当心而痛，起于受饥，得食则缓，岂非气分病乎。如独气分为病，理其气即可向安，而此痛虽得食而缓，午后则剧，黄昏则甚，属在阳中之阴，阴中之阴之候，其为血病无疑。况但头汗出，便下紫色，脉形弦细而数，更属血病见证。但此血又非气虚不能摄血之血，乃痛后所瘀者，瘀则宜消，虚则宜补，消补兼施，庶几各得其所。

治中汤合失笑散。

另，红花、玄明粉为末和匀，每痛时服二钱。

原注：分明两病，一是脾虚，气分不能畅达而痛，得食则缓，宜补可知。然人每疑痛补法者，以痛必有痰气凝滞也。先生用理中以补脾，即加青皮、陈皮以通气；至便紫，脉弦数，肝家之血必有瘀于胃脘者，此时不去其有形之瘀滞。痛必不除，病根不拔也。此种病，世医不能治，往往以为痼疾，不知不去瘀，则补无力，徒去瘀则脾胃更伤。先生则双管齐下，立案清彻，度尽金针，

非名家毋能如是。(《柳选四家医案·评选继志堂医案·下卷》)

脾气素虚，湿郁难化，而木之郁于内者，更不能伸，所以酸水酸味，虽有减时，而灰白之苔，终无化日，无怪乎脉小左弦。脘胁胀痛也。此做臌胀之根，毋忽。

附子理中汤合二陈汤，加川朴、香附、川芎、神曲。

柳宝诒按：似可参用柴、芍辈，于土中泄木。(《柳选四家医案·评选继志堂医案·下卷》)

食入而痛，是有积也。积非一端，就脉弦数、二便黄热、干咳不爽、面黄苔白言之，必有湿热痰食互相阻滞，经年累月，无路可出，无力以消。

茅术、川芎、楂炭、神曲、川贝、山栀、赤苓、枇杷叶露、杏仁。

柳宝诒按：此越鞠丸加味也。愚意再加白芍、枳实。(《柳选四家医案·评选继志堂医案·下卷》)

脘腹作疼，满腹苦热，初起得食则痛，继而不食亦痛。此肝胃不和，湿热生虫之状。

乌梅丸加青皮、白芍、金铃子。

柳宝诒按：初起得食即痛，得无兼有食积否？

再诊：眼前方，脘腹之痛而苦热者，时作时止，止则右胁下必有一块攻筑。是属蛔未安也。

旋覆花汤合金铃子散，加杏仁、雷丸、榧子。

柳宝诒按：蛔未安者，似宜仍用乌梅丸。此则因右胁攻筑，故用金铃子散以泄肝耳。(《柳选四家医案·评选继志堂医案·下卷》)

脘痛下及于脐，旁及于胁，口干心悸，便硬溺黄，脉弦而数，此郁气化火也。

化肝煎合雪羹。

原注： 此景岳化肝煎也。必肝有实火者可用，口干、脉数、溺黄是其的证也。(《柳选四家医案·评选继志堂医案·下卷》)

脘胁痞结作痛，形寒如疟，苔浊不纳，渴欲热饮，神情惫乏。此血络凝泣，湿邪附之欲化热，而未能透出也。

瘀热汤加香附、川连、归须、青皮、白芍、橘络。

瘀血先阻于中，一经补味，胸中遂痞，紫黑之血从此而来。

瘀热汤加郁金汁。

原注： 此方大效。

柳宝诒按： 再加三七磨冲更妙。(《柳选四家医案·评选继志堂医案·上卷》)

胃脘当心而痛，脉形弦数，舌绛苔黄，口干苦，小便赤。一派火热之象，气从少腹上冲于心，岂非上升之气自肝而出，中挟相火乎。

化肝煎芍、青、栀、泽、丹、陈、贝。(《柳选四家医案·评选继志堂医案·下卷》)

胃脘当心而痛，少腹气升，呕吐酸苦痰涎，脉形弦数。显系寒热错杂之邪，郁于中焦，肝属木，木乘土位，所有积饮，从此冲逆而上，病已年余，当以和法。

附子理中汤加川连（姜汁炒）、川椒、黄柏、归身、细辛、半夏、桂枝、乌梅肉。

原注： 此连理汤合乌梅丸。吐涎酸苦。是胃中错杂之邪。用姜连、半夏以化之，逆冲而上之肝气，用乌梅法以和之。

柳宝诒按： 半夏反附子，在古方多有同用者，然可避则避之，亦不必故犯也。(《柳选四家医案·评选继志堂医案·下卷》)

中焦失治为痛，以治中汤为法，是正治也。不知中焦属土，土既虚不能升木，木即郁于土中，亦能作痛，以逍遥散佐之，更属相宜。

治中汤、逍遥散、雪羹。

柳宝诒按：此木郁土中之病，立方妥帖易施。(《柳选四家医案·评选继志堂医案·下卷》)

中脘属胃，两胁属肝，痛在于此，忽来忽去。肝胃之气滞显然，已历二十余年，愈发愈虚，愈虚愈痛。气分固滞，血亦因之干涩也。推气为主，逍遥散佐之。

肉桂、枳壳、片姜黄、延胡、炙草、逍遥散。

再诊：病势不增不减，诊得左脉细涩，右部小弱。气血久虚，致使营卫失流行之象，非大建其中不可。

肉桂、归身、白芍、川椒、饴糖、干姜、陈皮、炙草、砂仁。

原注：前方严氏推气散也，先生谓左胁作痛，是肝火，用抑青（即左金）以泻心平木。右胁作痛，是痰气，用推气法以理气化痰。姜黄入脾，能治血中之气；蓬术入肝，能治气中之血；郁金入心，专治心包之血。三物形状相近，而功用各有所宜。

柳宝诒按：久病中虚，故转方用大建中法。(《柳选四家医案·评选继志堂医案·下卷》)

◆ **痞满**

五脏六腑，皆有营卫，营卫不调，则寒热分争。此病分争之后，肌肉暗消，因思脾主肌肉，肌肉暗消，正所以昭脾之营卫虚也。无怪乎脘痞纳少，力乏嗜卧，脉形软弱，有种种脾虚见象。于法当健脾为主，而八八已过之年，阳气必衰，又宜兼壮元阳，使火土合德，尤为要务。

乌龙丸合香砂六君丸，加首乌、当归。(《柳选四家医案·评

选继志堂医案·上卷》)

中阳下足，寒湿有余，脘痞纳少，舌白便溏，脉细小。法当温化，即平为妙。

茅术理苓汤加大腹皮、鸡内金、葛花、川朴。

再诊：温化不足以消胀满，阳之虚也甚矣。重其制以济之。

茅术钱半，川附钱半，干姜钱半，党参三钱，肉桂七分，防风二钱，茯苓三钱，五加皮二钱，陈皮一钱。

三诊：诸恙向安，仍守前法，以祛留湿。

川附一钱，桂枝一钱，党参三钱，生於术钱半，干姜四分，茯苓钱半。

柳宝诒按： 茅术改於术，想重浊之白苔已化也。此证纯以温化得效，所谓阳运则湿自化也。(《柳选四家医案·评选继志堂医案·下卷》)

◆**呕吐**

得食多哕，许氏法主之。

丁香、陈皮、川朴、半夏、茯苓、甘草、枇杷叶、茅根。

原注： 此枇杷叶散去香薷一味也。此另是一种暑邪，挟寒饮内停，或食瓜果，致中气不调，而呕哕者，不当深求之里也；去香薷者，无表证也。(《柳选四家医案·评选继志堂医案·下卷》)

上焦吐者，从乎气，气属阳，是阳气病也。胸为阳位，阳位之阳既病，则其阴分之阳更属大虚，不言而喻。恐增喘汗。

吴萸、干姜、人参、川附、茯苓、半夏、木香、丁香、炙草、饴糖、食盐、陈皮。

再诊：进温养法，四日不吐，今晨又作。想是阳气大虚，浊阴上泛。究属膈证之根，不能不虑其喘汗。

前方去干姜，加当归、生姜。

原注：阳气大虚，浊阴上泛，此病之枢纽也。吴茱萸汤补胃阳，佐以熟附、丁香，温之至矣；辅以二陈燥其痰，诒糟去其垢，更加炙草以和中，食盐以润下，用意极其周密。（《柳选四家医案·评选继志堂医案·下卷》

食已即吐，本属胃病，宜用温通。然口虽干，苔反白，将吐之时，其味先酸。此必有肝火郁于胃府，似与胃家本病有间。

左金丸合温胆汤、雪羹汤。

柳宝诒按：辨证精细，用药妥切。（《柳选四家医案·评选继志堂医案·下卷》）

食已即吐，脉弦苔白，便溏溺清。湿痰内胜，被肝经淫气所冲。

旋覆花、代赭石、陈皮、半夏、莱菔子、生姜、茯苓、雪羹汤。

再诊：吐逆大减，胸前尚痞，嗳气不舒。

旋覆代赭汤、雪羹汤。

柳宝诒按：此证阴液未曾大亏，通阳开结，专理其痰，痰降而呕逆自减，尚非证之重者。（《柳选四家医案·评选继志堂医案·下卷》）

◆ **纳食无味**

胃虚则纳食无味，脾虚则运化无常。

六君子汤合治中汤，加熟地、益智仁、粳米。

柳宝诒按：脾喜温升，宜香燥；胃喜清降，宜柔润。脾阳健则能运，胃阴充则能纳。凡脾胃同治者，用药须识此意。愚意去熟地，加石斛，似与胃虚者更宜。（《柳选四家医案·评选继志堂

医案·上卷》）

◆ 食少

脾阳不足，湿浊有余，少纳多胀，舌白脉迟。

茅术理中汤合四七汤。

柳宝诒按： 此湿滞而兼气郁之证。（《柳选四家医案·评选继志堂医案·下卷》）

◆ 饮食不舒

饮食不舒，脾家又有湿痰为患，先宜化湿健脾，再商补剂。

枳砂二陈汤加乌梅、生姜。

柳宝诒按： 方中乌梅一味似不入格。查《医通》载二陈汤古方，本有乌梅，取敛护胃阴之意；先生用此，其意或在是乎。（《柳选四家医案·评选继志堂医案·上卷》）

嗜酒中虚，湿热生痰，痰阻膈间，食下不舒，时欲上泛。年已甲外，营血内枯，气火交结，与痰相并，欲其不成膈也，难矣。

七圣散加归身、白芍、薤白、代赭石、藕汁、红花。

原注： 嗜酒者必多湿热，须用竹茹、连、蔻；又易挟瘀。参入藕汁、红花；薤白辛而兼滑，又是一格。绝去温热刚燥之品。先生曰：惟善用温药者，不轻用温药，信然。（《柳选四家医案·评选继志堂医案·下卷》）

◆ 噎膈

脉形细涩，得食则噎，胸前隐隐作痛。瘀血内阻，胃络不通，此膈证之根。

归须、白芍、白蜜、芦根、瓦楞子（醋煅）、韭汁、人参、桃仁。

柳宝诒按： 此瘀血膈也，脉证均合，用药亦专注在此。（《柳选四家医案·评选继志堂医案·下卷》）

向患偏枯于左，左属血，血主濡之。此偏枯者，既无血以濡经络，且无气以调营卫，营卫就枯，久病成膈，然一饮一食，所吐之中，更有浊痰紫血；此所谓病偏枯者，原从血痹而来，初非实在枯槁也。勉拟方：

每日服人乳两三次，间日服鹅血一二次。

柳宝诒按： 偏枯已属难治，更加以膈，愈难措手矣。方只寥寥两味，而润化瘀，通痹开结，面面都到。此非见理真切，而又达于通变者，不能有此切实灵动之方。愚意再增韭汁一味，似乎更觉亲切。（《柳选四家医案·评选继志堂医案·下卷》）

食则噎痛，吐去浊痰而止，胸前常闷，脉象弦滑，舌苔满白，肌肉瘦削之人，阴血本亏，今阳气又结，阴液与痰浊交阻上焦，是以胃脘狭窄也。久则防膈。

干姜、薤白、炙草、忤头糠、神曲、丁香、木香、熟地、白蔻仁、归身、白芍、沉香、牛黄、竹油。

再诊：胸前所结之邪，原有化意。无如阴之亏，阳之结，尚与前日相等，非一两剂所能奏效。

干姜、薤白、炙草、茯苓、丁香、木香、陈皮、麻仁、旋覆花、代赭石、归身、白芍、杞子、牛黄、竹油。

柳宝诒按： 此气结痰阻之证，用药极周到。（《柳选四家医案·评选继志堂医案·下卷》）

湿热生痰，阻于胃脘，得食则噎，噎甚则吐，此膈之根也。

半夏、陈皮、川连、竹茹、白蔻、生姜、枳椇子、枇杷叶、楂炭。

原注：指为湿热，想因苔带黄色也。用七圣散者，中有橘皮竹茹汤，又有温胆汤，两方在内，更加枇杷叶泄肺，楂炭消瘀，枳椇子消酒积。总不外湿热二字，此犹是膈之浅者。(《柳选四家医案·评选继志堂医案·下卷》)

瘀血挟痰，阻于胸膈，食则作痛，痛则呕吐，右脉涩数，惟左关独大且弦。是痰瘀之外，更有肝经之气火，从而和之为患，乃膈证重候。慎之。

归身、白芍、芦根、瓦楞子、红花、丝瓜络、橘络、竹油、白蜜。

原注：以上三病，皆瘀膈也。第一证，从偏枯中想出血痹，用人乳以润其枯燥，鹅血以动其瘀血，此证非特刚剂不受，并柔补之药亦不可投，万不得已，而为此法，仍是润液化瘀之意，柔和得体。第二证，从胸前隐痛，而知其瘀阻胃络，用桃仁、醋锻瓦楞子以化其瘀。此证血瘀液涸。无论干姜不可用，即薤白辛温通气，亦与此隔膜。然非辛不能通，计惟用濡润之韭汁以通之，蜜、芦、归、芍，奠安营分，以其液涸也。此病不见痰，所以纯从濡润去癖之法。第三证见痰，所以瓦楞子、红花外，又加竹油一味。(《柳选四家医案·评选继志堂医案·下卷》)

◆ **腹痛**

当脐胀痛，按之则轻，得食则减，脉形细小而数，舌上之苔左黄右剥，其质深红，中虚伏热使然。

治中汤加川连、雪羹。

柳宝诒按：此等证不多见，立方亦甚难，须看其用药的当处。(《柳选四家医案·评选继志堂医案·下卷》)

腹左气攻胀痛，上至于脘，下及少腹，久而不愈，疝瘕之累也。痛极之时，手足厥冷、呕逆，当从肝治。

当归四逆汤（归、桂、芍、草、辛、通、姜、枣）合二陈汤。

吴仙散（吴萸、茯苓）。

柳宝诒按： 病偏于左，更加肢厥，此肝病确据也。

再诊：痛势已缓，尚有时上时下之形，邪未尽也。

吴仙散合良附散、二陈汤，去甘草，加当归（小茴香炒）、白芍（肉桂炒）。（《柳选四家医案·评选继志堂医案·下卷》）

少腹久痛未痊，手足挛急而疼，舌苔灰浊，面色不华，脉象弦急。此寒湿与痰，内壅于肝经，而外攻于经络也。现在四肢厥冷，宜以当归四逆汤加减。

当归（小茴香炒）、白芍（肉桂炒）、木通、半夏、薏仁、防风、茯苓、橘红。

柳宝诒按： 寒湿入于肝经，病与疝气相似，治法亦同。

再诊：少腹之痛已止，惟手冷挛急未愈。专理上焦。

蠲痹汤（防、芄、姜黄、归、芪、草、赤芍）去防，合指迷茯苓丸。（《柳选四家医案·评选继志堂医案·下卷》）

少腹作痛，甚则呕吐，脉右弦左紧俱兼数，舌苔浊腻，口中干苦，头胀溺赤。此湿热之邪内犯肝经，挟痰浊上升所致。泄之化之，得无厥逆之虞为幸。

旋覆花汤、三子养亲汤（苏子、白芥子、莱菔子）、金铃子散。

另，乌梅丸。

柳宝诒按： 旋覆、金铃以止痛，三子以除痰，更用乌梅以泄肝，所以面面都到也。

再诊：呕吐已减，白苔稍化，头胀身热亦缓。惟腹之作痛，便之下痢，脉之紧数，以及口中之干苦，小水之短赤，尚不肯平。

肝经寒热错杂之邪，又挟食滞痰浊为患也。仍宜小心。

葛根黄芩黄连汤加延胡、楂炭、赤苓、陈皮、莱菔子。

另，乌梅丸。

柳宝诒按：想因下利较甚，故用药如此转换。

三诊：余邪流入下焦，少腹气坠于肛门，大便泄，小便短，舌苔未净，更兼痔痛。

四苓散合四逆散，加黄芩、黄柏、木香。

柳宝诒按：至此而内伏之湿热，从两便而外泄矣。（《柳选四家医案·评选继志堂医案·下卷》）

瘀血腹痛，法宜消化。然为日已久，脾营暗伤，又当兼补脾阴为妥。

归脾汤去芪、术，加丹参、延胡。

柳宝诒按：此病用补，是专在痛久上着眼。（《柳选四家医案·评选继志堂医案·下卷》）

◆ **腹胀（腹满）**

脘腹膨胀，二便失调，经络酸痛，四肢无力，脉形弦细，舌苔白腻而厚。此湿邪内郁。当用苦辛宣泄。

茅术、川芎、香附、黑栀、神曲、腹皮、川朴、赤苓、泽泻、萎皮。

柳宝诒按：此亦湿郁而化热者，故兼用栀、萎清泄之品。

再诊：诸恙向安，肢体无力，健脾为主。香砂六君子汤。

原注：此越鞠改方，而加胃苓之半。本方治湿郁，其眼在舌苔白腻而厚，在所必效，余每借以治黄疸亦效，挟痰头项痛亦效。（《柳选四家医案·评选继志堂医案·下卷》）

大腹胀满，已经四十余日，近来气更急促，足跗浮肿，溺黄口干，脉形弦数。湿热之邪，因气而阻，因食而剧，理之不易。

廓清饮（廓清饮用芥陈朴，枳泽茯苓同大腹，菔子生研壅滞通，气逆胀满均堪服）去芥、枳，加黑栀、猪苓、苏梗、川连、香附。

原注：温药留手处，在口干溺黄四字。（《柳选四家医案·评选继志堂医案·下卷》）

脾主湿，湿因脾虚而郁，郁蒸为热，所以隐癖僭逆中宫，大腹胀满，纳少便溏，面黄溺赤，咳嗽，身热时作，脉息弦细，极易成臌。

越鞠丸（附、苍、芎、曲、栀）、鸡金散，加赤苓、青蒿、黄芩、川朴。

原注：此越鞠证，而兼隐癖。湿化热者，故合鸡金消癖，芩蒿化热。

原注：以上越鞠丸证。大约越鞠治无形湿热之痞，从泻心化出；鸡金治有形食积之癖，从陷胸化出。且如脘痛门中，郁痰作痛，脉数多渴者，用清中蠲痛汤。山栀（姜汁炒）、干姜、川芎（童便炒）、黄连（姜汁炒）、苍术（童便浸切麻油炒）、香附（醋炒）、神曲（姜汁炒）、橘红、姜、枣。治中脘火郁作痛，发即寒热。中以寒热为主，即越鞠加姜、连、橘、枣。可知此方治气火湿食血，五者之郁，信极妙矣。说者以栀主火，术主湿，香附主气，芎主血，曲主食，分为五郁，似可不必，正如五音必合奏而始和也。（《柳选四家医案·评选继志堂医案·下卷》）

素有隐癖，肝脾之不调可知。去年血痢于下，痞结于中，久未向愈，大腹胀满，溺赤舌黄，脉形弦细而数。湿热内聚，脾虚无力以消，极易成臌。毋忽。

归芍异功散加川连、川朴、木香。

另：枳实消痞丸、小温中丸。

柳宝诒按： 立方稳实。惟归芍异功，似嫌补多消少。(《柳选四家医案·评选继志堂医案·下卷》)

诸腹胀大，皆属于热；诸湿肿满，皆属于脾。脾经湿热交阻于中，先满后见肿胀，肤热微汗，口渴面红，理之不易。

防己、茯苓、石膏、腹皮、陈皮。

再诊：湿热满三焦，每多肿胀之患。如邪势偏于下焦，小便必少，前人之质重开下者，原为此等证而设。然此病已久，尚盛于中上二焦，胡以中上两焦法施之？诸恙不减，或者病重药轻之故。将前方制大其剂。

竹叶、石膏、鲜生地、麦冬、知母、半夏、五皮饮。

原注： 此十二岁女子，腹暴胀大，面跗俱肿，面红口渴，小便黄。此证属热，所见甚少。

柳宝诒按： 此等方治胀病，非有卓见者不能存之，为临证者增一见解。(《柳选四家医案·评选继志堂医案·下卷》)

太阴腹满，寒湿使然，阳若不旺，势必成臌。

附子理中汤加川朴、大腹皮、泽泻、猪苓。

柳宝诒按： 此脾阳不振，寒湿停滞之证，故用温化法。(《柳选四家医案·评选继志堂医案·下卷》)

太阴腹满，寒湿有余，真阳不足，脉弦，下体不温，干不欲饮，妨食气短，其势颇险。拟以温通化湿法。

附子茅术治中汤加川朴、半夏。

柳宝诒按： 此亦通补兼施之法。(《柳选四家医案·评选继志堂医案·下卷》)

中满者，泻之于内，其始非不遽消，其后攻之不消矣，其后再攻之如铁石矣。此病虽不至如铁石，而正气久伤，终非易事也。

治中汤、五苓散。

原注：以上皆理中加减法也。因记当年侍先生时，问理中之变换如何？曰：理中是足太阴极妙之方，加以中宫之阳气不舒，用干姜者取其散；少腹之阳气下陷，用炮姜者取其守；其变换在大便之溏与不溏。湿甚而无汗者用茅术，湿轻而中虚者用冬术；其变换在舌苔之浊与不浊。此本方之变换也。设脾家当用理中，而胃家有火，则古人早定连理一方矣。设气机塞滞，古人早定治中一方矣。设脾家当用理中，而其人真阴亏者，景岳早有理阴煎矣。其肾中真阳衰者，加附子固然矣；其衰之甚者，古人又有启峻一方矣。此外，加木瓜则名和中，必兼肝病；加枳实、茯苓，治胃虚挟实。古人成方，苟能方方如此用法，何患不成名医哉。因附录之，以为理中之法。（《柳选四家医案·评选继志堂医案·下卷》）

昼为阳，阳旺应不恶寒；夜为阴，阴旺应不发热。兹乃日间恶寒，夜间发热，何以阴阳相反若是耶？此无他，阳虚则恶寒于日，阴虚则发热于夜。阴阳之正气既虚，所有疟后余邪，无处不可为患，足为之浮，腹为之满，溺为之短；一饮一食，脾为之不运；生饮生痰，肺为之咳嗽。脉从内变，而为细弦。夫形瘦色黄舌白，阳分比阴分更亏，极易致喘。

桂枝加厚朴杏仁汤加附子、干姜、冬术、半夏、橘红。

原注：案则一线穿成，药则理中去参，以理其本，桂枝以和其标，二陈、朴、杏以化其邪，乃丝丝入扣之方。（《柳选四家医案·评选继志堂医案·上卷》）

◆ **泄泻**

大便作泻，小水又长，肝脾肾三经即有阴邪，亦可从此而消。

何以隐癖尚踞于中，腹胀不和，是阳虚也。

四君子汤加黄芪、当归、桂枝、附子、陈皮、肉果、沉香、干姜、牡蛎、鳖甲、鸡内金。

原注： 此启峻汤也，附子理中加黄芪、当归、肉果，比附子理中更进一层。(《柳选四家医案·评选继志堂医案·下卷》)

脾为阴土，胃为阳土，阳土病则见呕恶，阴土病则见泄泻。二者互相为患，此平则彼发，令人应接不暇。现在呕止而泄，似脾病而胃不病。不知脾胃属土，木必乘之，不乘胃土而呕，必乘脾土而泄。治病必求其本，本在木，当先平木。必使阳土阴土，皆不受所乘，方为正治。

理中汤、乌梅丸、吴仙散（吴萸、茯苓），加白芍。

柳宝诒按： 推究病机，既能融会贯彻；斟酌治法，自然入彀。(《柳选四家医案·评选继志堂医案·上卷》)

飧泄不由乎胃滞，即系乎阳弱，此乃兼而有之，脉迟，嗳腐脘痛。

附子理中汤合二陈汤，加川朴、吴萸、防风。

柳宝诒按： 嗳腐脘痛，食滞颇重，拟去二陈加神曲、砂仁、菔子。(《柳选四家医案·评选继志堂医案·下卷》)

下利转泻，肾病传脾，脾因虚而受邪，温化为宜。

理中汤合四苓散，加陈皮、防风、伏龙肝。

柳宝诒按： 由利转泻，或有因湿邪未净者。方中用四苓、伏龙肝，即此意否？(《柳选四家医案·评选继志堂医案·下卷》)

◆ **便溏**

发热之余，腹痛便溏。表邪下陷也。

小柴胡汤加白芍、木香、茯苓、泽泻。

柳宝诒按：此时邪下陷之证。（《柳选四家医案·评选继志堂医案·下卷》）

劳倦而招风湿，右脉濡小，左脉浮弦，舌苔薄白，溺赤便溏，肢体酸楚，神倦嗜卧，少纳口干。

升阳益胃汤：参、术、芪、草、夏、陈、苓、泽、羌、独、防、柴、连、芍、姜、枣。加川朴、青皮。

柳宝诒按：此与前证略同，故用药亦相似。（《柳选四家医案·评选继志堂医案·上卷》）

◆ 胁痛

肝居人左，左胁不时攻痛，甚则厥逆，左关沉小带弦，是肝气郁而不升也；右脉弦滑，舌苔薄白，喜饮热汤，又有湿痰内阻。当兼治之。

推气散合二陈汤。

柳宝诒按：用推气散以疏肝郁，合二陈汤以治湿痰，竟如两扇题作法。（《柳选四家医案·评选继志堂医案·下卷》）

肝脉布于两胁，抵于少腹，同时作痛，肝病无疑。肝旺必乘脾土，土中之痰浊湿热，从而和之为患，势所必然。

逍遥散（柴、荷、苓、术、归、芍、草），加栀、丹，合化肝煎。

柳宝诒按：此治肝气胁痛，诚然合剂，案所云湿热痰浊，虽能兼顾，嫌未着力。（《柳选四家医案·评选继志堂医案·下卷》）

气结于左，自下而盘之于上，胀而且疼，发则有形，解则无迹，甚则脉形弦数，口舌干燥，更属气有余便是火之见证，急须化肝。

化肝煎。

柳宝诒按： 凡肝气上逆者，多挟木火为病，故化肝煎为要方。（《柳选四家医案·评选继志堂医案·下卷》）

食则右胁下痛，痰自上升，升则得吐而安，右脉弦滑，左关坚急，寸部独小。此心气下郁于肝经，脾弱生痰为膈。放开怀抱，第一要义。

旋覆代赭汤去姜，加生於术、白芥子、炙草、广皮、竹油。

另丸方：六君子汤加当归、白芍、生地、苁蓉、沉香、白芥子、竹油，姜汁泛丸。

原注： 心气下郁，脾弱生痰。方中於术、干姜、二陈、竹油，补脾化痰之药也；更有白芥子消膜外之痰，旋覆花开心气之结，赭石镇肝气之逆，用意层层都到。（《柳选四家医案·评选继志堂医案·下卷》）

◆ **积聚**

寒气客于肠外，与血沫相搏，脐下结瘕，胀大下坠，不时作痛，痛则气升自汗，脉形弦涩，此为臌胀之根。毋忽。

吴萸、茯苓、当归、川楝子、橘红、乌药、香附、楂肉。

柳宝诒按： 既因于寒，似可再加温通之品。既与血沫相搏，似宜兼和营血。（《柳选四家医案·评选继志堂医案·下卷》）

寒热后，脘左隐癖作疼，脉形弦细，舌苔浊厚。湿热痰食，交相为患。

二陈汤去甘草，合鸡金散（砂、沉、陈、鸡、香橼）加苏梗、楂肉、青皮。

柳宝诒按： 此尚是初起实证，故用攻消法取效，立方亦极平稳。

再诊：脘左之隐癖渐消，舌上之浊苔渐化。仍宗前法，参入补脾之品。

前方去苏梗，加於术、炙草。

另服水泛资生丸。

隐癖踞于胁下，肝经病也。

化肝煎。

柳宝诒按： 此亦初起之病，想由肝郁而起，故专从泄肝立法，但恐药轻不能奏效耳。

原注： 前证湿热居多，此证肝火为重，相机而治，各有条理。（《柳选四家医案·评选继志堂医案·下卷》）

痕聚脘中，久而不化，变为攻痛升逆，妨食便坚，理之不易。

川楝子、延胡、当归、白芍、陈皮、鳖甲、红花、血余、茯苓、牛膝、丹皮。

柳宝诒按： 此病之偏于血分者，故方中兼用疏瘀之品。特所叙病情，尚无瘀血的据。（《柳选四家医案·评选继志堂医案·下卷》）

脉来细而附骨者，积也。已经半载，不过气行作响而已。而其偏于胁下者，牢不可破，是寒食挟痰，阻结于气分也。此等见证，每为胀病之根。

理中汤加神曲、茯苓、半夏、陈皮、麦芽、旋覆花、枳壳、归身。

再诊：胁下隐癖，牢不可破，其气或逆或攻，必温化以绝胀病之根。

理中汤合二陈汤，加川朴、枳壳、神曲、竹油、旋覆花、白芥子。

柳宝诒按： 议论则见微知著，用药则思患预防，此为高识。（《柳选四家医案·评选继志堂医案·下卷》）

疟久，邪深入络。结为疟母。疟母在左，自下攻逆。加以右胁结癖，上下升降俱窒，无怪乎中宫渐满，理之不易。

鸡金散加枳壳、姜黄、白芥子、竹油。

另，鳖甲煎丸。

原注：左属血属肝，疟邪滞于血中，主以鳖甲煎丸。右属气属胃，或痰或食，主以鸡金推气，加竹油、白芥子。

柳宝诒按：此两层兼治之法。(《柳选四家医案·评选继志堂医案·下卷》)

最虚之处，便是容邪之处。肝络本虚，隐癖久踞，中宫又弱，隐痕潜入其间。欲治此病，培补肝脾为主，和化次之。

归芍六君子汤加鸡内金。

另，小温中丸。

柳宝诒按：此亦虚实兼治之法，然而收效甚难。(《柳选四家医案·评选继志堂医案·下卷》)

◆ **鼓胀**

初起痞满，继增腹胀，脐突筋露，足跗浮肿，大便溏泄。此湿热内壅，中虚不化，势从下走也。用药最为棘手，且从口苦、舌红、小便短赤立方。

桂心、茯苓、猪苓、白术、泽泻、石膏、寒水石、滑石

柳宝诒按：此河间甘露饮也。用五苓以降湿，三石以清热。(《柳选四家医案·评选继志堂医案·下卷》)

大腹胀满，便溏，舌苔冷白，喜热饮，肤热脉数。脾阳大虚，无力运化湿浊，而成臌也，理之棘手。

附桂治中汤加木瓜、草果、当归。

再诊：进温补四剂，腹胀渐和，其邪从下焦而泄，所以大便

作泻。然肤热未退，小便未长，几欲热饮，胃不思谷，白苔已薄，舌质转红。中阳稍振，湿热未清。

理苓汤。

原注： 舌苔冷白，是桂附把柄。四剂而能便泄，邪从下出，中阳尚好，脾气尚未衰尽。更以舌质转红，知湿热壅甚，所以转方减去附桂。参术已足扶脾，外加四苓驱湿而已。（《柳选四家医案·评选继志堂医案·下卷》）

大腹主脾，腹大而至脐突，属脾无疑。然胀无虚日，痛又间作，舌苔薄白，脉息沉弦，见于经期落后之体，显系血虚不能敛气，气郁于中，寒加于外，而脾经之湿，因而不消。

逍遥散合鸡金散，加香附。

柳宝诒按： 沉弦与沉细不同，沉细色萎则理中证。此证拈住郁字，故用逍遥。（《柳选四家医案·评选继志堂医案·下卷》）

单腹胀，脾气固虚，久则肾气亦虚，大便溏者，气更散而不收矣。所用之药，比之寻常温补脾肾者，当更进一层。然用之已晚，惜乎。

附桂理中汤加肉果、当归、牡蛎、木瓜、茯苓、生脉散。

柳宝诒按： 案云较之寻常温补，更进一层，观方中所加肉果、当归，是启峻法也。（《柳选四家医案·评选继志堂医案·下卷》）

臌隐癖僭逆中宫，脐虽未突，青筋渐露，势欲散而为臌。况大便时溏时结，脾气久虚，更属棘手。拟以攻补兼施法。

枳实消痞丸枳、连、朴、术、夏、苓、参、姜、麦芽、草。

加鸡内金、当归、鳖甲、白芍、牡蛎。

柳宝诒按： 此已成胀病矣。而中宫先虚，又难攻克。此等证最费经营，而又最难得效。（《柳选四家医案·评选继志堂医案·下卷》）

脾虚则湿热内郁，为臌，从去郁陈莝例治之。

廓清饮去芥，加苏叶、香附、冬术。

另，小温中丸朝暮各钱半。

柳宝诒按：腹满由于脾之不运，其所以不能运者，痰也，湿也，浊也，气也，瘀也。故方中多用疏气化痰，清利湿热之品。(《柳选四家医案·评选继志堂医案·下卷》)

湿热伤营，腹臌便血，久而不愈，左脉细涩，右芤寸大尺小；加以浮肿，气分亦虚，不但不能摄血，而且不能清化湿热。防喘。

黄土汤（草、地、术、附、胶、芩、土）加大腹皮、桑皮、五加皮、党参、槐花。

原注：原方之妙，附子扶脾之母，黄芩清肝之热，熟地滋肾之阴，白术培脾之本，阿胶凉血之热，各脏照顾，非仲景不能作也。

柳宝诒按：增入之药，亦能与病机恰当。(《柳选四家医案·评选继志堂医案·下卷》)

隐癖日久，散而为臌，所以左胁有形作痛，大腹渐满，便出红色垢积。更兼脘中因食而痛，久吐痰涎带瘀。元气益虚，竟有不克支持之象。收散两难，洵属棘手。

香橼皮、人中白、桃仁泥、鸡内金、炙鳖甲、射干、牡蛎、川贝母、陈皮、砂仁、雪羹。

柳宝诒按：《别录》谓，射干治老血作痛。

再诊：大便之红积已除，胃中之痰涎仍泛，大腹之胀满如此，何堪磨耐。

前方去陈、贝，加瓦楞子、延胡、丹参、鲜藕。

原注：此癖散成臌，上下见血，分明有瘀，消瘀消癖，一定之理。无如此证元气大亏，不任攻消，又不可补，乃组织此化

瘀化癖，不甚克伐之方。病虽减半，究属难痊。(《柳选四家医案·评选继志堂医案·下卷》)

营血本亏，肝火本旺，责在先天。乃后天脾气不健，肝木乘之。所进饮食，生痰生湿，贮之于胃，尚可从呕而出，相安无事；迟之又久，渗入膜外，气道不清，胀乃作焉。脾为生痰之源，胃为贮痰之器。若非运化中宫，兼透膜外，则病势有加无已，成为臌病，亦属易易。夫脾统血，肝藏血，病久血更衰少，不得不佐以和养。古人之燥湿互用，正为此等证设也。

归芍六君子汤去参、草，加白芥子、莱菔子、车前子、川朴、苏子、腹皮、竹油、雪羹。

柳宝诒按：用药虚实兼到，亲切不浮。(《柳选四家医案·评选继志堂医案·下卷》)

◆ 头痛

高巅之上，惟风可到，到则百会肿疼且热。良以阴虚之体，阴中阳气每易随之上越耳。

生地、归身、白芍、羚羊角、石决明、煨天麻、甘菊、黑栀、丹皮、刺蒺藜。

柳宝诒按：此阴虚而风阳上越者，故用药以滋熄为主。(《柳选四家医案·评选继志堂医案·下卷》)

脉弦数大，苔厚中黄，头痛及旁。阳明湿热，挟胆经风阳上逆也。大川芎汤(川芎、天麻)合茶酒调散(芷、草、羌、荆、芎、辛、防、薄)。

二陈汤加首乌、归身、白芍。

柳宝诒按：此亦少阳、阳明两经之病。但风阳既已上逆，似当参用清熄之意，乃合芎、辛、羌、芷，未免偏于升动矣。(《柳

选四家医案·评选继志堂医案·下卷》)

头痛取少阳、阳明主治，是为正法。即有前后之别，不过分手足而已。

石膏、竹叶、生地、知母、甘菊、丹皮、黑栀、橘红、赤苓、桑叶、蔓荆子、天麻。

柳宝诒按：此头痛之偏于风火者，故用药专重清泄一面。

(《柳选四家医案·评选继志堂医案·下卷》)

◆ 眩晕

先生之病，素禀湿热，又挟阴虚之病也。湿者何？地之气也。热者何？天之气也。天地郁蒸，湿热生焉。湿热禀于先天者，与元气混为一家，较之内伤外感之湿热，属在后天者，岂可同日语哉。设使薄滋味，远房帏，不过生疡出血而已。乃从事膏粱，更多嗜欲，斯湿热外增，阴精内耗，脏腑营卫，但有春夏之发，而无秋冬之藏，无怪乎风火相煽，而耳为之苦鸣也。当斯时也，静以养之，犹可相安无事，何又喜功生事，火上添油，致陡然头晕面赤，其一派炎炎之势，盖无非肝经之火，督脉之阳，上冒而为患。近闻用引火归原之法，以为甘温能除大热，嗟乎！未闻道也。夫甘温除大热者，良以下极阴寒，真阳上越，引其火，归其原，则坎离交媾，太极自安。若阴虚湿热蒸动于上者，投以清滋，尚难对待，况敢以火济火，明犯一误再误之戒乎！逮后，清已有法，滋亦频投，饮食能增，身体能胖，而坐立独不能久昔，明是外盛中空，下虚上实，用药殊难。尝见东垣之清燥汤，丹溪之虎潜丸，润燥兼施，刚柔并进，张氏每赞此两方，谓必互用，始克有济，何故而不宗此耶。然犹有进于此者，治病必资药力，而所以载行药力者，胃气也。胃中湿热熏蒸，致吐血痰嗽，鼻塞噫气，二便失调，所谓九窍不和，都属胃病也。然则欲安内脏，先清外腑，又为第一要着矣。至秋末冬初病甚者，十月坤卦纯阴，天已静矣；而湿热反动，肾欲藏矣，而湿热仍露，能勿令病之加剧乎，附方谨复。

青盐四两，甘草八两，荸荠一斤，海蛰二斤，草薢一两，饴糖八两，刺猬皮一两五钱，霞天曲一两五钱，十大功劳叶一斤，橘叶五两。

共为末，竹沥和水泛丸。每朝四钱，服完后，合虎潜丸全料，同合常服。

柳宝诒按：方中海蛰、荸荠、饴糖，不能作丸，此必有误。且意用东垣清燥汤方，合青盐以下数味为末，而用荸荠、海蛰煮汁，和饴糖、竹沥泛丸乃合。

原注：起手提清湿热之病，阴虚之体，发明先天素禀湿热之故。第二段一折，折出嗜欲膏粱，因此更加阴虚。第三段再折，折出动火伤阴。第四段直辟用热之谬，下乃归到治病先治胃。通篇说理既精，笔力道老，饶有古文笔意。

柳宝诒按：推论病原，指陈治法，言言切实，绝无模糊影响之谈。最后推出先清胃腑一层，光为洞中窾要，深合机宜。凡治阴虚湿热者，于此可悟出法门矣。（《柳选四家医案·评选继志堂医案·上卷》）

◆ 中风

类中之余，足不任身，手难举物，尺脉无力。阴阳并弱。拟用河间地黄饮子法。

熟地、苁蓉、川附、牛膝、石斛、远志、巴戟、甘菊。

再诊：手之举动稍和，足之步履如旧。盖缘阳气难于充足耳。

六君子汤加熟地、巴戟、白芍、川附、虎骨。

又膏方：归芍六君子丸加虎骨、巴戟、菟丝、苁蓉、首乌、杜仲、萆薢。

三诊：足部有力，步履不艰，补方得力可知，仍以前法。

地黄饮子（地、巴、苁、萸、麦、斛、菖、苓、远、薄、味、附、桂），去麦、味、菖，合异功散，加当归、芍药、蝎尾、竹油。

柳宝诒按： 此病之由乎虚者，故用药专以补养收功。从前并未用疏风化痰之药，案中亦无见证。至末方诸恙就痊，而忽加蝎尾、竹油二味，想必另有风痰见证也。（《柳选四家医案·评选继志堂医案·上卷》）

怒则气上，痰即随之，陡然语言謇涩，口角流涎，月余不愈，所谓中痰中气也。然痰气为标，阳虚为本，所以脉息迟弦，小水甚多，肢麻无力。法宜扶阳为主，运中化痰佐之。

六君子汤加川附、白芍、麦冬、竹油、蝎梢。

柳宝诒按： 立方虚实兼到，所谓看似寻常，最奇特也，勿以平易忽之。（《柳选四家医案·评选继志堂医案·上卷》）

左肢痿而不用，口歪流涎，舌苔起腻，便溏溺少，脉形弦迟。以中虚湿胜之体，易于生痰动风，内风既动，未有不招外风者也。

牵正散（白附、蝎梢）合二陈汤，加川附、桂枝、白芍、制蚕。

再诊：肢体稍和，流涎略减，仍以前方增减。

前方去芍，加首乌、川断、竹油。

柳宝诒按： 方案均切实不浮。（《柳选四家医案·评选继志堂医案·上卷》）

◆ 水肿

温补元阳，浮肿胀满有增无减，阳之衰也极矣。脐平脉迟之候，非温不可，非补亦不可；然温补亦不见长，盖下泄者肾更伤耳。

附子理中汤合四神丸、来复丹。

柳宝诒按：此法较肾气丸更进一层。（《柳选四家医案·评选继志堂医案·下卷》）

胀者，皆在脏腑之外。此病之胀，不从腹起，自足附先肿，而后至腹，是由下以及上。因脾虚不能运湿，湿趋于下，尚在本经；肿胀及中，又属犯本也；肿胀之处，按之如石。阳气大伤，理之棘手。

附桂治中汤加肉果、当归、防己、牛膝。

另，肾气丸。

柳宝诒按：方中防己外，无治湿之品，据证情论，似当兼参渗利。（《柳选四家医案·评选继志堂医案·下卷》）

诸湿肿满，皆属于脾。因劳倦所伤，内湿与外湿合而为一，郁于土中，致太阴之气化不行。治病必求其本，先以实脾法。

川附、於术、茯苓、陈皮、草果、大腹皮、乌药、木瓜、泽泻。

柳宝诒按：案云实脾，而方中仍属温通之品，此非实脾正法也。（《柳选四家医案·评选继志堂医案·下卷》）

◆ 淋证

膏淋、血淋同病，未有不因乎虚，亦未有不因乎热者。热如化尽，则膏淋之物必且下而不痛，始可独责乎虚。

大补阴丸加瓜蒌、瞿麦、牛膝、血余。

柳宝诒按：议论隽秀，方亦切实。

再诊：所下之淋，薄且少矣。而当便之时，尚属不利，既便之后，反觉隐痛，肢膝不温，脉小弦，唇红嗌干。热未全消，虚已渐著。

瓜蒌瞿麦去附汤加麦冬、萆薢、黑栀、猪脊筋。

柳宝诒按：便后隐疼、膝冷、咽干，皆虚象也，似当兼用滋养。(《柳选四家医案·评选继志堂医案·下卷》)

◆ **癃闭**

曾患淋证，小便本难，近来变为癃闭，少腹硬满，小便肿胀，苔白不渴，脉小而沉。下焦湿热，被外寒所遏，膀胱气化不行，最为急证，恐其喘汗。肉桂五苓散加木香、乌药、枳壳。

另，葱一把，麝香三厘，捣饼贴脐。

柳宝诒按：此温通法也。惟由淋变癃，气分必虚，补中、肾气等法，亦可随宜佐用。(《柳选四家医案·评选继志堂医案·下卷》)

◆ **遗精**

白浊久而不痊，以致肾失封藏，梦遗更甚，少寐少纳，面痿脉小。

九龙丹合天王补心丹。

另，猪肚丸。

原注：膏淋有便浊、精浊两种。便浊是胃中湿热渗入膀胱，与肾绝无相干；精浊牵丝黏腻，不溺亦有，是肾虚淫火易动，精离其位，渐渍而出，治宜滋肾清心，健脾固脱。九龙丹方中

杞、地、归，滋阴以制阳；樱、莲、芡涩以固脱；石莲子苦寒清心，心清则火不炽；白茯苓甘平益土，以制肾邪；尤妙在山楂一味，能消阴分之障。前一案气虚挟湿热，故含清暑益气；后一案心火挟湿热，故合补心、猪肚。（《柳选四家医案·评选继志堂医案·下卷》）

金本制木，今木火太旺，反侮肺金，肺金尚受其克，则其吸取肾水，疏泄肾精，更属易易。此梦泄、咳嗽之所由来也。

三才封髓丹加白芍、龙胆草。

再诊：接来札，知所言梦遗者，有梦而遗者也，比之无梦者，大有分别。无梦为虚，有梦为实。就左脉弦数而论，弦主肝，数主热，热伏肝家，动而不静，势必摇精。盖肾之封藏不固，由肝之疏泄太过耳。

三才封髓丹加牡蛎、龙胆草、青盐。

三诊：迭进封髓秘元，而仍不主蛰。细诊脉息，左关独见沉弦且数，肝经之疏泄显然。

萆薢分清饮（菖、薢、草、乌药、益智、青盐），去菖合三才封髓丹，加龙胆草。

四诊：病已大减，仍守前法。

前方加白芍。

原注： 病得萆薢、瞿麦而大减，是湿重于火也。

柳宝诒按： 首案遗泄咳嗽并提，方凡四易，而未曾有一味顾及咳嗽，想以肝火为本，治其本而标病可置之耳。（《柳选四家医案·评选继志堂医案·下卷》）

金能克木，木火太旺，反侮肺金，金脏尚受木克，则其吸取肾水，疏泄肾精，更属易易。此梦遗咳嗽之所由作也。

天冬、生地、党参、黄柏、甘草、砂仁、白芍、龙胆草。

原注： 此三才封髓丹加白芍、龙胆也。其人面必黑瘦，有一团阴火炽甚，克肺伤肾，用之极效。

柳宝诒按： 此方以清泄肝火为主，竟不兼用肺药，所谓治病必求其本也。（《柳选四家医案·评选继志堂医案·上卷》）

梦中遗泄，久而无梦亦遗，加以溺后漏精，近日无精，而小水之淋漓而下者，亦如漏精之状。始而气虚不能摄精，继而精虚不能化气。

三才封髓丹加蛤粉、芡实、金樱子。

柳宝诒按： 此肾中精气两损之证，再合肾气聚精等法，较似精密。（《柳选四家医案·评选继志堂医案·下卷》）

气虚不能摄精，精虚不能化气，所进饮食，徒增痰湿。

六君子汤加菟丝饼、炮姜炭、韭菜子。

原注： 纯从脾脏气虚立案。

柳宝诒按： 案语简洁老当，方亦周到。（《柳选四家医案·评选继志堂医案·下卷》）

肾者主蛰，封藏之本，精之处也。精之所以能安其处者，全在肾气充足，封藏乃不失其职；虚者反是，增出胫酸、体倦、口苦、耳鸣、便坚等证，亦势所必然。然左尺之脉浮而不静，固由肾气下虚；而关部独弦、独大、独数，舌苔黄燥，厥阴肝脏又有湿热助其相火；火动乎中，必摇其精，所谓肝主疏泄也。虚则补之，未始不美；而实则泻之，亦此证最要之义。

天冬、生地、党参、黄柏、炙草、砂仁、龙胆草、山栀、柴胡。

柳宝诒按： 此三才封髓丹加胆、栀、柴胡，方与案若合符节。

再诊： 大便畅行，口中干苦亦愈，左关之脉大者亦小。惟弦数仍然，尺亦未静。可以前方增损。

三才封髓丹加茯神、龙胆草、柏子仁。

三诊：久积之湿热，下从大便而泄。然久病之体，脾肾元气内亏，又不宜再泻，当以守中法。异功散加白芍、荷叶蒂、秫米。

四诊：大便已和，脉形弦数，数为有火，弦主乎肝。肝经既有伏火，不但顺乘阳明，而且容易摇精，精虽四日未动，究须小心。

三才封髓丹加陈皮、白芍。

另，猪肚丸：苦参、白术、牡蛎、猪肚。

原注：此证拈定左关独大、独弦、独数，所以重用胆草、黑栀，直折其肝家郁火，俾湿热之邪从大便而出。（《柳选四家医案·评选继志堂医案·下卷》）

曾经失血，现在遗精，精血暗伤，当脐之动气攻筑，漫无愈期，肢体从此脱力，语言从此轻微，饮食从此减少，无怪乎脉息芤而无神也。病情如此，虚已甚矣。而舌苔腻浊，中宫又有湿邪，治须兼理。

杞子、熟地、芡实、楂炭、石莲子、当归、茯苓、金樱子、莲须。

另，清暑益气汤去术、泻、草。

原注：此九龙丹也，吴鹤皋云：主治精浊。

再诊：前方小效，小变其制。

九龙丹加於术、半夏、茯苓、陈皮、五倍子。

煎送威喜丸。

柳宝诒按：阴虚而挟湿邪。最难用药，须看其两面照顾处。（《柳选四家医案·评选继志堂医案·下卷》）

◆ 血证

咳嗽失血，音烁咽干，近来小有寒热，头痛喉疼，脉浮促而数。肺阴久伤，又兼燥气加临。补肺之中，当参以辛散。

补肺阿胶汤加桑叶、枇杷叶。

再诊：头痛咽疼已止，寒热亦轻，新受之燥邪渐得清散。无如金水两虚，失血久嗽，音烁嗌干等证，仍如损象。即使静养，犹恐不及。

四阴煎合泻白散、加川贝、杏仁、阿胶、茯苓、石决明。

原注：此病肺脏已损，再受燥邪，小有寒热，头痛咽疼，是其的据。先用补肺阿胶汤，以其中有牛蒡、杏仁，加桑叶、枇杷叶，去其燥邪外证，后用四阴煎加味，以图其本。(《柳选四家医案·评选继志堂医案·上卷》)

阳明之脉环于唇。唇起红筋，即发牵动而厥，厥醒吐沫，咳血鼻衄，二便失调，脉弦滑数。显系胃有积热，动血生痰，又被肝火所冲激，乃痛证之根，毋忽。

六味丸加川贝、石决明。

另，虎睛丸：虎睛一对，制军一两，远志五钱，犀角一两，黑栀一两，蜜丸，每服二十一粒。

柳宝诒按：既曰胃有积热，似非六味所能胜任。且方中如萸肉之酸温，亦宜避去。

又按：积热者，蓄积之热也，与积滞之积不同。虎睛丸中大黄、黑栀，即为泄热而设。(《柳选四家医案·评选继志堂医案·上卷》)

素患鼻衄，入夏又发，下体酸软无力，咳嗽口干，溺黄肤热。想是鼻衄屡发，上焦阴液久耗，而胃中湿热之邪熏蒸于肺，肺热叶焦，则生痿躄也。

清燥汤（参、芪、草、术、归、橘、柴、麻、羌、地、连、猪、茯、麦、味、苍、柏、泻）去术、升、柴，加白芍、茅花、

305

枇杷叶。

柳宝诒按： 此证自当滋清营液为主。东垣清燥汤，立法未纯，前人颇有议之者，用者当审之。案语阐发病情，极其熨帖。（《柳选四家医案·评选继志堂医案·上卷》）

鼻血遗精，肺肾俱病；寒热盗汗，营卫并伤。必须大补为是。无如脉息细弦，舌苔满布，二便失调。（《柳选四家医案·评选继志堂医案·上卷》）

寒必伤营，亦必化热，咳嗽不止，呕吐紫血，咽中干痛，苔白边青，脉紧而数，近更咳甚则呕，气息短促。肺胃两经皆失其清降也。郁咳成劳，最为可怕。

荆芥、杏仁、紫菀、桑皮、地骨皮、苏子、麦冬、金沸、玉竹。

再诊：白苔已薄，舌边仍青，痰出虽稀，咳逆未止。观其喘急呕逆，多见于咳甚之时。正所谓肺咳之状，咳而喘；胃咳之状，咳而呕也。

桑皮、骨皮、知母、川贝、淡芩、浮石、桔梗、甘草、紫菀、麦冬、芦根、莱菔汁。

原注： 风寒之邪，郁于肺胃，久而化火，遂至见血。先用金沸草散、泻白散，以搜剔其邪。第二案即加入芦根、知母，清营中之热。用法转换，层次碧清。

柳宝诒按： 此证先曾吐瘀，加以舌边色青，似有瘀血郁阻。方案中何以并不理会及此！（《柳选四家医案·评选继志堂医案·上卷》）

饮食入胃，游溢精气，上输于脾，脾气散精，上归于肺，通调水道，下输膀胱，水精四布，五经并行，合于四时五脏阴阳，揆度以为常也。此乃饮归于肺，失其通调之用，饮食之饮变而为痰饮之饮。痰饮之贮于肺也，已非一日。今当火令，又值天符相火加临，两火相烁，金病更甚于前。然则痰之或带血，或兼臭，鼻之或干无涕，口之或苦且燥，小水之不多，大便之血沫，何一非痰火为患乎。

旋覆花、桑皮、川贝、橘红、浮石、炙草、沙参、茯苓、麦冬、竹叶、丝瓜络。

柳宝诒按：此证乃素有浊痰郁热，壅结熏蒸于内，再受时令火邪，熏灼肺胃所致。如此立论，似亦直捷了当。何必用饮食入胃及天符相火如许大议论耶。可参用苇茎汤。

再诊：接阅手书，知咳血、梦遗、畏火三者，更甚于前。因思天符之火行于夏时，可谓火之淫矣。即使肺金无病者，亦必暗受其伤，而况痰火久踞，肺金久伤，再受此外来之火，而欲其清肃下降也，矣难。肺不下降，则不能生肾水，肾水不生。则相火上炎，此咳逆梦遗之所由来也。至于畏火一条，《内经》载在阳明脉解篇中，是肝火乘胃之故。法宜泻肝清火，不但咳血、梦遗、畏火等证之急者，可以速平，而且所患二便不通，亦可从此而愈。悬而拟之，未识效否。

鲜生地、蛤壳、青黛、桑皮、龙胆草、川贝、地骨皮、黑栀、竹叶、大黄（盐水炒）。

三诊：阳明中土，万物所归，现在肝经湿热之邪。大半归于阳明，以着顺乘之意，而逆克于肺者，犹未尽平。所以睡醒之余，每吐青黄绿痰，或带血点，其色非紫即红，右胁隐隐作痛，脉形滑数，独见肺胃两部。宜从此立方。

小生地、桑皮、羚羊角、阿胶、冬瓜子、薏米、蛤壳、川贝、杏仁、忍冬藤、青黛、功劳露、芦根、丝瓜络。

原注：肝经久病，克于土者为顺乘，犯于肺者为逆克。

柳宝诒按：前方实做，不若此方之空灵活泼也。

四诊：痰即有形之火，火即无形之痰。痰色渐和，血点渐少，知痰火暗消，人可望其病愈。不料悲伤于内，暑加于外，内外交迫，肺金又伤，伤则未尽之痰火，攻逆经络，右偏隐隐作疼，旁及左胁，上及于肩，似乎病势有加无已。细思此病，暑从外来，悲自内生，七情外感，萃于一身，不得不用分头而治之法，庶一举而两得焉。

柳宝诒按：统观前后四案，议病用药，均能层层熨帖，面面周到，于此道中自属老手。惟所长者，在乎周到稳实；而所短者，在乎空灵活泼，此则囿乎天分，非人力所能勉强矣。第一方就病敷衍，毫无思路。第二方清泄肝火，力量颇大。第三、四方则用药空灵不滞，是深得香岩师心法者。

桑皮、骨皮、知母、川贝、阿胶枳壳、金针菜、姜黄、绿豆衣、藕汁、佛手。

原注：痰带血点，鼻干口燥。小水不多，大便血沫，总属痰火为患。第一方用清金化痰不效。第二方案加咳血、梦遗、畏火三证，归于肝火，一派清肝，略加养胃。第三方从肺胃立方，略佐清肝之意。第四方全以轻淡之笔，消暑化痰。（《柳选四家医案·评选继志堂医案·上卷》）

阴虚之体，心火下郁于小肠，传入膀胱之府，尿中带血，时作时止，左脉沉数，小水不利。

生地、木通、甘草、竹叶、火府丹。

另，大补阴丸。

柳宝诒按：此用导赤散合火府丹以清心火，即用大补阴丸以滋阴，虚实兼到。（《柳选四家医案·评选继志堂医案·下卷》）

经曰：胞移热于膀胱则癃溺血。又曰：水液浑浊，皆属于热。又曰：小肠有热者，其人必痔。具此三病于一身，若不以凉血之品，急清其热，迁延日久，必有性命之忧。

导赤散合火府丹，加灯心。

又丸方：固本丸合大补阴丸、猪脊髓丸，加萆薢。

柳宝诒按： 火甚者阴必伤，火清之后，随进丸药，以滋其阴。（《柳选四家医案·评选继志堂医案·下卷》）

便血之前，先见盗汗，盗汗之来，由于寒热，寒热虽已，而盗汗便血之证不除，脉小而数。气阴两虚之病也。

归脾汤去桂圆，加丹皮、山栀、地榆、桑叶。

柳宝诒按： 此证营分中必有留热，宜于清营一边着意。但顾其虚，尤未周到。（《柳选四家医案·评选继志堂医案·下卷》）

肠澼便血，时重时轻，或痛或否，脉形细小，饮食少。此虚也，恐增浮喘。

归脾汤加荠菜花、荷叶、粳米。

柳宝诒按： 此补脾摄血之正法也。稍加和胃之品，如广皮、砂仁辈，更为周密。（《柳选四家医案·评选继志堂医案·下卷》）

红白痢变为便血，当时血色尚鲜，后又转为紫黑，或带血水，而不了结。暑湿深入营中，气虚无力以化，降而不升也。

驻车丸（连、胶、姜、归）加广木香、党参、甘草、伏龙肝、荠菜花。

柳宝诒按： 此证血分中有留邪，尚宜参用和血之品。

再诊：血虽渐止，气犹降而不升。

补中益气汤去陈皮，合驻车丸，加赤芍、伏龙肝。

痔疾、下痢、脏毒，三者皆属下焦湿热为患。地榆散合三奇散、防、枳壳，加广木香。

柳宝诒按： 立方精到。拟再增银花、丹皮。（《柳选四家医案·评选继志堂医案·下卷》）

脾虚不能化湿，焉能统血，血杂于水湿之中，下注不止。

茅术、地榆皮、槐花炭、郁金。

再诊：无毒治病，不必愈半而不取也，仍服原方可耳。

原注：此茅术地榆汤。其人便血，挟水而下，已及半载，人不困惫而面黄，大约湿热有余之体。此病两帖愈半，四帖全愈。

柳宝诒按：审证的确，用药精当，有以匙勘钥之妙。（《柳选四家医案·评选继志堂医案·下卷》）

阴络伤则血内溢，为日已久，阴分固伤，阳分亦弱。而身中素有之湿热，仍未清楚，恐增浮喘。

大熟地、伏龙肝、阿胶、白术、赤小豆、附子、黄芩、炙草、当归、地榆炭、乌梅肉。

柳宝诒按：此《金匮》黄土汤加味，阴阳并治，而兼清湿热，立方颇为周到。（《柳选四家医案·评选继志堂医案·下卷》）

失血久咳，阴分必虚，虚则不耐热蒸，食西瓜而稍退，脉数左弦，唇干苔白色滞，溺黄，加以咽痛，久而不愈，想是水不涵木，阴火上冲，胃气不清也。势欲成劳，早为静养。以冀气不加喘，脉不加促，庶几可图。

生地、白芍、茯苓、泽泻、丹皮、花粉、元参、甘草、猪肤、青蒿露、枇杷叶露。

再诊：浊痰虽少，咳逆仍然，阴分之火上冲于肺。肺属金，金受火刑，水之生源绝矣。能不虑其脉促气喘乎。知命者自能静以养之。

八仙长寿丸加玄参、阿胶、陈皮、甘草、枇杷叶露。

三诊：咳嗽夜来，有或重或轻之象，想是阴火，静躁不同耳。

前方加洋参、龟板、杏仁。

四诊：所进饮食，不化为津液而变为痰涎。一俟水中火发，咳嗽作焉，权以化法。

玉竹饮子玉竹、苓、草、枯、橘、菀、贝、姜。合麦门冬汤，加阿胶、百合、款冬。

原注：前两方，六味加减法也。脉数左弦，咽痛，水不涵木，阴火上冲，惟苔白二字，为胃气不清之证。此病头绪甚繁，方中一一的对之药。

柳宝诒按：此等证，本无必效之方，似此斟酌妥帖，即使难期必效，亦觉心苦为分明矣。（《柳选四家医案·评选继志堂医案·上卷》）

◆ 痰饮

积饮成囊。

平陈汤。

另，丸方：茅术一斤，芝麻半斤，枣肉丸。如便血，山栀汤下。

柳宝诒按：此病不易除根。煎丸两方，极为熨帖，特未识能奏肤功否。（《柳选四家医案·评选继志堂医案·上卷》）

◆ 臂痛

人年四十，阴气自半，从古至今如是。惟尊体独异者，盖以湿热素多，阳事早痿耳。近又患臂痛之证，此非医书所载之夜卧，臂在被外，招风而痛。乃因久卧竹榻，寒凉之气渐入筋骨，较之被外感寒，偶伤经络者更进一层。所以阳气不宣，屈伸不利，痛无虚日，喜热恶寒。仲景云：一臂不举为痹，载在中风门中；实非真中，而为类中之机，岂容忽视。现在治法，首重补阳，兼养阴血，寓之以祛寒，加之以化痰，再通其经络，而一方中之制度，自有君臣佐使焉。

熟地八两，当归四两，白芍二两，虎掌一对，阿胶三两，半夏四两，橘红四两，枳壳二两，沉香五钱，党参四两，於术四两，茯苓八两，熟附一两，炙草一两，风化硝一两，桂枝一两，羌活一两，绵芪二两，姜黄一两，海桐皮一两。

共为末，用竹沥、姜汁，和蜜水泛丸。

柳宝诒按：立方清切周到，可法可师。(《柳选四家医案·评选继志堂医案·上卷》)

◆ **痹证**

膝骨日大，上下渐形细小，是鹤膝风证。乃风寒湿三气合而为病，痹之最重者也。三气既痹，又挟肺金之痰以痹肘，所谓肺有邪，其气留于两肘。肘之痹，偏于左，属血属阴。阴血久亏，无怪乎腰脊突出，接踵而来。至于咳嗽，鼻流清涕，小水色黄，肌肉暗削，行步无力，脉形细小，左关独见弦数，是日久正虚，风寒湿三气渐见化热之象。拟用痹门羚羊角散加减。

羚羊角、归身、白芍、杏仁、羌活、知母、桂枝、薏米、秦艽、制蚕、茯苓、竹沥、桑枝。

柳宝诒按：由膝而肘而脊，病情渐引渐深，方中于膝肘之邪，已能兼治，于脊突一层，似未能兼顾及之。拟再加鹿角霜、川怀牛膝等味。(《柳选四家医案·评选继志堂医案·上卷》)

◆ **腰痛**

脉沉弦滑，腿骺刺痛，腰部酸疼，背脊作响，诸节亦然，舌苔白浊。风湿痰三者着于肝肾之络也。

肝着汤合肾着汤（苓、术、姜、草）、桂枝汤。

柳宝诒按：此证病在于络，当从经络着意。(《柳选四家医

案·评选继志堂医案·下卷》）

◆ 梅核气

咽中介介，如有炙脔。痰气交阻为患。

苏叶、半夏、川朴、竹茹、陈皮、石决明、牛膝。

原注：此咽膈也。痰结于肺，用四七汤，以理其气；合温胆汤，以化其痰；去枳实换牛膝者，欲其达下焦也。（《柳选四家医案·评选继志堂医案·下卷》）

◆ 虫证

湿热挟风，生虫作痒，有似攻注之形，无处不至。难治之证也。

獭肝一钱（磨），开水冲服。

再诊：攻注有形，而不攻注时无迹。湿热风虫，踞于痰中所致。

推气散（枳壳、桂心、姜黄、草）加白芥子、橘红、羌活、獭肝、竹油。

另：医通沉香化气丸（大黄、黄芩、沉香、六曲、辰砂、参、术、竹油、姜汁）。

柳宝诒按：獭肝治虫，法本《千金》。惟案中所云攻注有形，无处不到，究竟或在肢体，或在腹里，均未叙明，无从揣测也。（《柳选四家医案·评选继志堂医案·下卷》）

人之涎下者，何气使然？曰：胃中有热则虫动，虫动则胃缓，胃缓则廉泉开，故涎下。

黄连丸（连、萸、木香、诃子、龙骨）合乌梅丸。

柳宝诒按：方案俱高简稳实。（《柳选四家医案·评选继志堂

医案·下卷》)

阳络曾伤，阴气素虚，更有湿热郁于营分，日久生虫，扰乱于上中下三焦，以致咳嗽喉痹，恶闻食臭，起卧不安，肛部不舒，舌质深红，其苔黄浊。即仲景所谓狐惑病是也。久延不愈，即入劳怯之途。

川连三分，犀角二分，乌梅五分，人中白一钱，百部一钱，丹皮一钱半，甘草三分。

柳宝诒按：读《金匮》狐惑病一节，此证之原委乃明。(《柳选四家医案·评选继志堂医案·下卷》)

外科医案

◆ 疝气

狐疝，卧则入腹，立即出也。

补中益气汤。

另，金匮肾气丸合小安肾丸香附、川乌、茴香、椒目、川楝、熟地。

原注：疝气一症，论其本末，有不由气虚而湿浊随之下陷者，故以补中益气汤为主方，俾脾之清气得以上升，则小肠膀胱之浊气自然下降。又有挟劳倦外感而发者，方中柴胡借用亦妙，寒加温药，湿火甚加知、柏。

柳宝诒按：此因下坠过甚，故用补中以升清气，其实亦非治疝正法也。(《柳选四家医案·评选继志堂医案·下卷》)

狐疝，原属肝经之湿，随气下陷，脾阳必衰。而今夏多食冷物，阳气又被所遏，苔白不干，指冷脉小，右睾丸胀大，当以温散。

大顺散（干姜、肉桂、杏仁、甘草）加当归、木香、荔枝核。

柳宝诒按：此因生冷伤中，故用大顺，亦非治疝正法。(《柳选四家医案·评选继志堂医案·下卷》)

脾宜升主健，胃宜降主和。此病气升而呕，胃不降也；疝气下坠，脾不升也。而所以升降不调者，由脾虚下陷，湿痰中结，而冲逆于胃脘也。理其中阳，则上下自调。

六君子汤加干姜、青皮、小茴香、萆薢、九香虫。

315

柳宝诒按： 此因呕吐有上逆之势，故不用补中，而变法治之。

又按： 此证若用乌梅丸，则上下均在治中，缘痛呕、疝气，均由肝病故也。

再诊： 治中胃痛已和，疝气仍然下坠。拟于补脾之外，佐以补肾，使其火土合德，则阳旺于中，而生气勃然，不升自升矣。

香砂六君丸合金匮肾气丸。

柳宝诒按： 此证从肝经着意，似较灵动，专补脾肾，犹恐涉于呆实。(《柳选四家医案·评选继志堂医案·下卷》)

◆ 交肠

大小便易位而出，名曰交肠。骤然气乱于中，多属暴病。此症乃久病，良由瘀血内阻，新血不生，肠胃之气无所附而失治，故所食之水谷，悉从前阴而出。所谓幽门者，不司沁别清浊，而辟为坦途，比之交肠证，有似是而实非者。此时论治，主以化瘀润肠，必大肠之故道复通，乃可拨乱者而返之正。

旋覆花、猩绛、葱管、归须、首乌、柏子仁、芥菜花。

另，旧纱帽一只，炙灰，每服一钱五分酒下。

原注： 纱帽一发漆胶粘而成，其亦取通瘀之意耶。

柳宝诒按： 论证用药，均有巧思，特未知效否何如？忆喻西昌《寓意草》中，所载姜宜人交肠病，与此相似。特病原有虚实之异耳，学者当参观之。(《柳选四家医案·评选继志堂医案·下卷》)

其他医案

◆心阴不足

舌乃心之苗。舌上之苔剥落不生者久矣，是心阴不足，心阳有余也。

黄连阿胶汤去芩，加大生地。

柳宝诒按： 胃阴枯涸者，每有此病。心阴不足之说，亦可备一法也。（《柳选四家医案·评选继志堂医案·上卷》）

◆心肾不交

心脉宜大者反小，肾脉宜沉者反浮。浮则为伤，小则为虚。想是读书攻苦，心肾不交，失其封藏之职。夫心肾即婴儿姹女，欲其交者，须得黄婆为之媒合。黄属中央，脾土所主，舍补中宫之外，皆属徒然。

归脾汤。

柳宝诒按： 借丹诀以谈医理，原一贯也。此案说理颇精，惜未能指列病状。（《柳选四家医案·评选继志堂医案·上卷》）

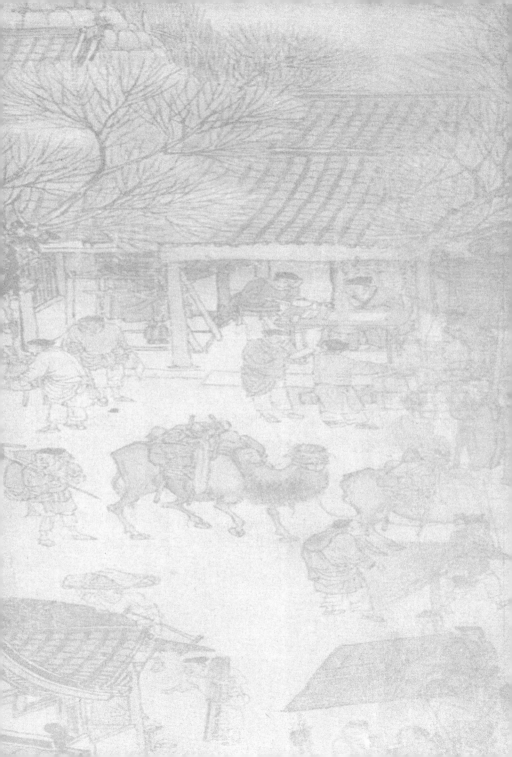

附二： 柳宝诒评选
环溪草堂医案

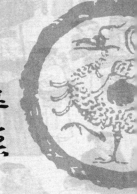

内科医案

◆ **温病**

凡证于阴阳虚实疑似之间，最当详审。此证音低神倦似虚，而便泄臭水、中脘按痛实也；肢冷脉细似阴，而小便热痛阳也。至于舌白谵语，乃痰蒙火郁之证；而日暮烦躁，为阴虚阳盛之兆。鄙意百般怪证，多属乎痰。痰蒙火郁，清化不解，须从下夺。即使正虚，而虚中挟实，亦当先治其实耳。

羚羊角、天竺黄、石菖蒲、胆星、鲜石斛、茯神、郁金、竹沥、姜汁。

另，滚痰丸。

柳宝诒按：议论明快，立方切实，的是此道中高手。

再诊：风火炽盛，痰迷窍络，神昏不语，耳聋目张，痉厥之兆立至。证属两候，正在关节之期。勉拟一方，以尽人事。

犀角、羚羊角、鲜石斛、鲜生地、石决明、茯神、天竺黄、石菖蒲、玄参、胆星。

三诊：无形之风火鸱张，故神识昏蒙不醒，而有形之痰浊上泛，故舌苔反见浊厚。清开不应，拟进苦泄，再望转机。

川连、枳实、胆星、半夏、石决明、橘红、赤苓、滑石、竹沥、姜汁、羚羊角。

另，当归龙荟丸。

四诊：有汗发痉，谓之柔痉。痉盛神昏，风淫火炽极矣。夫内风多从火出，欲熄其风，先须清火；欲清其火，必须镇逆。考古有风引汤一法，多用石药。其原论云：痉发不止，医不能疗，风引汤主之。良由风火炽盛，草木诸药不能平旋动之威，非用石药之慓悍滑疾者，不足以胜之，故曰医不能疗也。病极凶危，医宜尽力，其然其否，尚祈高明裁正。

石膏、寒水石、紫石英、灵磁石、紫蛤壳、滑石、石决明、生地（砂仁拌炒）、阿胶（赤石脂拌炒）、钩钩、牛膝炭、竹沥、姜汁。

柳宝诒按：迭进清火豁痰三方，而病势未平，仍有昏痉之状，不得已而出此方。窃思温邪乃伏气内发之病，每多已发之邪化热而为痉厥，未发之邪仍旧郁伏不动。及外一层，经清化而解，然后内伏之邪，再逐层外露。故于清化之后，再用透托者有之，再用下泄者有之，再用清营通络者亦有之。此证病情如此，疑其尚有伏邪在内所致。《金匮》风引汤所治之证，究与时邪发痉之证有别。姑存之，以备一法可也。（《柳选四家医案·环溪草堂医案·中卷》）

伏暑为病，湿热居多，阴虚之体，邪不易达，此其常也。然就阴虚而论，大有轻重之分。须知此证，虚亦不甚，邪亦不多。即据耳鸣眩悸，苔浊胸痞，微寒微热，脉形弦数，立方未便着手大补，亦不可重剂攻邪，但得脉情无变，可保无虞。慎勿徒自惊惶，反增他变。

洋参、茯神（辰砂拌）、甘菊、蔻仁、陈皮、青蒿、钩钩、刺蒺藜、半夏、秫米、豆卷、竹茹。

柳宝诒按：不沾沾于补虚，不斤斤于泄邪。而所用药品，按之证情，无不丝丝入扣，所谓成如容易却艰辛，非学识两深者不易办此。（《柳选四家医案·环溪草堂医案·中卷》）

年过花甲，病逾旬日，远途归家，舟舆跋涉，病中劳顿，雪上加霜，欲询病原，无从细究。刻诊脉象沉糊，神识蒙昧，舌强色白，中心焦燥，身热不扬，手足寒冷，气短作呃，便泄溏臭。凭理而论，是属伏邪挟积，正虚邪陷之象，深恐有厥脱之虞。勉酌一方，还祈明正。

人参、大黄、附子、柴胡、半夏、茯苓、陈皮、黄芩、丁香、当归、枳实、柿蒂、泽泻、竹茹。

柳宝诒按：虚寒积热，层层照顾，处处着力。此等方，非学力极深者，不能下笔。

再诊：证势尚在险重，拟方再望转机。

柴胡、桂枝、人参、白芍、半夏、川连（姜汁炒）、枳实、丁香、橘皮、炙草、蔻仁、竹茹。

三诊：伏暑化燥，劫津动风，舌黑唇焦，鼻煤齿燥，神识昏糊，手指牵引。今早大便自通，据云病势略减；然两脉促疾无伦，阴津消涸，邪火燎原，仍属险象。

鲜生地、鲜石斛、犀角、玄参、钩钩、连翘、天竺黄、北沙参、通草、芦根、竹叶、羚羊角、六一散、枇杷叶。

另，珠黄散冲眼。

柳宝诒按：幸得大便自通，尚有一线生机。（《柳选四家医案·环溪草堂医案·中卷》）

暑乃郁蒸之热，湿为濡滞之邪。暑雨地湿，湿淫热郁，惟气虚者受其邪，亦惟素有湿热者感其气。如体肥多湿之人，暑即寓于湿之内；劳心气虚之人，热即伏于气之中。于是气机不达，三焦不宣，身热不扬，小水不利，头额独热，心胸痞闷。舌苔白腻，底绛尖红。种种皆湿遏热伏之征，显系邪蕴于中，不能外达。拟以栀豉上下宣泄之，鸡苏表里分消之，二陈从中以和之，芳香宣窍以达之。冀其三焦宣畅，未识得奏微功否？

六一散、黑栀、薄荷、豆豉、半夏、陈皮、石菖蒲、赤苓、郁金、蔻仁、通草、竹茹、荷梗。

柳宝诒按：议论亲切，用药得轻、清、灵三字之妙。

再诊：形体丰肥者必多湿，肌肉柔白者必气虚，况暑病必有湿邪遏伏，中气受戕。前用微苦微辛宣通三焦，服后大便通调，胸中宽畅，原得小效。要知湿性濡滞，本难霍然即愈。若用辛雄燥湿、苦寒泄热，是亦一法，然恐非肥白气虚者所能胜任。拙见仍守前法，毋存欲速之心，反致耗气之弊，惟高明裁之。

前方去薄荷，加杏仁。

三诊：白苔渐退，而舌心反见裂纹，是湿转燥矣。不饥不思食，小便仍不爽利，余热犹滞，三焦之气未尽宣达也。三焦者，一气之周流而各司其职，上焦主纳而不出，下焦主出而不纳，中焦则输其出纳。清阳出上窍，浊阴走下窍，三焦自协于平。今议从中升降其上下，所谓升降者，亦升其清而降其浊耳。

葛根、杏仁、赤苓、陈皮、紫菀、薏仁、川贝（炒黄）、泽泻、血珀、竹茹、大麦、稻叶。（《柳选四家医案·环溪草堂医案·中卷》）

素有肝胃病，适挟湿温，七日汗解，八日复热，舌灰唇焦，齿板口渴，欲得热饮，右脉洪大数疾，左亦弦数，脘中仍痛，经事适来。静思其故，假令肝胃病，木来乘土，气郁而痛，若不挟邪，断无如此大热。又大便坚硬而黑，是肠胃有实热，所谓燥屎也。考胃气痛门无燥屎证，惟瘀血痛门有便血。而此证无发狂妄喜之状，又断乎非蓄血也。渴喜热饮，疑其有寒似矣，不知湿与热合，热处湿中，湿居热外，必饮热汤而湿乃开。胸中乃快，与真寒假热不同。再合脉与唇观之，其属湿温挟积无疑。《伤寒大白》云：唇焦为食积。此言诸书不载，可云高出千古。

豆豉、郁金、延胡、山栀、香附、瓜蒌皮、连翘、赤苓、竹茹。

外用葱头十四个，盐一杯炒热，熨痛处。

原注：病本湿温挟食，交候战汗而解。少顷复热为一忌；汗出而脉躁疾者又一忌；适值经来，恐热邪陷入血室，从此滋变亦一忌。故用豆豉以解肌，黑栀以清里，一宣一泄，祛表里之客邪；延胡索通血中气滞，气中血滞，兼治上下诸痛；郁金苦泄以散肝郁，香附辛散以利诸气，二味合治妇人经脉之逆行，即可杜热入血室之大患；瓜蒌通腑，赤苓利湿，加竹茹、连翘，一以开胃气之郁，一以治上焦之烦。外用葱盐热熨，即古人摩按之法，相赞成功。

再诊：服药后大便一次，色黑如栗者数枚，兼带溏粪，脘痛大减，舌霉唇焦俱稍退，原为美事。惟脉数大者变为虚小无力，心中觉空，是邪减正虚之象。防神糊痉厥等变。今方九日，延过两候乃吉。

香豉、青蒿、沙参、赤芍、川贝、郁金、黑栀、竹茹、稻叶、金橘饼。

柳宝诒按：大解后热平，脉转弱小，倘为伏之热已净，或稍有余热，而不甚重，则从此各候俱平，抵须清养而已。若停一二日，伏邪再炽，则脉随病变，或仍转数大，亦未可知。若热势盛而脉虚小，是邪盛正虚之重候，仍当随见证治之，不得以九日两候等语为凭也。（《柳选四家医案·环溪草堂医案·中卷》）

素有痰饮咳嗽，今夏五月，曾经吐血，是肺受热迫也。兹者六七日来，伏暑先蕴于内，凉风复袭于外，病起先寒栗而后大热，热势有起伏。表之汗不畅，清之热不退。所以然者，为痰饮阻于胸中，肺胃失其宣达故也。夫舌色底绛，而望之黏腻，独舌心之苔白厚如豆大者一瓣，此即伏暑挟痰饮之证，而况气急痰嘶乎。据云廿六日便泄数次，至今大便不通，按腹板窒，却不硬痛，小水先前红浊，今则但赤不混。此乃湿热痰浊聚于胸中，因肺金失降，不能下达膀胱，故湿浊不从下注而反上逆，为痰气喘嗳之证也。病机在是，病之凶险亦在是，当从此理会。涤痰泄热，降气清肺，乃方中必需之事。但清肃上焦，尤为要务耳。

蒡荙子、枳实、郁金、杏仁、羚羊角、川贝、胆星、连翘、赤苓、竹沥、姜汁、枇杷叶、滚痰丸（绢包入煎）。

柳宝诒按：案语精当，方药亲切，迥殊率尔操觚。（《柳选四家医案·环溪草堂医案·中卷》）

外有寒热起伏之势，里有热结痞痛之形；上为烦懊呕恶，下则便泄溏息。此新邪伏邪，湿热积滞，表里三焦同病也，易至昏呃变端。拟从表里两解，佐以芳香逐秽，冀其转机为妙。

柴胡、瓜蒌仁、黄芩、半夏、赤芍、蔻仁、枳实、石菖蒲、大黄、川连、郁金。

柳宝诒按：颇合病机，药品亦切实不肤。

再诊：投两解法，得汗得便，竟得安然两日。昨已起床照镜，启窗看菊，须臾之间，渐渐发热，热甚神糊，两目上视，几乎厥脱。迨至黄昏，神识渐清，热势渐减，然脉沉不起。据述热时舌色干红，热退舌色黄腻，此乃湿遏热炽，将燥未燥，但阳证阴脉，相反堪虞。勉议河间甘露饮子，于涤热燥湿之中，更藉桂以通阳，苓以通阴，复入草果祛太阴湿上之寒，知母清阳明燥金之热，未识得奏肤功否？

寒水石、石膏、茯苓、泽泻、茅术、桂枝、葱白头、猪苓、草果、知母、姜汁。

柳宝诒按：此是正气已衰，余邪复聚之证。所拟之方，大致

颇合。但嫌药味粗犷，未能丝丝入扣耳。(《柳选四家医案·环溪草堂医案·中卷》)

余邪余积，虽留恋而未清，元气元阴，已耗损而欲竭。暂停苦口之药，且投醒胃之方。化滞生津，忌夫重浊，变汤蒸露，法取轻清。效东垣而化裁，希冀获以图幸。

清暑益气汤加荷叶、稻叶。

蒸露，一日温饮四五小杯。

柳宝诒按：伏暑久淹，正虚邪恋，胃弱不胜重药者，此法当仿。(《柳选四家医案·环溪草堂医案·中卷》)

温邪五日，舌苔干黄，壮热无汗，胸腹板满硬痛，手不可近，此属结胸。烦躁气促，口吐涎沫，防其喘厥。

瓜蒌仁、川连、枳实、柴胡、黄芩、玄明粉、葶苈子、杏仁、豆豉、黑栀、大黄、皂荚子。

原注：凡结胸证，最忌烦躁气促。此大柴胡、大小陷胸、栀豉汤合剂。

柳宝诒按：葶苈治痰喘之属实者，若身不热而脉微者忌之。

再诊：下后结胸之硬满已消，而烦躁昏狂略无定刻，舌苔干燥，渴欲饮冷，壮热无汗，邪气犹留于气分。以苦辛寒清里达表，冀其战汗无变为幸。

豆豉、黑栀、黄芩、石膏、生草、石菖蒲、赤苓、天竺黄。

另，益元散五钱，薄荷汤送下。

柳宝诒按：此三黄石膏汤合栀豉、鸡苏散也。幸其壮热无汗，可冀战汗，若汗出而仍壮热，则内陷矣。

三诊：战汗已得，脉静身凉，邪已解矣。舌黄未去，胃中余浊未清，尚宜和化。

豆豉（炒香）、黑栀、川贝（炒）、枳壳（麸炒）、连翘、赤苓、滑石、通草、竹茹。

原注： 凡战汗后脉静身凉，用方大法不外乎此，总以和胃气、化湿热为主。(《柳选四家医案·环溪草堂医案·中卷》)

◆ **恶寒**

卫气虚则洒洒恶寒，营气虚则蒸蒸发热。营卫并出中焦，总以脾胃为主。补脾胃则金有所恃，不必治肝而肝自驯矣。

党参、冬术、当归、川贝、黄芪、茯苓、白芍、陈皮、玫瑰花。

柳宝诒按： 为虚投证，探原立论，方亦精到。(《柳选四家医案·环溪草堂医案·上卷》)

◆ **咳嗽**

病将一载，咳嗽内热，行动喘促，少腹牵痛，此肾气虚而不纳也。仿都气法。

生地、萸肉、茯苓、丹皮、山药、五味子、泽泻、麦冬、川贝、沉香。

柳宝诒按： 立方精当。

再诊：壮水生金，补子益母。

前方：加党参、胡桃肉。(《柳选四家医案·环溪草堂医案·上卷》)

病起当年产后，虽经调理而痊，究竟营虚未复，是以至今不育。且经事乖而且多，亦营虚而气不固摄之故。自上年九秋，又感寒邪，入于肺为咳嗽，痰中带血，此谓上实下虚。血随气逆，蔓延旬日，加以内热，渐成劳损。姑仿仲景法，扶正化邪，以为下虚上实之法。

生地、党参、炙草、当归、豆卷、前胡、茯苓、怀药、麦冬、阿胶、川贝、杏仁、桂枝、枇杷叶。

柳宝诒按：趋步古人，非明经训者不能。时下随证敷衍，乌能望其项背。

再诊：进薯蓣丸法，补气血，生津液，彻风邪，咳嗽已减；所谓上实下虚，病情不谬。据云当年产后，腹中常痛，至今未愈。显见营分有寒，已非一日。但内热淹缠，心悸头眩，久虚不复，终为劳损。兹从八珍加减，夏入通补奇经。王道无近功，耐心安养为是。

十全去芪、芎，加阿胶、艾、炮姜、紫石英、陈皮、麦冬、款冬花、川贝、神曲、大枣。

三诊：温补奇经，病情俱减，今仍前制。十全去芪、芎、草，加阿胶、香附、炮姜、陈皮、吴萸。（《柳选四家医案·环溪草堂医案·下卷》）

多年咳喘，逢寒遇劳辄发。汗多气升，肺伤及肾，肾气虚而不纳矣。法当补肾以纳气。

熟地、怀牛膝、北沙参、半夏、陈皮、茯苓、麦冬、五味子、紫石英、蛤壳、沉香。

再诊：寒入肺底，久而化热。同一痰喘，先后不同也，初病在肺，久必及肾。同一咳逆，虚实不同也，补肾以纳气，清肺以化痰，须两层兼顾为稳。

北沙参、五味子、麦冬、川贝、杏仁、蛤壳、怀牛膝、地骨皮、熟地、梨皮、枇杷叶。

柳宝诒按：前方用药切当，此方案语圆融。（《柳选四家医案·环溪草堂医案·上卷》）

肺疮，乃肺虚火炎，金受其伐，音哑咳呛，劳损之根，不易见效。

北沙参、玄参、桑皮、杏仁、川贝、款冬花。(《柳选四家医案·环溪草堂医案·上卷》)

寒嗽交冬则发，兼患颈项强急。

熟地六钱，麻黄一钱（煎汁浸炒松），茯苓三钱（细辛五分煎汁浸炒），胡桃肉四钱，五味子八分（干姜一钱同炒），陈皮二钱（盐水炒），半夏一钱五分，川贝三钱，薏仁四钱，杏仁霜三钱，归身三钱（酒炒），党参三钱（米炒）。

上药为末，炼蜜为丸，睡晨开水送下二钱。

柳宝诒按：此阴虚而挟痰饮者，故用药如此。再增桂枝一味，则颈项强急亦在治中矣。(《柳选四家医案·环溪草堂医案·上卷》)

咳嗽口不渴，当脐痛，而脉细，头常眩晕。此乃手足太阴二经，有寒饮积滞阻遏，清阳之气不能通达，故一月之中必发寒热数次，乃郁极则欲达也。病将四月，元气渐虚，寒饮仍恋而不化。先以小青龙汤蠲除寒饮，宣通阳气，再议。

麻黄、桂枝、白芍、细辛、干姜、半夏、五味子、甘草。

诒按：此内饮而兼外寒之方，一月中寒热数次，或因兼感外邪，则此方的对矣。(《柳选四家医案·环溪草堂医案·上卷》)

咳嗽四年，曾经失血，今已音哑，脉形细弱，真阴元气皆亏，劳损根深，药难见效。犹幸胃气尚可，大便未溏。姑拟甘润养阴，希图苟安而已。

北沙参、麦冬、杏仁、川贝、玉竹、扁豆、生甘草、茯苓、橘饼、枇杷叶。

再诊：咳嗽止而失血音哑，津液枯槁，劳损成矣。脉形细弱，精气两亏。《内经》于针药所不及者，调以甘药。《金匮》遵之，而用黄芪建中汤，急建其中气，俾得饮食增而津液旺，冀其精血渐充，复其真阴之不足，盖舍此别无良法也。

黄芪（秋石水炒）、白芍（桂炒去桂）、北沙参、生炙甘草、玉竹、麦冬、川贝、茯苓、橘饼。

柳宝诒按：此与前方看似无聊应酬之作，其实精到熨帖，所谓舍此无良法也。（《柳选四家医案·环溪草堂医案·上卷》）

咳嗽痰多气急，其标在肺，其本在肾。历年既久，自浅及深，自肺及肾，法当治其本矣。

熟地、怀山药、怀牛膝、半夏、陈皮、茯苓、蛤壳、五味子、紫石英、沙菀、胡桃肉。

再诊：补肾纳气，水不泛而痰自化；培土运湿，湿不停而痰可降矣。

怀牛膝、怀山药、半夏、陈皮、茯苓、熟地、紫石英、银杏肉、杞子、五味子、胡桃肉。

柳宝诒按：两方案语清简，用药切实。方中再加於术，于培土较似有力。（《柳选四家医案·环溪草堂医案·上卷》）

脉沉取之数，其阴内亏，其热在里，病延日久，劳损之候。证见咳唾白痰，脘腹时痛，痛则气满，得矢气则稍宽。病由肝郁而成。据云咳已三年，初无身热，是其根又有痰饮也。经训治病必求其根，兹从痰饮气郁例治之。

半夏、茯苓、桂木、丹皮、白芍、香附、沉香、神曲、归身、甘草、冬术、陈皮、金橘饼。

柳宝诒按：此苓桂术甘合二陈，加归、芍、丹皮以养肝，沉、附、曲、橘以化气也，立方平稳熨帖。（《柳选四家医案·环溪草堂医案·上卷》）

脉虚软而似数，内伤虚弱奚疑。夫邪之所凑，其气必虚，虚处受邪，其病则实。咳嗽虽由外感，而实则因于气虚，以为风寒固不可，以为虚损亦未必可。玉竹饮子主之。

玉竹、杏仁、苏子、桑白皮、款冬花、象贝、橘红、沙参（元米炒）、旋覆花、枇杷叶。

柳宝诒按：将虚实二字，说得六通四辟。此玉竹饮子加减，润肺疏邪，虚实兼到。(《柳选四家医案·环溪草堂医案·上卷》)

年过花甲，肾气必亏。即使善自调摄，亦不过少病耳。及至既病，则各随其见证而施治焉。今咳嗽气升，食少倦怠，证形在于肺脾，自宜从肺脾求治。然气之所以升者，即肾水虚而不能藏纳肺气也。食荤油则大便溏者，即肾阳衰而不能蒸运脾土也。然则补肾尤为吃紧，虽不治脾肺，而脾肺得荫矣。

党参、五味、山药、紫石英、补骨脂、萸肉、胡桃肉、茯苓。

另，金匮肾气丸二钱。

柳宝诒按：立论颇能探入深处，用药亦亲切不浮。(《柳选四家医案·环溪草堂医案·上卷》)

气上逆而咳甚，舌心红而边白。此阴虚痰滞，下虚上盛之候也。病已月余，消痰恐劫其阴，养阴恐增其浊。拟以降气化痰，少佐益阴为法。

苏子降气汤去桂。

另，都气丸五钱。

柳宝诒按：立方切当。(《柳选四家医案·环溪草堂医案·上卷》)

暑风从背俞而内薄于肺，湿热从胃脉而上熏于肺，外内合邪，其气并于胸中，气不得通，因而上逆，气升作咳。舌苔薄白，口腻不渴。治属饮家。

冬瓜子、半夏、茯苓、射干、通草、马兜铃、枳壳、杏仁、橘红、枇杷叶。

柳宝诒按：此方轻灵可喜，拟再加滑石、薏仁，既有暑风内薄，宜再参用疏泄之品。（《柳选四家医案·环溪草堂医案·上卷》）

痰饮咳喘，脘中胀满，时或微痛。虽脾肾肺三经同病，而法当责重乎脾。以脾得运而气化通，则痰饮有行动之机也。

干姜（五味子同研炙）、半夏、陈皮、茯苓、补骨脂、北沙参（元米炒）、杏仁、川朴、泽泻、胡桃肉。

再诊：痰饮停于心下，上则喘咳，下则脘胀。多由清阳失旷，痰浊内阻。转胸中之阳以安肺，运脾中之阳以和胃，咳喘与胀满当松。

瓜蒌皮、枳实、干姜、川朴、半夏、陈皮、薤白头、茯苓、泽泻。

柳宝诒按：此证咳胀两证并重，故治法亦脾肺兼顾。（《柳选四家医案·环溪草堂医案·上卷》）

痰饮咳嗽，饱则安，饥则咳，乃胃虚也。

黄芪、甘草、冬术、陈皮、白芍、玉竹、茯苓、杏仁、桔梗。

柳宝诒按：再加党参、薏仁何如？（《柳选四家医案·环溪草堂医案·上卷》）

痰饮咳嗽已久，其源实由于脾肾两亏。柯氏云：脾肾为生痰之原，肺胃为贮痰之器也。近增气急不得右卧，右卧则咳剧，肺亦伤矣。肛门漏疡，迩来粪后有血，脾肾亏矣。幸胃纳尚可，议从肺脾肾三经同治。然年已六旬，宜自知爱养为要，否则虑延损证。

熟地（砂仁炒）、五味子、炮姜、半夏、陈皮、茯苓、阿胶（蒲黄炒）、款冬花、冬术、归身、川贝。

原注：此金水六君煎合黑地黄丸，阿胶、款、贝三味，直补金土水之虚，上能化痰，下能止血，其中虽有炮姜，勿嫌其温，盖有五味以摄之也。(《柳选四家医案·环溪草堂医案·上卷》)

痰饮阻于胸中，咳而短气心悸，用四君补气，二陈化痰，桂枝通阳，款冬止咳，加减成方，仍不越苓桂术甘之制。若舍仲景而别求良法，是犹废规矩而为方圆也，巨可得哉。

桂枝、茯苓、白术、甘草、半夏、陈皮、党参、款冬花。

柳宝诒按：方论俱平正通达，可以取法。

再诊：用补气化痰、通阳蠲饮，咳而短气俱减，但心仍悸，参以益智。

茯苓、白术、甘草、党参、陈皮、半夏、桂枝、款冬花、益智仁、枣仁。(《柳选四家医案·环溪草堂医案·上卷》)

五脏皆有咳，总不离乎肺。肺为娇脏，不耐邪侵，感寒则咳，受热则咳。初起微有寒热，必挟表邪，邪恋肺虚，脉形空大，前方降气化痰，保肺涤饮，俱无少效。据云得汗则身体轻快。想由肺气虽虚，留邪未净，补虚而兼化邪，亦一法也。用钱氏法。

牛蒡子（元米炒）、马兜铃、杏仁、阿胶（蛤粉炒）、苏子、桑白皮、款冬花、炙甘草、茯苓、枇杷叶、桑叶。

柳宝诒按：此肺虚受邪，虚实兼顾之法。(《柳选四家医案·环溪草堂医案·上卷》)

心咳之状，咳则心痛，喉中介介如梗状，甚则咽肿喉痹。盖因风温袭肺，引动心包之火上逆。故治法仍宜宣散肺经风邪，参入宁心缓火之品。仲景方法，略示其端，但语焉未详，后人不能细审耳。

前胡、杏仁、象贝母、桔梗、射干、麦冬、远志（甘草汤制）、沙参，小麦一两煎汤代水。

柳宝诒按：心咳属心火刑金之病，宜略加竹叶、玄参等清心之品乃合。小麦汤代水，颇有巧思。(《柳选四家医案・环溪草堂医案・上卷》)

阴虚而兼痰浊，致为咳嗽。用金水六君煎。

半夏、陈皮、茯苓、炙草、当归、川贝、杏仁、紫菀、熟地（砂仁拌炒松后入），略煎一两沸。

原注：仿饮子煎法，浊药轻投，取其益阴而不腻滞痰浊也。

柳宝诒按：阴虚而挟湿痰，最难用药，此亦无法中之一法。

(《柳选四家医案・环溪草堂医案・上卷》)

◆ **喘证**

阅病原，知系痰饮久留，脾肺肾三脏交伤，下则肾虚不能纳气，中则脾虚不能运气，上则肺伤不能降气。系是咳喘不得卧，肢肿腹膨，神气疲惫，虚亦甚矣。治上无益，当治中下。

熟地、怀牛膝、茯神、五味子、胡桃肉、沙苑、怀山药、蛤壳、紫石英、补骨脂、麦冬。

另，黑锡丹每朝盐花汤送下一钱。

柳宝诒按：病候已造极深之域，用药如此，亦背城借一之计。

(《柳选四家医案・环溪草堂医案・上卷》)

喘哮气急，原由寒入肺俞，痰凝胃络而起。久发不已，肺虚必及于肾，胃虚必累于脾。脾为生痰之源，肺为贮痰之器，痰恋不化，气机阻滞，一触风寒，喘即举发。治之之法，在上治肺胃，在下治脾肾，发时治上，平时治下，此一定章程。若欲除根，必须频年累月，服药不断。倘一暴十寒，终无济于时也。

发时服方：款冬花、桑白皮、紫菀、苏子、沉香、茯苓、杏仁、橘红、制半夏、黄芩。

平时服方：五味子、紫石英（煅）、陈皮、半夏、茯苓、薏仁、蛤壳、胡桃肉、杜仲、熟地。

柳宝诒按：论病则源流俱到，层折毕清；用药亦周到熨帖，绝不浮泛，洵非老手不能到此地位。

再诊：喘哮频发，脉形细数，身常恶寒。下焦阴虚，中焦痰盛，上焦肺弱；肺弱故畏寒，阴虚故脉数；喘之频发，痰之盛也，有所感触，病遂发焉。病有三层，治有三法，层层护卫，法法兼到，终年常服，庶几见效，否则恐无益也。

发时服方：桂枝（生晒干）、款冬花（蜜炙）、橘红（盐水炒）、杏仁霜、莱菔子、桑白皮（蜜炙）。

上药共研末，用枇杷叶十片，去毛煎汤，再用竹沥半茶杯，姜汁一酒杯，相和一处，将药末泛丸。发喘时，每至卧时，服此丸二钱，薏仁、橘红汤送下。

平时服方：熟地（砂仁拌炒）、丹皮（盐水炒）、山萸肉（酒炒）、茯苓、牛膝（盐水炒）、泽泻（盐水炒）、肉桂、山药（炒）、五味子（盐水炒）、磁石。

上药为末。用炼白蜜捣和。捻作小丸，丸须光亮，俟半干，再用制半夏三两，陈皮二两，炙甘草一两，研极细末，泛为衣，每朝服二钱，发时亦可服。（《柳选四家医案·环溪草堂医案·上卷》）

肺为贮痰之器，脾为生痰之源。肺虚则痰不易化，脾虚则湿不能运。痰上逆而喘咳，湿下注而足肿。肿之与喘，无非气失升降而乏运行之权也。今拟脾肺同治，冀痰湿运行乃吉。

党参、葶苈、杏仁、泽泻、大腹皮、半夏、赤苓、陈皮、通草、冬瓜子、枇杷叶、枣。

柳宝诒按：论病用药，俱能得其要领。（《柳选四家医案·环

335

溪草堂医案·上卷》）

舌干而绛，齿燥唇焦，痰气喘粗，脉象细数。无形之邪热熏蒸于膻中，有形之痰浊阻塞于肺胃，而又津枯液燥，正气内虚，恐有闭厥之变。拟化痰涤热以治其标，扶正生津以救其本。必得痰喘平，神气清，庶几可图。

羚羊角、鲜生地、玄参、葶苈子、旋覆花、代赭石、苏子、杏仁、川贝、沉香、竹沥、姜汁、枇杷叶、茅根肉。

另，滚痰丸三钱，人参汤送下。

柳宝诒按：虚实兼到，立方颇为详尽。方中药品已多，苏子、旋、赭可以去之。

再诊：头汗淋漓，痰喘不止，脉形洪大，面色青晦，舌红干涸，齿板唇焦。此少阴阴津不足，阳明邪火有余，火载气而上逆，肺不降而为喘。证势险危，深防厥脱。勉拟救少阴之阴，清阳明之火；益气以收其汗，保肺以定其喘。转辗图维，冀其应手为妙。

大生地（海浮石拌炒）、洋参、五味子、牛膝、麦冬、石膏、炙草、桑皮、川贝、陈粳米（煎汤代水）。

另用人参一钱，煎汤冲服。

原注：此玉女煎合生脉散，盖温病以救阴为急也。

柳宝诒按：前后三案，均有齿垢唇焦见证，其胃腑中有垢热可知。用玉女法清胃救肾，大致亦合；若于中稍参泄热之意，则见效更速矣。方中五味酸敛，炙草、粳米甘腻，均不相宜。

三诊：头汗稍收，痰喘稍平，脉大稍敛。但气仍急促，而心中烦躁，舌红干涸，齿垢唇焦。津液犹未回，虚阳犹未熄，上逆之气犹未下降。虽逾险岭，未涉坦途。现今心腹似有透痦之象，是亦邪之出路。仍拟救少阴，清阳明，再望转机。

洋参、北沙参、玄参、大生地（蛤壳拌炒）、鲜生地、五味

子、麦冬、牛膝、豆卷、通草、竹叶、枇杷叶、陈粳米（煎汤
代水）。

柳宝诒按： 此与前方同意。

四诊：阴津稍回，气火未平。仍宜步步小心，勿致变端为幸。

沙参、洋参、玄参、生地、麦冬、鲜石斛、茯神、泽泻、石
决明、天竺黄、芦根。

柳宝诒按： 仍以养阴之法收功。（《柳选四家医案·环溪草堂
医案·中卷》）

肾司纳气，而开窍于二阴。此病每因劳碌之余，必先频转矢
气，而后气升上逆。短促如喘，饮食二便如常。其病在少阴之枢，
宜补而纳之。

六味地黄丸合生脉散，加青铅。

柳宝诒按： 肾为作强之官，过于劳动，则收摄无力，故见此
证，与寻常喘促又是一种。认证既确，立方亦切实不肤。拟再加
砂仁、胡桃肉。（《柳选四家医案·环溪草堂医案·上卷》）

温邪袭肺，肺失清肃，湿挟热而生痰，火载气而上逆，喘息
痰嘶，舌干口腻。昨日之脉据云弦硬，现诊脉象小而涩数。阴津
暗伤，元气渐馁，颇有喘汗厥脱之虑。夫温邪病隶手经，肺位最
高，治宜清肃。痰随气涌，化痰以降气为先；气因火逆，降气以
清火为要。姑拟一方，备候酌夺。

鲜斛、射干、杏仁、象贝、沙参、冬瓜子、桑皮、苏子、沉
香、芦根、竹沥、枇杷叶、姜汁。

原注： 凡时证之脉，先大而后渐小，先强而后变弱，其热
不退而病反增者，必死。此死证也，无能为力。立方用药，无甚
深意。

柳宝诒按： 此要诀也，最须记好。初病之脉硬大者，邪正相

337

搏也；转为弱小，正气馁矣。而病象不退而反增，正气不能敌邪也。病日进而正日亏，不死何待。(《柳选四家医案·环溪草堂医案·中卷》)

胸中之元阳不足，膻中之火用不宣，痰饮伏于心下，胸前如盘大一块，常觉板冷，背亦恶寒。三四年来，每交子后则气喘，阳气当至不至，痰饮阻遏其胸中，阳微阴胜故也。天明则阳气张，故喘平，至咳嗽心悸，易于惊恐。皆阴邪窃踞胸中之病，其常若伤风之状者，卫外之阳亦虚也。图治之法，当祛寒饮而逐阴邪，尤必斡旋其阳气，俾如离照当空，而后阴邪尽扫。用仲景苓桂术甘法，先通胸中之阳，再议。

茯苓（细辛一分泡汤拌浸焙）、桂木、冬术（熟附二分煎汁拌炒）、陈皮、甘草（麻黄一分泡汤拌浸焙）、炮姜（五味子五粒同焙）、补骨脂（盐水炒焦）、党参（姜汁炒）、半夏、紫石英、胡桃肉、狮螺壳。

柳宝诒按： 审证清切，方中以辛烈之品煎汁，收入甘平药内，用意颇巧，骨脂、桃肉，参入补肾之意，尤为周到。此证阳微饮踞，自属确不可易。惟所吐之痰，是否清稀，抑系干黄黏厚。案中未经叙明。其常若伤风之状，卫阳虚者固有此候，亦有痰浊化热，蕴于肺中，以致招引外风者，亦多此证，不可不细为之辨。(《柳选四家医案·环溪草堂医案·上卷》)

◆ **肺痈**

咳嗽月余，痰腥带血，气升呛逆，脉弦滑数。风温久恋，化火蒸痰，灼金耗液。证属肺痈，非轻候也。

冬瓜子、淡芩、薏仁、紫菀、川贝、桑皮、甜杏仁、苏梗、沙参、芦根尖。

附录:《张氏医通》云：薏仁根捣汁，顿热服之，下咽臭痰即解；有虫者，虫即死出。薏仁为肺痈专药，然性燥气滞，服之未免上壅，不及根汁之立能下夺，已溃未溃，皆可挽回。陈芥菜汁温服，灌吐最妙。一方用薄荷浓煎，稍入白蜜，已溃未溃皆效。

再诊：咳热痰腥带血，脉形弦硬，面色暗晦。肺气失降，木火上逆，防加喘急。

羚羊角、鲜生地、川贝、甜杏仁、蛤壳、石决明、桑白皮、紫菀、枇杷叶、芦尖。(《柳选四家医案·环溪草堂医案·上卷》)

咳吐臭痰如脓血，此属肺痈。舌苔浊厚，痰浊胶黏，仿仲景法。

葶苈子、冬瓜子、桃仁、桔梗、桑皮、瓜蒌仁、旋覆花、苏子、川贝、芦尖。

柳宝诒按：此治肺痈初溃之主方。

又按：肺痈之病，皆因邪瘀阻于肺络，久蕴生热，蒸化成脓。故其证，初起病在此叶者，不及彼叶。初用疏瘀散邪泻热，可冀其不成脓也。继用通络托脓，是不得散而托之，使速溃也。再用排脓泄热解毒，是既溃而用清泄，使毒热速化而外出也。终用清养补肺，是清化余热，而使其生肌收口也。凡此皆肺痈治法之一定层次也。乃有一种外感咳嗽，其初起并非肺痈，只因浊痰蕴热，阻结于肺，复为外凉所束。或为油腻所黏，阻窒窍隧，浊热蒸闷，蕴结不解，致吐痰臭秽，胸膈隐痛，甚则失音气促，蒸热喘汗，病情与肺痈无异，其初终治法，亦与肺痈相同。但肺痈多实证，而此则每涉于虚，最易流入损途。其难治较甚于肺痈，或以其虚而漫指为肺痿，其实与前人所论痈痿均不相合。兹特表而出之，俾学者不至淆惑焉。(《柳选四家医案·环溪草堂医案·上卷》)

热在中焦部分，时吐红痰带臭，不甚咳嗽，病在于胃。有留热伏于中宫，法当清泄。

犀角、射干、桃仁、当归、薏仁、冬瓜子、连翘、银花、川贝、大黄、玄明粉。

再诊：不咳嗽，但吐红痰如脓，自觉灼热在于胃脘之中，将及一月。非肺痈也，乃瘀热留于胃中也，当以清化。

当归、薏仁、冬瓜子、沙参、连翘、川贝、石斛、银花、赤小豆、芦根。

三诊：吐痰如脓已止，脘中之热已退，时觉微寒微热。余火未清，仍从前法加减。

党参、当归、薏仁、杏仁、沙参、冬瓜子、丹皮、黄芩、甘草、茅根、芦根、赤小豆。

柳宝诒按：此病得力在第一方，故知其非肺痈。然红痰腥而臭，究与脘痈无异。作胃脘痈治，当不致误。（《柳选四家医案·环溪草堂医案·下卷》）

◆ **心悸**

情志郁勃，心肝受病。神思不安，时狂时静，时疑时怯。心邪传肺，则心悸不寐而咳嗽；肝邪传胆，则目定而振慄，其实皆郁火为患也。拟清心安神壮胆为主，平肝和脾佐之。

川连、茯神、菖蒲、龙骨、远志、北沙参、枣仁、胆星、川贝、铁落、石决明。猪胆一个，用川芎五分研纳入，以线扎好入煎。

柳宝诒按：清心化痰，凉肝镇怯。立方周到熨帖。尤妙在川芎一味，入猪胆内，可以疏木郁，壮胆气，开后人无数法门也。（《柳选四家医案·环溪草堂医案·上卷》）

胃中素有酒湿，适因斗殴恼怒，引动肝胆之火，与胃中之痰相搏，致心跳少寐，食入则呕，两手脉沉，是气郁也。用温胆加味。

半夏、石菖蒲、陈皮、甘草、枳实、枣仁、茯神、鸡距子、竹茹（姜汁炒）。

柳宝诒按：既有木火内扰，川连、栀、丹本不可少也。

再诊：温胆汤加沙参、川连、丹皮、旋覆花、黑栀、雪羹煎。（《柳选四家医案·环溪草堂医案·中卷》）

血不养心，则心悸少寐；胃有寒饮，则呕吐清水；虚火烁金则咽痛，肝木乘中则腹胀。此时调剂，最难熨帖。盖补养心血之药，多嫌其滞；清降虚火之药，又恐其滋；欲除胃寒，虑其温燥劫液；欲平肝木，恐其克伐耗气。今仿胡洽居士法，专治其胃，以胃为气血之乡，土为万物之母，一举而三善备焉。请试服之。

党参、冬术、茯苓、半夏、枣仁、扁豆、陈皮、山药、秫米。

柳宝诒按：于无可措手中，寻出养胃一法，自属扼要之图。拟再加木瓜、白芍以和肝，竹茹、麦冬以清肺，似更周匝。（《柳选四家医案·环溪草堂医案·上卷》）

有时惊悸，有时肌肉顽木，或一日溏泄数次，或数日一大便而坚干，惟小便常红。此心气郁结，脾气失运，失运则生湿，郁结则聚火，火则伤津，湿则阻气，而气机不利矣。拟荆公妙香散加味，以补益心脾。

山药、洋参、参芪、茯神、赤苓、桔梗、炙草、远志、麝香、朱砂、木香、川连、麦冬，上药为末，用藿香陈皮汤泛丸，每服三钱，开水送下。

柳宝诒按：专主心脾立论，思路精确。（《柳选四家医案·环溪草堂医案·上卷》）

◆ 胸痹

胸中为阳之位，清阳失旷，则胸痹而痛，下午属阴，故痛甚也，用苓桂术甘汤加味。

茯苓、甘草、桂枝、白术、瓜蒌、薤白、半夏、陈皮、干姜、白蔻。

柳宝诒按： 方药均亲切不浮。

再诊：胸痹痰饮，脘痛，甚则呕酸，脉细。胃阳不布。先以通阳。

吴萸、干姜、白蔻、炙草、桂木、瓜蒌、薤白、枳实、半夏、茯苓、陈皮。

柳宝诒按： 胸脘阳微而窒，立方兼治上中，而以中焦为主。

三诊：胸痹腹痛，夜甚昼安。清阳不振，浊阴僭逆。法必通阳。

党参、茯苓、冬术、炙草、陈皮、半夏、桂木、川椒、干姜、川附。

柳宝诒按： 此六君加桂、附、姜、椒也，用药可谓切实矣。（《柳选四家医案·环溪草堂医案·中卷》）

阳维为病苦寒热，阴维为病苦心痛。阳维维于阳，阳气弱则腹痛而便溏；阴维维于阴，营阴虚则心痛而舌红也。脉微形瘦，阴阳并损，损及奇经，当以甘温。

黄芪、桂枝、当归、炙甘草、白芍、川贝、陈皮、砂仁、鹿角霜。

再诊：但寒不热，便溏脉细，肢体面目俱浮，悉属阳虚见象。惟舌红无苔，此属阴伤之候；但口不干渴，乃君火之色外露。治当引火归元。

附桂八味丸加鹿角霜、党参、冬术。

柳宝诒按：论病贯串，认证真切。至用药之浅深轻重，亦觉步步稳实。(《柳选四家医案·环溪草堂医案·上卷》)

◆ **梦魇**

胆虚则神自怯，气郁则痰自凝，于是咽喉若塞，气短似喘，偶值烦劳，夜寐多魇。无形之气与有形之痰互相为患，遂至清净无为之府，与虚灵不昧之神，均失其宁谧之常。欲安其神，必化其痰；欲壮其胆，必舒其气。故清之、化之、和之、益之，必相须为用也。

沙参、枣仁、川连（炒）、半夏、胆星、远志、茯神、神曲、石菖蒲、橘红、金箔、竹沥、姜汁。

另，胆星三钱，琥珀一钱，金箔五张，黑白丑取头末各一钱五分。

上药另研，和一处，共为细末，每服三分，橘红汤送下。

又方：党参（姜汁炒）、半夏、胆星、茯神、远志、枣仁、川贝、橘红、蛤壳、神曲、竹沥、姜汁。(《柳选四家医案·环溪草堂医案·上卷》)

◆ **神昏**

肝风胃湿，凝聚成痰。每逢劳碌，则气逆而痰涌，骤然昏迷，少顷复醒，醒后数日无力。此属痫类，其原总由水亏不能涵木所致。煎方无效，宜用丸药。

生地、茯神、山药、丹皮、枣仁、茯苓、萸肉、泽泻、磁石。

上药为末，炼蜜捻作小丸，将后药泛上。

半夏、南星、制陈皮、青黛、蛤壳、郁金、石决明、沉香、琥珀。

上药为末，泛上前丸为衣，晒干。每服五钱，淡盐花汤送下。

柳宝诒按：作丸之法，颇极精妙。（《柳选四家医案·环溪草堂医案·上卷》）

寡居十载，愁惕苦心，牙龈出血，有时若痛，其病已久。兹一月前，猝遭惊恐，遂神糊语乱，口吐紫血，腹胀不食，两脉模糊，难以捉摸。此乃惊动肝阳，神魂扰乱，血随气逆，是即薄厥之属。今两足常冷，阳升于上。急以介类潜阳，重以镇怯，冀其厥止再商。

川连（吴萸炒）、牡蛎、阿胶、茯神、枣仁、石决明、羚羊角、龙骨、茜草炭、紫石英、代赭石、白芍、金箔。

柳宝诒按：病深日久，病气内涉于脏，实难取效，但就病论治，随证用药，已能处处熨帖，自属可存。

再诊：风阳稍熄，神志未安，仍从前法增损。

川连（吴萸炒）、石决明、牡蛎、茯神、龙骨、远志、羚羊角、紫石英、阿胶、枣仁、白芍、橘红、石菖蒲、金箔。

另，朱砂安神丸三钱。（《柳选四家医案·环溪草堂医案·上卷》）

阴虚挟湿之体，感受时令风邪。初起背微恶寒，头略胀痛，欲咳不爽，发热不扬，舌苔白腻，大便溏泄，此其常候也。峻投消散，暗劫胃津，以致饥而欲食，嗜卧神糊，呃忒断连，斑疹隐约。证方八日，势涉危机。阅周先生方，洵称美善，鄙意僭加甘草一味以和之，其生津补中之力，未始非赞襄之一助也。若云甘能滋湿，甘能满中，孰不知之，须知苔薄白而光滑，胸不满而知饥，乃无形湿热，已有中虚之象。此叶氏所以深戒苦辛消克之剂也，幸知者察焉。

牛蒡子、石菖蒲、前胡、橘红、郁金、桔梗、天竺黄、刀豆子、神曲、连翘、甘草、薄荷、竹茹、枇杷叶。

柳宝诒按：审证精细，论亦透彻。苔白滑而光亮无津，此湿蕴津伤之候，专投香燥，每每涸液增变，幸中议论，洵属阅历之言。

再诊：证逾旬日，的系温邪挟湿，病在气营之交。苔白腻而边红，疹透点而不爽，寐则谵语，痛则神清，呃声徐而未除，脉象软而小数。周先生清营泄卫，理气化浊，恰如其分。僭加一二味，仍候主裁。

犀角、天竺黄、川连（盐水炒）、橘红、鲜薄荷根、连翘、牛蒡子、通草、柿蒂、青盐半夏、丁香、竹茹、茅根、枇杷叶。

三诊：热处湿中，神蒙嗜卧，呼之则清，语言了了。验舌苔之白腻，参脉象之软数，知非热陷膻中，乃湿热弥漫于上焦，肺气失其宣布耳。呃尚未除，胃浊未化，拟从肺胃立法。

旋覆花、代赭石、冬瓜子、射干、杏仁、川贝、桔梗、郁金、橘红、沙参、通草、竹茹、茅根、枇杷叶。

柳宝诒按：论病清切。此时若误认入营，而投清营之品，则邪机愈遏而增病矣。以中虚阴弱之体，患温邪挟湿之病。过投辛燥则阴涸，过与消克则中伤，若回护其虚，又恐助浊增病，此等证用药最难。观前后六案，论病亲切，用药清灵，疏邪扶正，虚实兼顾，自非老手不办。

四诊：呃忒已除，舌苔稍化，欲咳不扬，仍以前法加减。

前方去赭石，加蛤壳、赤苓、雪羹煎。

五诊：前方去旋覆花、射干、桔梗，加豆卷。

六诊：便泄数次，黏腻垢污，胃浊以下行为顺，未始不美，故连日沉迷嗜卧，昨宵便惺惺少寐，但少寐则神烦，自觉有不安之象，且屡起更衣，愈觉倦乏不堪耳。今便泄未止，舌苔仍白，身热已和，酒客中虚湿胜。拟和中化浊，仿子和甘露饮。

野於术、洋参、赤苓、泽泻、滑石、藿香、枳椇、葛花、木香、橘红、通草、竹茹。

七诊：病已退，湿未楚。前方加减。

前方加参须、神曲、谷芽。（《柳选四家医案·环溪草堂医案·中卷》）

◆ 语言错乱

上年夏季，痰火迷心，神呆语乱，治之而愈。至今复发，脉浮小弱，舌心红而苔薄白，语言错乱，哭笑不常，凭脉而论，似属心风。盖由风入心经，蕴热蒸痰所致，用《本事》独活汤法。

独活、防风、黄芩、山栀、玄参、石菖蒲、胆星、茯苓、橘红、甘草、竹叶、鲜生地。

柳宝诒按：论证确凿，此为学有本源。查许学士独活汤原方，仅有独活、防风、茯苓三味相同。此盖用其意，而不袭其成方也。（《柳选四家医案·环溪草堂医案·上卷》）

心境沉闷，意愿不遂，近因患疟，多饮烧酒，酒酣之后，如醉如狂，语言妄乱。及今二日，诊脉小弦滑沉，舌苔薄白，小水短赤，大便不通，渴欲饮冷，昏昏默默，不知病之所的。因思疟必有痰，酒能助火，痰火内扰，神明不安。此少阳阳明同病，而连及厥阴也。少阳为进出之枢，阳明为藏邪之薮。今邪并阳明，弥漫心包，故发狂而又昏昏默默也。仿仲景柴胡加龙牡汤主之。

柴胡、黄芩、半夏、茯苓、龙骨、甘草、牡蛎、铅丹、菖蒲、大黄、竹沥、姜汁。

柳宝诒按：病之来源去路，一一指出；药亦的当。（《柳选四

家医案·环溪草堂医案·上卷》）

◆ 胃脘痛

肝木挟下焦水寒之气乘于脾胃，脘痛攻胁，呕吐酸水，脉细而弦。拟温中御寒，扶土抑木方法。

炮姜、川椒、吴萸、党参、桂枝、白芍、白术、茯苓、香附、砂仁。

柳宝诒按： 此肝气挟感寒治法，用药颇精到。（《柳选四家医案·环溪草堂医案·中卷》）

肝气与饮邪相合为病，脘腹作痛，呕吐酸水。拟苦辛泄木，辛温蠲饮。

川连（吴萸炒）、陈皮、木香、丁香、蔻仁、干姜、川楝子、延胡、香附、川椒。

柳宝诒按： 肝气病兼证最多，须看其立方融洽处。（《柳选四家医案·环溪草堂医案·中卷》）

肝胃气痛，痛久则气血瘀凝；曾经吐血，是阳明胃络之血，因郁热蒸迫而上也。血止之后，痛势仍作，每发于午后。诊脉小紧数，舌红无苔。乃血去阴伤，而气分之郁热仍阻于肝胃之络，而不能透达。宜理气疏郁，取辛通而不耗液者为当。

川楝子、延胡、郁金、香附、茯苓、陈皮、旋覆花、山栀（姜汁炒）、白蛳螺壳、左金丸。

柳宝诒按： 方法轻灵，自然中病。（《柳选四家医案·环溪草堂医案·中卷》）

饥饱劳碌伤胃，寒痰凝聚，气血稽留，阻于胃络，因而胃脘胀痛，呕吐黏痰。初起一发即平，后来发作愈勤，今则殆无虚日。饮食从此减少，病日益甚，胃日益虚。倘不加谨，恐延胀满，不易图治。

党参、炮姜、冬术、熟附、半夏、良姜、陈皮、茯苓、蔻仁。

再诊：温胃化痰，从理中、二陈、平胃三方化裁。六君子汤加川朴、熟附、炮姜、苍术。

三诊：寒积中焦，胃阳不布，痰饮窃踞，为痛为胀，为吐为哕。法当温运中阳，但病根已深，必耐心久服乃效。

党参、炮姜、半夏、茯苓、陈皮、川椒、熟附、蔻仁、白术。

四诊：中虚非补不运，寒饮非温不化。益火生土，通阳蠲饮，苓桂术甘汤主之，附子理中汤亦主之。

党参、桂木、炮姜、半夏、茯苓、熟附、冬术、陈皮、蔻仁。

五诊：病有常经，方有定法，药已见效，无事更张。袁诗云：莫嫌海角天涯远，但肯摇鞭有到时。

附子理中汤合二陈汤，加桂木、老姜。

柳宝诒按：前后五方，看病的确，用药的当，案语亦亲切简老，于此道中，自推老手。(《柳选四家医案·环溪草堂医案·上卷》)

脉双弦，有寒饮在胃也。脘痛吐酸，木克土也。得食则痛缓，病属中虚。当和中泄木祛寒，小建中汤加味主之。

白芍、桂枝、干姜、炙草、半夏、橘饼、川椒、党参、白术。

柳宝诒按：大小建中合剂，方药稳切。(《柳选四家医案·环溪草堂医案·中卷》)

素有肝胃气痛，兼有寒积，脘痛胀满，痛及于腰，刻不可忍，舌苔白腻，渴不欲饮，大便似利不利，脉象沉弦而紧。按证恐属脏结，颇为险候。非温不能通其阳，非下不能破其结，仿许学士温脾法。

干姜、附子、肉桂、川朴（姜汁炒）、枳实、大黄。

再诊：脘腹胀满，上至心下，下连少腹，中横一纹，如亚腰葫芦之状。中宫痞塞，阴阳格绝，上下不通，势濒于危。勉进附子泻心法，通阳以泄浊阴，冀大便得通为幸。否则恐致喘汗厥脱，难以挽回。

附子、川连（姜汁炒）、川朴（姜汁炒）、大黄（酒浸），长流水煎。

再服备急丸（干姜、大黄、巴豆霜）七粒，砂仁汤下。

三诊：两投温下，大便仍然不通，胸腹高突，汤水下咽辄呕，肢渐冷，脉渐细，鼻煽额汗，厥脱堪忧。按结胸、脏结之分，在乎有寒热、无寒热为别。下之不通，胀满愈甚，乃太阴脾脏受戕，清阳失于转运。崔行功有枳实理中一法，取其转运中阳，通便在是，换回厥脱亦在是。

人参、枳实、炮姜、川附、陈皮、冬术。

柳宝诒按：两投温通重剂，不得小效。枳实理中力量不及前方之大，恐未必能奏效也。阅《夜话录》中所载一证，与此相似，治之未效。后拟用温药下来复丹，未及试用，正可与此参观。（《柳选四家医案·环溪草堂医案·中卷》）

脘痛，肢冷脉伏，头汗淋漓，防厥。

金铃子、五灵脂、延胡、旋覆花、赭石、乳香、没药、丁香、蔻仁、香附。

柳宝诒按：此肝气挟病之证，故立方如此。

再诊：脘痛甚则防厥。

姜黄、半夏、陈皮、茯苓、香附、吴萸、旋覆花、赭石、蔻仁。（《柳选四家医案·环溪草堂医案·中卷》）

◆呕吐

病将一载，肝气横逆而不平，中气久虚而不振。惟肝逆，故胸脘阻塞而攻冲；惟中虚，故营卫不和而寒热。凡大便溏、饮食少、右脉细、左脉弦，是其证也；四君子合逍遥，加左金，是其治也。

党参、冬术、陈皮、茯苓、归身、神曲、白芍、柴胡（盐水炒）、香附（盐水炒）、川连（吴萸炒）、谷芽、玫瑰花。

柳宝诒按： 案语爽朗，方亦之当。拟再加沉香、郁金。

再诊：阳虚恶寒，阴虚发热，脾虚则便溏而乏力，木旺则脘痞而气塞。前方补中泄木，肝气已平，合以盖火生土、气血双补。

党参、冬术、苁蓉、鹿角霜、杞子、木香、菟丝子、归身、白芍、陈皮、茯苓、杜仲、砂仁、玫瑰花。

柳宝诒按： 肝气平后，续用培补，是一定层次。惟既有寒热见证，似可参用桂枝建中之意以和之。（《柳选四家医案·环溪草堂医案·上卷》）

纳食辄呕清水涎沫米粒，病在胃也。曾经从高坠下，胁肋肩膊时痛，是兼有瘀伤，留于肺胃之络，故呕有臭气。拟化瘀和胃，降逆止呕为治。

旋覆花、归须、郁金、杏仁、半夏、丹皮、楂炭、茯苓、橘红、薏仁。

柳宝诒按： 此属初起轻浅之剂，病深者尚宜加重。（《柳选四家医案·环溪草堂医案·中卷》）

疟后痰气阻滞，胃脘清阳不舒，气升作呃，纳食辄呕，已经半月，防成膈证。且与仲景法，化痰镇逆。

旋覆花、赭石、干姜、半夏、香附、赤苓、丁香、柿蒂。

柳宝诒按：方案俱简，当可法也。(《柳选四家医案·环溪草堂医案·中卷》)

三焦相火，挟肝阳而上升，每日清晨，则气自脐左而上冲，心胸痞塞，自觉胸中热，舌尖辣，面色红，过午则气渐下降，至夜则安，而火降则下或遗泄。此皆无形之火为患也。推其原始，由乎阴虚。今则相火妄行，蒸炼胃液成痰，所以吐痰黏腻灰黑。而咽嗌胃管之间，常觉不流利也。法当清相火，导虚阳，而下归窟宅，更佐以化痰镇逆。病来已久，难期速效。

黄柏（盐水炒）一钱二分，桂心三分，砂仁（炒）三分，蛤壳一两，甘草三分，知母（盐水炒）一钱二分，川连（盐水炒）四分，茯苓三钱，玄精石三钱，长流水煎。

柳宝诒按：此方取交济、封髓之法，用意极为精到。惟病因肝肾不摄，虚阳浮逆，拟再加牡蛎、龟板以摄下，旋覆、竹茹以清上，似于病清更为周匝。(《柳选四家医案·环溪草堂医案·上卷》)

胃阳虚则水饮停，脾阳虚则谷不化。腹中漉漉，胸胁胀满，纳入辄呕酸水清涎，或嗳腐气。以温通法崇土利水。

炮姜、陈皮、苍术、半夏、茯苓、熟附、白术、党参、泽泻、枳实、蔻仁、谷芽。

柳宝诒按：中阳不运，痰湿易停，故用治中合二陈法。(《柳选四家医案·环溪草堂医案·中卷》)

◆ **嘈杂**

肝为风脏而主筋，心为火脏而主脉。心包络与三焦，相为表里，俱藏相火，心包主里，三焦统领一身之络。此病起于病后，心中嘈热，胸前跳跃，继而气攻背脊。如火之灼，或大或小，或长或短，皆在经络脊脉之中。良由病后络脉空虚，相火内风，走窜入络。非清不足以熄火，非镇不足以定风。然而络脉空虚，使非堵截其空隙之处，又恐风火去而复入，故清火、熄风、填窍三法，必相须为用也。第此证实属罕见。医者意也，以意会之可耳。仿仲景法。

羚羊角、寒水石、滑石、紫石英、龙骨、石决明、生石膏、磁石、赤石脂、牡蛎、大黄、甘草各三钱。

上药研末，每服一钱，一日三服，用大生地一两，百合一两，煎汤调服。

柳宝诒按：《金匮》中风门，有侯氏黑散、风引汤二方，其用意以填窍为主，喻昌论之详矣。读者取喻氏之论观之，即识此方之意。（《柳选四家医案·环溪草堂医案·上卷》）

◆ **食积**

素有痰饮咳嗽，近复凉风外薄，食积内停，寒热似疟，脉弦数。额角痛，胸脘痞胀，大便不通，是有表复有里也。拟以疏里解表。

柴胡、黄芩、半夏、枳实、川朴、大腹皮、橘红、竹茹。

柳宝诒按：立方用药，不深不浅。如初榻黄庭，恰到好处。

再诊：脉弦数，两手掌心独热，大便五日不通，舌苔薄白不黄。燥屎尚未全结，欲通其腑，缓法为宜。

川连（姜汁炒）、枳实（磨冲）、蒌仁（研）、半夏、莱菔子（炒）、竹茹。

柳宝诒按：先用缓法通腑，此亦病机所在，不可不知。（《柳选四家医案·环溪草堂医案·中卷》）

◆ **噎膈**

操劳抑郁，营虚火亢，胃液枯槁，饮食哽噎，嗌中一条如火之焚，有时呱呱作声。此气火郁结使然也。病关情志，非徒药力可瘳，宜自怡悦。

旋覆花、赭石、沙参、黑栀、茯苓、川贝、神曲、麦冬、甜杏仁、竹茹、枇杷叶。

柳宝诒按：立方轻清稳适，缘病在上膈，且属气火无形，固非可以重剂邀功者也。方中焦曲可去之。

再诊：气火上逆，咽喉不利，痛至胸脘，饮食哽噎，呱呱有声，膈证已成，图之非易。况年逾六旬，长斋三十载，胃液枯槁，草木无情，何能使之濡润。宜自开怀怡悦为佳。

前方加洋参、半夏。（《柳选四家医案·环溪草堂医案·中卷》）

据述病由丧子悲伤，气逆发厥而起。今诊左脉沉数不利，是肝气郁而不舒，肝血少而不濡也。右关及寸部按之滑搏，滑搏为痰火，肺胃之气失降，而肝木之气上逆，将所进水谷之津液蒸酿为痰，阻塞气道，故咽嗌胸膈之间，若有膹塞，而纳谷有时呕噎也。夫五志过极，多从火化，哭泣无泪，目涩昏花，皆属阳亢而阴不上承之象。目今最要之证，乃胸膈咽噎阻塞，的系膈气根萌。而处治最要之法，顺气降火为先，稍参化痰，复入清金，金清自能平木也，

苏子、茯苓、半夏、枳实、杏仁、川贝、沙参、橘红、麦冬、海蛰、竹茹、荸荠。

原注：此七气汤、温胆汤、麦门冬汤三方增减，降气化痰，生津和胃。大抵病起于肝，戕及肺胃，故立方当从肺胃为主。

353

（《柳选四家医案·环溪草堂医案·中卷》）

气郁痰凝，胸中失旷，背寒脊痛，纳少哽噎。甚则吐出，膈证之根。

旋覆花、代赭石、桂枝、半夏、瓜蒌皮、薤白、杏仁、茯苓、竹茹。

柳宝诒按：此证初起。痰气阴于上焦，故立方专从助胃着意。以后五方，于用药层次，均能丝丝入扣。

再诊：诸恙仍然，痰稍易出。

桂枝、蒌皮、薤白、陈皮、鹿角、干姜、旋覆花、竹茹、枇杷叶。

三诊：背为阳位，心为阳脏，心之下即胃之上也。痰饮窃踞于胃之上口，则心阳失其清旷，而背常恶寒，纳食哽噎，是为膈证之根。盖痰饮属阴，碍阳故也。

川附、桂枝、薤白、丁香、杏仁、瓜蒌皮、白菀、豆豉、神曲、旋覆花、竹茹、枇杷叶。

四诊：服温通阳气之药，呕出寒痰甚多，未始不美。惟纳食未顺，哽噎之势未和，膈证之根尚在。仍以温通，再观动静。

川附、桂枝、薤白、半夏、陈皮、瓜蒌皮、杏仁、桃仁、姜汁、白蜜、韭菜根汁。

五诊：上焦吐者从乎气，中焦吐者从乎积。此纳食哽噎，少顷则吐出数口，且多清水黏痰，是痰积在中焦故也。究属膈证之根，勿得轻视。

瓦楞子、白芥子、莱菔子、苏子、旋覆花、桃仁、川附、半夏、陈皮、荜茇、姜汁、白蜜。

柳宝诒按：此证因痰气两阻，故用药始终如是。（《柳选四家医案·环溪草堂医案·中卷》）

胃汁干枯，肠脂燥涸，所进饮食，尽化为痰，不生津血，是以纳食则吐，而痰随吐出。膈证之根渐深，高年静养为宜。

鲜苁蓉一两，茯苓、陈皮（盐水炒）、枳壳、青盐半夏、当归（酒炒）、沉香（磨冲）。

柳宝诒按：此病已深，用药虽合，未必能愈矣。

再诊：津枯气结噎膈，苁蓉丸是主方。

前方加柏子仁（炒）、雪羹煎。每日用柿饼一个，饭上蒸软，随意嚼咽。（《柳选四家医案·环溪草堂医案·中卷》）

◆ 反胃

朝食暮吐，完谷不化，病成反胃。始由寒疝，腹中结块，气从少腹上攻，胃脘作痛，吐酸而起。此中下之阳气不振，肝木侮脾，脾不磨化，幽门不通，大便艰涩。法以温运通阳。

鲜苁蓉（漂淡去甲）一两五钱，半夏、陈皮、枳壳、沉香、柏子仁、桂心、牛膝、吴萸、干姜。（《柳选四家医案·环溪草堂医案·中卷》）

反胃而兼浮肿，小便茎中微痛。此中焦阳气不运，而下焦有湿热也。

荸荠（磨汁）三匙，姜汁三匙，韭根汁三匙，藕汁三匙，黄牛乳煎饮两怀。

另用沉香末一钱，血珀一钱，研末分六服。

再诊：《内经》云：三阳结为之膈，三阴结为之水。此证反胃而兼浮肿，是三阴三阳俱结也。阴阳俱结，治法极难。前方用荸荠牛乳饮，调服沉香、血珀末，拨动其阴阳俱结之气，幸反胃之势已平，是其三阳之结已解。今腹满虽宽，而腿足之肿仍若，是三阴之结犹未解也。盖太阴无阳明之阳，少阴无太阳之阳，厥阴无少阳之阳，则阴独盛于内，而阳气不通。阳气凝涩，膀胱不化而水成焉。其脉沉细，盖重阴之象也。凡补脾崇土，温润通阳，如理中、肾气丸之属，固亦合法，然不若周慎斋和中丸之制为尤妙。以其用干姜，能回阳明之阳于脾，肉桂回太阳之阳于肾，吴萸回少阳之阳于肝。则三阳气胜，而三阴之结解，水自从膀胱出矣。

周慎斋和中丸：

干姜二两（切片作四分，一分用人参五钱煎汤浸拌，收干，炒黑；一分用青皮二钱煎汤拌，炒黑；一分用陈皮三钱煎汤拌，炒黑；一分用苏叶二钱五分煎汤拌，炒黑），肉桂（去皮）一两（切片作四分，一分用益智仁一钱五分研，同煮收干；二分用泽泻二钱五分煎浓汤，同煮收干；一分用茴香一钱五分，同煮收干；一分用补骨脂二钱五分研，同煮收干），吴萸五钱（作二分，一分用薏仁五钱煎汤拌炒；一分用青盐五钱煎汤拌，炒黄），党参（元米炒）一两，茯苓（焙）一两，制半夏（炒）一两，甜杏仁一两，茅术三钱（用米泔同浸，煮干，去泔用茅术）。

上药为末，用神曲二两磨粉，煮糊捣丸，每朝服一钱，暮服五分，用薏仁三钱，陈皮五分煎汤送下。

柳宝诒按：议论精当，方法亦清彻灵活。此等方案，固自可法可传。案中论病，颇合机宜。惟所解《内经》三阴三阳等语，却与经旨不合。（《柳选四家医案·环溪草堂医案·中卷》）

坤土阳微湿胜，腹中不和，用平胃理中合剂。

焦术、川朴、陈皮、炙草、党参、炮姜、茯苓、延胡。

原注：方中横插延胡一味，想其中兼有瘀凝也。

柳宝诒按：立方老洁。

再诊：前投温中运湿，腹中呱呱有声，朝食则安，暮食则滞，卧则筋惕肉润，时吐酸水。中土阳微，下焦浊阴之气上逆，病成反胃。温中不效，法当益火之源。舍时从证，用茅术附子理中汤，合真武汤意以治之。

茅术、附子、炮姜、炙草、陈皮、茯苓、生姜。

柳宝诒按：较前方深一层，是亦一定步骤。(《柳选四家医案·环溪草堂医案·中卷》)

◆ **泄泻**

泄为脾病，呕为胃病，脾胃属土，居中而司升降。脾宜升，不升则泄；胃宜降，不降则呕；土衰则木横，木横而土益衰。高年当此，颇虑土败木贼。古人治肝，当先实脾。况兹土弱，尤当先补其中，稍佐平肝可也。

理中汤加茯苓、橘饼。

柳宝诒按：案语理明词达，方法切实不浮。但既有呕恶见证，则半夏似不可少。拟再加木瓜、白芍、砂仁。(《柳选四家医案·环溪草堂医案·上卷》)

◆ **腹痛**

便血之后，余瘀凝于肝络，余热留于小肠，故少腹疼而小便热痛也。化瘀泄热为治。

桃仁(炒黑)、丹皮、鲜生地、木通、黑栀、滑石、归身、楂炭、生蒲黄、新绛。

另，回生丹一粒。

柳宝诒按：理法双清。(《柳选四家医案·环溪草堂医案·中卷》)

腹痛便溏，脾阳弱也；周身疼痛，卫阳弱也。补中土，益卫气，黄芪建中汤主之。

黄芪、桂枝、白芍、白术、炙草。

柳宝诒按：方案俱老。(《柳选四家医案·环溪草堂医案·中卷》)

腹中痛甚则有块，平则无形，每每呕吐酸水。此属中虚阳气不运，当与大建中汤。

党参、蜀椒、干姜、金橘饼。

柳宝诒按：简明切当，如老吏断狱。(《柳选四家医案·环溪草堂医案·中卷》)

三四年来，腹痛常发，发则极甚，必数日而平。此脾脏有寒积，肝经有湿热，故痛发则腹中觉热。拟温脾法，兼佐凉肝。

金铃子、延胡、陈皮、茯苓、白术、川椒、干姜、白芍（吴萸炒）、神曲、砂仁。

再诊：腹中寒热错杂而痛，古方越桃散最妙；变散为丸，常服可耳；稍为加减，以合体气。

干姜、山栀、吴萸、白芍、炙草。

共为末，神曲糊丸，每服三钱，开水送下。

原注：越桃散惟姜、栀二味。加吴萸、白芍者，复以戊己法也。甘草者，取其调和也。

柳宝诒按：病邪错杂，用药却须一钱乃佳。如此丸方，即合法也。(《柳选四家医案·环溪草堂医案·中卷》)

用五积合通圣温通散寒，便通而痛未止，脉迟，喜食甜味，痛在当脐，后连及腰，身常凛凛恶寒。此中虚阳弱，寒积内停。拟通阳以破其沉寒，益火以消其阴翳。

四君子去甘草，加肉桂、附子、木香、乌药、苁蓉、玄明粉。

柳宝诒按：方中玄明粉一味，不甚妥恰，拟去之。(《柳选四

家医案·环溪草堂医案·中卷》）

左寸关搏指，心肝之阳亢；右脉小紧，脾胃之虚寒。是以腹中常痛，而大便不实也。病延四月，身虽微热，是属虚阳外越。近增口舌碎痛，亦属虚火上炎，津液消灼，劳损何疑。今商治法，当以温中为主，稍佐清上，俾土厚则火敛，金旺则水生。古人有是论，幸勿为世俗拘也。

党参、於术、茯苓、甘草、炮姜、五味子、麦冬、灯心。

柳宝诒按： 此阴亏而虚火上炎之证也。方以理中合生脉法，温中清土，两面都到。所云土厚则火敛，金旺则水生，见理极精，非浅学所能学步。（《柳选四家医案·环溪草堂医案·上卷》）

◆ 腹胀（腹满）

病由肝郁，木横克土，湿热不化。先有淋浊，愈后渐渐腹胀，左胁微觉隐痛，身微有热，脉象细弦。木郁不达，虑延臌胀，勿轻视之。

柴胡、茯苓、白术、香附、川芎、山栀、神曲、丹皮、白芍、青皮、川朴、香橼。

另，左金丸。

柳宝诒按： 立方精当，虽不见出色，而已恰到好处。（《柳选四家医案·环溪草堂医案·下卷》）

疟后湿热内蕴于脾胃之中，热上蒸而为口糜，湿内蕴而为腹胀。拟和中清化湿热为法。

川连（酒炒）、川朴、焦曲、赤苓、枳壳、大腹皮、泽泻、陈皮、黑栀、砂仁。

柳宝诒按： 案方俱平正通达，特未知能否奏效耳。（《柳选四家医案·环溪草堂医案·下卷》）

先腹痛数日，遂至小便不利，少腹胀满如鼓。今已半月，屡用通利之药，小便虽通不爽，少腹胀满益甚，诊脉弦紧，舌苔白腻，饮食少纳，身无寒热，大便频泄，黏腻如痰。此中阳不足，水湿泛溢，膀胱气化无权。法当温土以御水寒，通阳以化湿浊。

干姜（炒黄）、肉桂、茯苓、泽泻、茅术、木香、茴香。

柳宝诒按：因舌腻便痰，故知其为寒湿。惟先曾腹痛，则方中又宜兼通气分。拟再加牛膝、乌药。

再诊：张先生用平胃化胃中之湿浊，五苓通膀胱之气化，简净的当，无从增损。愚意复入半夏一味，暗合通彻阴阳之路，使水湿痰涎从小便出，是亦古人加减成方之心法也。

半夏、茅术、川朴、陈皮、甘草、茯苓、猪苓、肉桂、泽泻。
（《柳选四家医案·环溪草堂医案·下卷》）

暑湿挟积，阻滞肠胃，中州不运，大腹骤满，腹中时痛，痛则大便黏腻，色红似痢，小水短少，诊脉沉而滑数，是积之征也。拟大橘皮汤送下木香槟榔丸。

橘红、白术、赤苓、泽泻、猪苓、大腹皮、滑石、木香、砂仁、川朴。

另，木香槟榔丸三钱。

柳宝诒按：病兼滞利，故须先从肠腑疏导。

再诊：气与水相搏，大腹骤满，小便不利，大便欲泄而不泄。法以疏气逐水。

香薷、茴香、泽泻、枳壳、赤苓、莱菔子、甘遂、大戟、黑丑、白丑、生姜。

柳宝诒按：此方专逐水积，力量颇猛，想其正气尚旺，故可放手用之。（《柳选四家医案·环溪草堂医案·下卷》）

营阴虚，则气火易升；肝木横，则脾土受侮。腹满头晕，肝脾之病；耳鸣喉燥，虚火之愆。阴虚生内热，肾虚故腰痛。拟补阴潜阳，扶土抑木法。

生地（砂仁炒）四两，茯苓（烘）三两，山药（炒）三两，萸肉（酒炒）三两，丹皮（酒炒）二两，泽泻（炒）三两，龟板（炙）三两，沙苑（盐水炒）三两，党参（炒）三两，杜仲（盐水炒）三两，归身（酒炒）三两，白芍（炒）二两，石决明（煅）四两。

上药为末，炼蜜打和为丸，晒干，泛上后药：香附三两（分三分，一分盐水炒，一分醋炒，一分蜜水炒），陈皮（盐水炒）七钱，沉香三钱，神曲一两。

上药为末，用橘叶汤泛上前丸为衣。

柳宝诒按： 以补药为丸，而以和气之药末，泛上为衣，与喻嘉言药用外廓之意相合。虽无精义可取，而心思灵巧，可备一格。（《柳选四家医案·环溪草堂医案·上卷》）

◆ **痢疾**

奔走远行，伤饥饮酒，脾胃受病，病成休息下痢，痢经两载不愈。许学士香茸丸最妙，但嫌其价昂，且药肆无此现成丸料。今姑师其意而变汤服。

木香、丁香、杜仲、当归、白芍、炮姜、茯苓、砂仁、鹿角霜、菟丝饼。

柳宝诒按： 此脾肾两治，而专重于肾者。查原方皆用鹿茸、沉香、麝香，无用丁香者。煎剂中宜改用沉香为稳。（《柳选四家医案·环溪草堂医案·下卷》）

便痢白腻，如水晶鱼脑色，小便不利，少腹偏右板窒，诸医以为肠痈，固亦近是。然考肠痈为病，有寒有热。《金匮》并出二方，如大黄牡丹汤、薏仁附子败酱散，概可见矣。此证则属寒积。试观脉弦紧而不数，面色青而不渴，是其征也。鄙意宜用温通，备候商订。

肉桂五苓散加砂仁、楂肉。

再诊：温通已效，仍从前法。

原方：加炮姜、木香。

三诊：欲溺不爽，溺后气向下坠，便痢白腻虽稀，然腰尻酸痛如折，全属阳虚气陷之象。仿东垣意，参入前法。

党参、升麻、肉桂、茯苓、泽泻、冬术、炮姜、木香、诃子煨、砂仁、鹿角。

原注：此证并非肠痈，乃寒积下痢耳。因诸医皆云，余只得委曲周旋。但从肠痈为病有亥有热，轻轻转笔，折入温通方法，既不碍诸医，又与病相合，不得不然之事也。此方连服三剂，大便白腻全无，脾胃已起。

柳宝诒按：认证已确，用药自然针芥相投。（《柳选四家医案·环溪草堂医案·下卷》）

从来肺有积热者，大肠必燥，以相为表里故也。三五年来，屡发喉证，肺热可知。今秋龈肿出血，多服凉药及西瓜等物，遂患下痢赤白，常有干粪夹杂其中，延及百日。近见坚栗，而痢反更甚，此必有故。夫脾受瓜果之寒湿，既下流于大肠而为痢，则大肠之燥当除。今独不然，竟若燥与湿，各树旗帜，相为掎角之势。岂非以脾属中上而主湿，大肠属燥金而主津，津宁则燥益坚，脾虚则湿愈甚耶。昔秦氏论痢，有湿火伤气，燥火伤血之分，此则湿燥两伤。拟撰一方，润燥兼行，气血兼理，或通或塞，均非所宜。

全瓜蒌六钱，当归一钱五分，木香五分，川连（酒炒）五分，甘草四分，升麻三分，藕一两，陈火腿足骨（炙灰）一钱。

柳宝诒按：论病切实不浮，方亦稳适。微嫌气分药尚少，恐机关不能灵动耳。（《柳选四家医案·环溪草堂医案·下卷》）

伏暑湿热之邪，挟积内蕴，胸痞呕恶，发热舌燥，通腑之后，变为下痢。痢色红白腻冻，仍然痞塞呕恶，饮食不纳，势成噤口重证。须得胃开纳谷，痢减不呕为妙。阅诸高明方，层次转折，各有主意。姑拟一方商正。

川连（酒炒）五分，黄芩（酒炒）八分，白芍（炒）钱半，青皮八分，川朴五分，陈皮（盐水炒）八分，神曲三钱，茯苓三钱，北沙参四钱，砂仁八分，生熟谷芽各二钱，玫瑰花二朵。

原注：此病嫌其两脉虚濡，脾胃元气大弱，似乎宜参入扶正为善。然下痢一证，古称滞下，起于湿热居多，早补早敛，往往受累。此河间苦辛宣通腑滞之法，所以为痢门必采之方。若夫深刻工夫，补阴补阳，治脾治肾，都为久痢而设，尚非此时议论，所以宁落轻浅，不用深重之剂。盖行之自迩之意云尔。

柳宝诒按：阅是方者，有病重药轻之疑，故方后申言其意。（《柳选四家医案·环溪草堂医案·下卷》）

肝胃不和，湿热积滞为痢。延及半载，仍然腹痛脘胀恶心。治以苦辛，泄肝和胃，佐以分消运化。

川连、茯苓、川朴、木香、楂肉、陈皮、青皮、赤苓、白芍、砂仁。

另，驻车丸二钱，乌梅丸一钱，和服。

再诊：痢减，腹中犹痛，肝胃不和也。现值经来，脉弦寒热。血虚木郁，拟以养血疏肝。

归身、白芍、香附、茯苓、冬术、木香、陈皮、神曲、川芎、生熟砂仁。

另，驻车丸一钱，乌梅丸一钱，归脾丸一钱，和服。

柳宝诒按： 前后两方，均亲切不浮。此方中可加醋炙柴胡五分，醋炒青皮一钱。（《柳选四家医案·环溪草堂医案·下卷》）

红痢三年，腹中结块，板硬不移，按之则痛，漉漉有声，即便下利。此瘀凝寒积，久留于肠腑，当以温通下之。

川附、当归、苍术炭、枳实炭、地榆炭、茯苓、通草、桃仁（炒黑）、大黄。

柳宝诒按： 温通瘀积，方极稳当。惟病久正伤，或再加扶正之品，更为周到。（《柳选四家医案·环溪草堂医案·下卷》）

红痢匝月，仍然腹痛后重。据云先曾发疟三次，此属中虚表邪传里。现今脉细肢寒，中焦阳气已弱，小便艰难，膀胱气化又钝。拟连理兼化其湿热，柴冬以解其表邪，是亦表里两解之法也。

柴胡、桂枝、茯苓、泽泻、川连、木香、党参、白术、炮姜、炙草、砂仁。

柳宝诒按： 论病立方，均熨帖老到。此理中汤加香连，五苓散加柴胡。（《柳选四家医案·环溪草堂医案·下卷》）

痢而滑脱，证已险逆。温固脏真，一定成法。然须得效，庶可回春。

熟地、杞子、龙骨、茯苓、萸肉、苁蓉、杜仲、乌梅、炙草、山药、鹿角胶（赤石脂炒）、龟板（禹余粮炒），谷芽煎汤代水。

柳宝诒按： 用药极其切当，惟病象已深，未识能挽回否？（《柳选四家医案·环溪草堂医案·下卷》）

《脉经》云：代则气衰，细则气少，多指阳气而言。今下痢而得是脉，脾肾之阳微特著，况形衰畏冷，而小便清长乎。惟下痢赤者属血分，腹中痛者为有积，立方当从此设想。盖寻其罅而通之补之，亦治病之巧机也。

附子枳实理中汤送下驻车丸。

柳宝诒按：看病于虚中求实，极其精审，方亦的当。(《柳选四家医案·环溪草堂医案·下卷》)

疟邪挟积，内陷为痢，痢下红腻，腹中阵痛，舌苔黄，疟势仍来，形容大削。元气内亏，虑有变端，治之不易。

神曲、川朴、茯苓、秦皮、川连、黄芩、白头翁、柴胡、白芍、枳实、炙草。

柳宝诒按：此白头翁汤合四逆散。是由疟转痢，湿热挟积之的方。(《柳选四家医案·环溪草堂医案·下卷》)

休息下痢，延及半载，色红而黏，脉弦。是风邪久羁于肠脏营分之中，而莫能出。近日畏风身热，是又感新风于外也。补中升阳，兼凉血为法。

党参、白术、防风、蚕沙、茯苓、升麻、神曲、砂仁、陈皮、炙草、椿根皮炭。

另，驻车丸。

柳宝诒按：方中于新感一层，未曾顾到。肠中有风邪，惟蚕沙能治之，煎方中宜加黄芪。(《柳选四家医案·环溪草堂医案·下卷》)

阳枢之疟邪，转入阴枢为痢，痢色红而后重气坠，肛门觉热，是下焦广肠有热也，白头翁法甚当。然今疟止又来，仍从阴枢达出阳枢立法，佐以和中，使以泄热。

四逆散、异功散、黄芩汤，加生熟谷芽。

柳宝诒按：推论病机，转折极清，立方自然熨帖。(《柳选四家医案·环溪草堂医案·下卷》)

◆ 胁痛

脏邪，惟虚则受之，则实则不受；惟实者能传，而虚则不传。仲景云：肝病实脾，治肝邪之盛也；《内经》云：肝病缓中，治肝体之虚也。此证肝气有余，肝血不足，法宜两顾为得。

归身、白芍、沙苑、杞子、冬术、茯神、青皮、陈皮、香附、金铃子、砂仁。

柳宝诒按： 议论确凿，非胸中有一古书者不能道；方亦精到。方中归、芍、杞、苑，所以养肝血；青、陈、香、铃，所以疏肝气。药品看似平常，用意恰已周到。（《柳选四家医案·环溪草堂医案·上卷》）

烦劳罢极则伤肝，肝伤则气逆而上迫，为胁痛，为咳嗽，秦氏所谓先胁痛而后咳者，肝伤肺也。治法不在肺而在肝，夏令将临，恐有失血之虞。

旋覆花、桃仁炭、杏仁、川贝、苏子、冬瓜子、黑山栀、丹皮、郁金、薏仁、枇杷叶。

柳宝诒按： 审案清彻，立方谛当，愚意再加归须、桑白皮、白芍。（《柳选四家医案·环溪草堂医案·上卷》）

◆ 黄疸

伏暑湿热为黄。腹微满，小便利，身无汗。用麻黄连翘赤小豆汤。

麻黄、连翘、豆豉、茵陈、赤苓、川朴、枳壳、通草、神曲、杏仁，赤小豆煎汤代水。

柳宝诒按： 此湿热在表而无汗者。（《柳选四家医案·环溪草堂医案·中卷》）

两目及身体皆黄，小便自利而清。此属脾虚，非湿热也，名曰虚黄。

黄芪四两，白芍三两，地肤子二两，茯苓四两，酒浸服。

柳宝诒按： 此疸病中另自一种，以小便清利为据。证不多见，录之以备一格。（《柳选四家医案·环溪草堂医案·中卷》）

面黄，无力，能食气急，脱力伤脾之证也。用张三丰伐木丸加味。

皂矾一两（泥上包固，置糠火中煨一日夜。取出候冷。矾色已红，去泥土净），川朴五钱，茅术一两（米泔浸切炒），制半夏一两，陈皮二两（盐水炒），茯苓一两，炙甘草五钱，共研细末。用大枣肉煮烂为丸，每服二钱，开水送下，饮酒者酒下。此方颇效。

柳宝诒按： 此方以皂矾为君。合以平胃、二陈，明为消除垢积之剂。案云脱力伤脾，便与此方不合。当云脱力脾困，瘀湿不化乃合。然此方用之颇灵，其功效自不可掩。（《柳选四家医案·环溪草堂医案·中卷》）

三疟止而复作，腹满平而又发。今目黄脉细，面黑溺少，防延黑疸。然瘅而腹满者难治，姑与分消。

茵陈、山栀、赤苓、滑石、陈皮、大腹皮、附子、通草、麦芽、瓜蒌皮。

再诊：面色黧黑，腹满足肿，脉沉而细。此脾胃之阳不化，水湿阻滞于中。证防增重，且与通阳渗湿。

肉桂（去粗皮研五分）、茯苓、猪苓、泽泻、大腹皮、白术、川朴、广皮、神曲、细辛、麦芽。

柳宝诒按： 此肉桂五苓散加味，温中疏湿。前人所谓阴黄，想即指此等证而言。（《柳选四家医案·环溪草堂医案·中卷》）

◆积聚

崩后不时寒热，腹中有块，口发牙疳。营虚有火，气虚有滞，调之补之。

党参、陈皮、当归、白芍、丹皮、茯苓、麦冬、玄参、黑栀、女贞子、建莲肉。

再诊：血虚木横，两胁气撑胀痛，腹中有块，心荡而寒热，病根日久，损及奇经。经云：冲脉为病，逆气里急；任脉为病，男病女瘕；阳维为病苦寒热，阴维为病苦心痛。合而参之，谓非奇经之病乎，调之不易。

党参、黄芪、当归、白芍、沙苑、茯神、杞子、香附、陈皮、白薇、紫石英。

柳宝诒按：拟再加牛膝、青皮、沉香。

三诊：和营卫而调摄奇经，病势皆减。惟腹中之块未平，仍以前法加减。

前方去杞子，加砂仁、冬术。

柳宝诒按：古无专属奇经之病，亦无专入奇经之药。考《内经》八脉行度，及前贤议论，均谓十二经气血有余，则溢入奇经，有病者亦必日久病深，由正经而侵入之。然则用药治病，自当仍以正经为主。学者须明此意，勿为近贤议论所蒙也。（《柳选四家医案·环溪草堂医案·下卷》）

病由肝气横逆，营血不调。腹中结瘕，脘胁攻痛，渐致食减内热，咳嗽痰多，当脐动跳，心悸少寐，口干肠燥。是皆血痹虚劳之象，极难医治。姑仿仲景法。

党参、茯苓、枣仁、乳香、没药、桃仁、当归、川贝、香附、地鳖虫（酒炙）、白蜜。

再诊：前方养营化瘀，得下血块两枚。腹满稍软，内热咳嗽未减。今且和营启胃，退热止咳，再望转机。

党参、茯苓、丹参、陈皮、川贝、杏仁、当归、阿胶、血余炭、地鳖虫。

柳宝诒按：前两方仿《金匮》血痹治法，确有见地。后来咳嗽不止，已属内热伤肺之象；腹中满痛，肝气不平也。愚意仍用润肺疏肝，清阴养血法治之。（《柳选四家医案·环溪草堂医案·中卷》）

肝之积在胁下，名曰肥气。日久撑痛，痼疾难图。

川楝子、延胡、川连、青皮、楂炭、归须、五灵脂、莪术、三棱、茯苓、木香、砂仁。

柳宝诒按：用药精当。

再诊：左胁之痛已缓，夜增咳嗽寒热。邪气走于肺络，拟肺肝同法。

旋覆花、三棱（醋炒）、杏仁、茯苓、川楝子、猩绛、款冬花、莪术（醋炒）、半夏、陈皮、青葱管、归须。

柳宝诒按：畅气疏瘀，平肝通络。此等证，用药不过如是。（《柳选四家医案·环溪草堂医案·中卷》）

久患休息下痢，或作或辍。四月下旬，痢止数日，忽然气攻，胸腹板痛，上下不通，几乎发厥。及至大便稍通，板痛递减。匝月以来，大便仅通三次，今又不通十余日矣。而其脘中之板痛者，结而成块，偏于右部，是脾之积也。脉极细而沉紧，面色晦滞。阳气郁伏，浊阴凝聚。当与温通。

附子、干姜、川朴、陈皮、茯苓、香附、延胡、大腹皮。

另，东垣五积丸、沉香化气丸。

再诊：大便已通，脘腹之块未化，脉象沉弦而紧，面色之晦滞已明。阳光一睨，阴凝渐通之象，仍以温通。

附子、干姜、陈皮、茯苓、木香、砂仁、通草、水红花子、白蛳螺壳。

柳宝诒按： 凡阳气郁伏者，与阳虚不同。于温药中宜兼清泄之意，乃妥。（《柳选四家医案·环溪草堂医案·中卷》）

脉迟细，脘中有块，纳食撑胀，腹中漉漉有声，嗳腐吞酸，大便坚结，此脾胃有寒积也。当以温药下之，仿温脾法。

茯苓、大黄、附子、干姜、桂木、川朴、陈皮、枳实、半夏。

柳宝诒按： 小承气合二陈，加姜、桂、附，驱寒饮，导积滞，立方简当。（《柳选四家医案·环溪草堂医案·中卷》）

脉右关滑动，舌苔黄白而腻，是痰积在中焦也。左关弦搏，肝木气旺，故左肋斜至脐下，有梗一条，按之觉硬，乃肝气入络所致。尺寸脉俱微缓，泄痢一载，气血两亏，补之无益，攻之不可，而病根终莫能拔。病根者何？痰积、湿热、肝气也。夫湿热痰积，须藉元气以运之外出。洁古所谓养正积自除，脾胃健则湿热自化，原指久病而言。此病不为不久，攻消克伐，何敢妄施。兹择性味不猛而能通能化者用之。

人参、茯苓、於术、青陈皮、炙草、泽泻、枳壳、神曲、茅术、当归（土炒）、白芍（吴萸三分煎汁炒）、黄芪、防风根。

柳宝诒按： 拟加金铃、延胡、木瓜以疏肝，较为周到。

又丸方：制半夏三两（分六分，一分木香二钱煎汁拌炒，一分白芥子二钱煎汁拌炒，一分乌药三钱煎汁拌炒，一分金铃子三钱煎汁拌炒，一分猪苓二钱煎汁拌炒，一分醋拌炒。炒毕，去诸药，仅以半夏为末，入雄精三钱，研末），麝香一分，独头蒜三个（打烂），用醋一茶杯打和为丸，每晨服一钱五分，开水送下。

柳宝诒按： 丸药制法精巧，开后学许多悟境。（《柳选四家医

案·环溪草堂医案·中卷》)

脐以上有块一条，直攻心下作痛，痛连两胁。此属伏梁，为心之积，乃气血寒痰凝聚而成。背脊热而眩悸，营气内亏。法以和营化积。

当归、半夏、瓦楞子、香附、丹参、茯神、陈皮、木香、川楝子、延胡、砂仁。

柳宝诒按：方亦平稳熨帖。

再诊：投和营化积，伏梁之攻痛稍缓，而脊背之热亦减。久延络虚，当以缓图，无事更张，仍从前制。

前方去茯神、瓦楞子、木香，加茯苓、玫瑰。(《柳选四家医案·环溪草堂医案·中卷》)

前年秋季患伏暑，淹缠百日而愈，病中即结癥积，居于左胁之下。入春以来，每至下午必微热，清晨必吐痰，食面必溏泄。此必当时热邪未尽，早进油腻面食，与痰气互相结聚于肝胃之络。当渐消之，否则或胀或臌，均可虑也。

柴胡(盐水炒)、青皮(巴豆同炒黄，去豆)一两、三棱(醋炒)五钱，雄黄一两，大黄(皂荚子三粒同炒黄去子)一两，莪术(醋炒)五钱。

上药为末，神曲糊丸，每服一钱，橘红汤下。午后服六君子丸三钱。

柳宝诒按：用药思路可取。(《柳选四家医案·环溪草堂医案·中卷》)

前年小产，恶露数日即止，因而腹痛结块，心神妄乱，言语如颠，此所谓血风病也。胞络下连血海，上系心胞，血凝动火，火炽生风，故见诸证。诊脉弦搏，肝阳有上亢之象，防加吐血。治法当以化瘀为先，稍佐清火可也。

丹参、延胡、五灵脂、川连、川贝、赤苓、蒲黄、黑栀、芜蔚子、香附。

另，回生丹一粒。

柳宝诒按：疏证病源，切实指点，与肤浮影响者不同。（《柳选四家医案·环溪草堂医案·下卷》）

少腹结块，渐大如盘，上攻则痛，下伏则安。此属肠覃，气血凝滞而成。拟两疏气血法。

香附、丹参、红花、当归、泽兰、桃仁、延胡、广皮、砂仁、五灵脂。

另大黄䗪虫丸，每服二十粒。（《柳选四家医案·环溪草堂医案·中卷》）

少腹两旁结块，渐大渐长，静则夹脐而居，动则上攻至脘，旁及两胁，八九年来如是。据云当年停经半载，皆疑为孕，及产多是污秽臭水，嗣后遂结此块。想系水寒气血瘀聚而成，当溯其源而缓图之。

甘遂（面包煨）三钱，香附（盐水炒）一两，三棱（醋炒）一两，莪术（醋炒）一两，桃仁（炒）五钱，肉桂（另研）一钱，五灵脂（醋炒）五钱，地鳖虫（酒浸）廿一个，川楝子（巴豆肉七粒同炒去豆）五钱。共研末，炼蜜为丸，每服十丸，一日三服。

柳宝诒按：久病缓攻，方法颇稳。（《柳选四家医案·环溪草堂医案·中卷》）

心之积，名曰伏梁。得之忧思而气结也。居于心下胃脘之间，其形竖直而长，痛发则呕吐酸水，兼夹痰饮、肝气为患也。开发心阳以化浊阴之凝结，兼平肝气而化胃中之痰饮。

桂枝、半夏、川连（吴萸炒）、茯苓、陈皮、蔻仁、郁金、延胡、川楝子、石菖蒲、瓦楞子。

柳宝诒按：论病立方，精到熨帖。(《柳选四家医案·环溪草堂医案·中卷》)

血虚而有瘀，气虚而有滞。血虚则心跳，血瘀则少腹结块，且多淋带。气虚故无力，气滞故胸胀满也。补而化之，调而理之。

党参、川芎、茯神、陈皮、川断、归身、香附、白芍、木香、砂仁、玫瑰花。

柳宝诒按：补而不滞，畅而不克，此之谓调理。此等方看似寻常，其实颇费斟酌。(《柳选四家医案·环溪草堂医案·上卷》)

◆ **鼓胀**

腹暴胀而足肿，纳食则胀益甚。湿热挟气，填塞太阴，臌胀重证。

川朴、赤苓、大腹皮、青皮、泽泻、枳壳、楂炭、黑丑、甘遂（面包煨）、通草、姜皮。

再诊：腹满稍宽，足仍浮肿。运脾化湿，冀其渐平。

川朴、茯苓、大腹皮、椒目、泽泻、通草、陈皮、黑丑、苍术、神曲、枳壳、姜皮。

三诊：腹满月余，得食则胀甚。两进攻消运脾之法，胃脘之胀已松，大腹之满未化，再议疏通消导。

旋覆花、五加皮、泽泻、鸡内金、赤苓皮、槟榔、木香、黑丑、通草、砂仁。

柳宝诒按：此三方，治腹胀之由乎湿积者，初起通用之法。(《柳选四家医案·环溪草堂医案·下卷》)

痢后阳虚，水湿不化，腹满面浮足肿，面色青黄，脉细，虑延臌胀重证。拟温通脾肾之阳，疏利决渎之气，冀其胀消肿退为妙。

川附、肉桂、白术、泽泻、茯苓、猪苓、川朴、陈皮、通草、冬瓜皮。

柳宝诒按：病后阳虚肿胀，故用胃苓法，加温运之品。（《柳选四家医案·环溪草堂医案·下卷》）

痞块，由大疟日久而结，多因水饮痰涎与气相搏而成，久则块散腹满，变为臌胀，所谓癖散成臌也。脉细如丝，重按至骨乃见弦象，是肝木乘脾也。口干，小便短少，是湿热不运也。匝月腹日加大，急宜疏通水道，泄木和中。

五苓散加川朴、川连（姜汁炒）、青皮、陈皮、大腹皮、木香、车前子、通草。

另，服古方厚朴散。川朴（姜汁炒）三钱，枳壳三钱（巴豆七粒合炒黄去巴豆），木香（晒干研）三钱，青皮（醋炒）三钱，陈皮（盐水炒）三钱，甘遂（面包煨）三钱，大戟（水浸晒干）三钱，干姜（炒黄）三钱，共为末，每服一钱，用砂仁、车前子泡汤调下。

柳宝诒按：此治癖散成臌之妙剂。凡遇此等大证，必乘早图治；若日久正虚，便费周张矣。录此以为临证者一隅之取。（《柳选四家医案·环溪草堂医案·下卷》）

气郁于胸为膈，气滞于腹为臌。饮食不纳，形肉顿瘦。阴气凝聚，阳气汩没，脉细如丝，将何疗治？姑与扶正培土，通阳化气为法。

党参、熟附、肉桂、泽泻、白术、茯苓、大腹皮。

另，来复丹一钱。

柳宝诒按：病已造乎极重，此方药力之猛足以制之，从此得效，尚可勉图。（《柳选四家医案·环溪草堂医案·下卷》）

◆ 头痛

情怀郁勃，肝胆风阳上升。右目昏蒙，左半头痛，心嘈不寐，饥而善食。内风掀旋不熄，痛势倏忽无定，营液消耗，虑其痉厥。法以滋营养液，清熄肝阳。

大生地、玄精石、阿胶、天冬、羚羊角、石决明、女贞子、滁菊、钩钩、白芍。

再诊：服滋阴和阳法，风阳稍熄。第舌心无苔，心嘈善饥。究属营阴消烁，胃虚而求助于食也。议滋柔甘缓。

大生地、石决明、麦冬、阿胶、火麻仁、女贞子、洋参、白芍、茯神、橘饼。

柳宝诒按：此养阴柔肝之正法，与前人复脉、定风、阿胶鸡黄等法，用意相合。(《柳选四家医案·环溪草堂医案·下卷》)

伏邪挟积，但热不寒，头痛鼻血，便泄稀水。表里两室，而热甚于里。拟清里解表法。

葛根芩连汤加豆豉、连翘、枳实、黑栀。

原注：鼻血，便泄稀水，知其为热。不用犀角者，其舌苔白也；不用大黄者，其脘腹按之不痛也。

柳宝诒按：此证专意解表，相因未得汗解故也。(《柳选四家医案·环溪草堂医案·中卷》)

◆ 眩晕

久患肝风眩晕，复感秋风成疟。疟愈之后，周身筋脉跳跃，甚则发厥。此乃血虚不能涵木，筋脉失养，虚风走络，痰涎凝聚所致。拟养血熄风，化痰通络。

制首乌、紫石英、白蒺藜、半夏、茯神、羚羊角、石决明、煨天麻、枣仁、洋参、陈皮、竹沥、姜汁。

柳宝诒按：归芍似不可少。（《柳选四家医案·环溪草堂医案·上卷》）

营阴内亏，头眩心嘈，下午微寒内热，能食无力。胃中有热则消谷，脾虚气弱则无力也。

党参、沙苑、茯苓、川连、枣仁、知母、女贞子、白芍、冬术、麦冬、竹茹。

柳宝诒按：此虚损初萌之候，因脾虚气弱，未便滋补耳。（《柳选四家医案·环溪草堂医案·上卷》）

◆ 中风

两手关脉，皆见一粒厥厥动摇之象。此土虚木胜，内风动跃之候也。左半肢体，麻木不仁，头眩面麻，病属偏枯，虑延仆中。

首乌、当归、白芍、茯苓、陈皮、秦艽、菊花、天麻、石决明、钩钩、刺蒺藜、桑枝。

再诊：动摇之脉大减，内风有暗熄之机，左手屈伸稍安，左足麻木未和。拟补肾生肝，为治本之计。

地黄饮子（地、山萸、斛、苁、桂、附、麦冬、姜、五味、菖蒲、远志、茯、巴戟、枣）去桂、附。

柳宝诒按：未雨绸缪，故易于奏效。两方用药，亦能与病机宛转相赴。（《柳选四家医案·环溪草堂医案·上卷》）

年已六旬，肾肝精血衰微，内风痰涎走络，右偏手足无力，舌强言涩，类中之根萌也。温补精血，兼化痰涎，冀免偏枯之累，然非易事也，耐心调理为宜。

苁蓉、巴戟、茯神、木瓜、半夏、枸杞（盐水炒）、远志（甘草汤制）、海风藤、茱萸（酒炒）、牛膝、杜仲（盐水炒）。

柳宝诒按：此与下条均因有类中之萌。作未雨绸缪之计，故用药力求平稳，不敢喜事以邀功也。(《柳选四家医案·环溪草堂医案·上卷》)

肾藏精而主骨，肝藏血而主筋，肾肝精血衰微，筋骨自多空隙，湿热痰涎，乘虚入络，右偏手足无力，舌根牵强，类中之根。温补精血，宣通经络，兼化痰涎，守服不懈，加以静养，庶几却病延年。

苁蓉、党参（元米拌炒）、牛膝、半夏、杞子（盐水炒）、陈皮、续断、茯苓、巴戟、桑枝。

又丸方：苁蓉二两（酒煮烂捣入），党参三两（元米炒），熟地四两（砂仁末拌陈酒蒸烂捣入），麦冬二两（去心，元米炒），枣仁三两（炒研），巴戟三两（盐水炒），归身二两（酒炒），萆薢三两（炒），首乌四两（制炒），茯神三两，牛膝三两（盐水炒），半夏二两，天冬二两（去心，元米炒），陈皮二两五钱，杜仲三两（盐水炒），虎骨三两（炙），菖蒲一两，杞子四两（盐水炒）。

上药各选道地，如法制炒，共研细末，用竹沥四两，姜汁三两，捣入，再将白蜜为丸，如黍米大，用磁器装好，每朝服五钱，开水送下。(《柳选四家医案·环溪草堂医案·上卷》)

◆ **郁病**

七情郁结，痰气凝聚，胸膈不利，时或呕逆，证将半载，脾气大虚。前方四七、二陈，降气化痰，舒其郁结。今再参入理中，兼培中土，治标兼固本也。

四七汤（夏、朴、冬、苏、姜、枣）合二陈汤、理中汤，加丁香、木香、菀仁。

柳宝诒按：此证痰气两层，必须兼到。(《柳选四家医案·环

377

溪草堂医案·中卷》）

营虚气郁。营虚则内热，气郁则脘胀。法以养营舒郁。

丹参、香附、川贝、茯苓、归身、枣仁、陈皮、牛膝、首乌、制续断、砂仁、红枣。

柳宝诒按：此虚实互治之法。（《柳选四家医案·环溪草堂医案·上卷》）

◆ **水肿**

病后脾虚气滞，浮肿食少，大便溏泄。法当温运脾阳。

党参、茯苓、泽泻、木香、冬术、炮姜、薏仁、神曲、砂仁、麦芽。

柳宝诒按：病后浮肿属虚，故兼培补。以上诸案，均属浮肿之病，与臌胀、单腹胀诸证之关乎脏气者，轻重浅深，迥乎不同，临证者当细意分别，勿混视也。其有脘腹坚硬结块者，须与积聚癥癖门案参看。（《柳选四家医案·环溪草堂医案·下卷》）

病起咳嗽，咳止而反气升，入暮尤甚，面跗庞然浮肿，腹虽未满而按之不软，此属肾风。盖风邪乘虚而入于肾，肾气上逆，故入暮而气升为甚。用五苓通膀胱，导出肾中之邪，加细辛以彻少阴之寒风；晚上再进都气丸以安其肾，庶几久蕴之邪得解而肾脏无伤。切勿轻视此病，须防腹满之虞。

五苓散加大腹皮、陈皮、细辛、肉桂。

另，晚服都气丸，盐汤送下。

柳宝诒按：肾风之名，出于《素问·风论》。其所列证状与此不甚符合，但理可相通。此案所立治法，亦颇有精意。盖邪入于脏，必借所合之腑为出路。以五苓加味治其膀胱，以导出肾邪，随用都气以培肾脏之本。邪正虚实之间，面面周到，率尔操觚者，

固不能办此也。(《柳选四家医案·环溪草堂医案·下卷》)

风湿相搏，一身悉肿，咽痛发热，咳而脉浮，拟越婢法。

麻黄、石膏、赤苓、甘草、杏仁、大腹皮、通草。

柳宝诒按：咳而咽痛，肺有郁热，故用越婢。(《柳选四家医案·环溪草堂医案·下卷》)

风水者，在表之风邪与在里之水湿合而为病也。其证头面肢体浮肿，必兼咳嗽，故为风水。更兼食积，其腹必满。三焦不利，法当开上、疏中、达下。若不避风，恐其增重。

羌活、防风、枳壳、莱菔子、杏仁、橘红、川朴、茯苓、泽泻、大腹皮、桑皮、葱、姜皮。

柳宝诒按：证属外风与内湿相合，故用药从表里两解之法。(《柳选四家医案·环溪草堂医案·下卷》)

内有湿热，外着风邪，风与水搏，一身悉肿。此属风水，当发汗。

羌活、香蒲、陈皮、防风、赤苓、焦六曲、通草、生姜、葱白。(《柳选四家医案·环溪草堂医案·下卷》)

湿热内阻肠胃之间，横连膜原；膜原者，脏腑之外，肌肉之内，膈膜之所舍，三焦决渎之道路。邪留不去，是为肿胀。胀属气，肿属水，是必理气而疏决渎，以杜肿胀之萌。

黑白丑各五钱，莱菔子一两，砂仁一两，用陈葫芦一枚，将上三味纳入，再入陈酒一大杯，隔汤炖一炷香，取葫芦中药炒研为末，再以葫芦炙灰，共研和，每服二钱。

柳宝诒按：立方取义颇佳，凡肿胀初起者，可以取用。(《柳选四家医案·环溪草堂医案·下卷》)

水肿自下而起，腿足、阴囊、大腹、胸膈、咽喉，无处不受其灾，水势泛滥，浩浩莫御矣。今先从上泻下，盖肺主一身之气，又曰水出高源，古人开鬼门、洁净府，虽曰从太阳着手，其实亦不离乎肺也。

葶苈子、杏仁、川朴、陈皮、茯苓、椒目（炒出汗）、姜、枣。

另控涎丹，每服七分，姜汤送下。

柳宝诒按：病象已剧，用药自须从猛。但控涎丹药力猛锐，不宜过于多服，须酌之。(《柳选四家医案·环溪草堂医案·下卷》)

吴按云：肿胀久涎，腰痛带下。浊阴尚盛，元气已衰。补则恐其助胀，渗则虑其伤元。拟早上服《金匮》炒焦方，但取其气，不取其味，亦有离照当空，阴霾四散之义；晚仍进清渗之方，以膀胱为气化运行之腑也。表里兼治，渐次图功。庶木德盛行之候，不致加剧耳。

柳宝诒按：病难着手者，不可无此巧法。有以五苓、五皮煎汤，送炒黑《金匮》肾气丸者，正与此相似。(《柳选四家医案·环溪草堂医案·下卷》)

◆ 石水

《内经》有石瘕、石水之证，多属阳气不布，水道阻塞之证。少腹有块坚硬者为石瘕，水气上攻而腹满者为石水。此证初起小便不利，今反小便不禁而腹渐胀满，是石水之象。考古石水治法，不越通阳利水。浅则治膀胱，深则治肾，久则治脾。兹拟一方备采。

四苓散去猪苓，加大腹皮、陈皮、桑白皮、川朴、乌药、桂枝、鸡内金。

另，朝服肾气丸二钱。

柳宝诒按：煎方治膀胱，丸方治肾。方中桂枝拟改用肉桂。
(《柳选四家医案·环溪草堂医案·下卷》)

◆ **淋证**

淋浊日久不痛，口常甜腻，此肾虚而有湿热也。苍术四两（分作四分，一分用米泔水浸透晒，一分用盐水炒，一分用酒炒，一分用破故纸三钱研末拌炒，去故纸），黄柏四两（分作四分一分盐水炒，一份生晒一分酒炒，一分用益智仁末三钱拌炒，去益智仁）、莲芯须、马料豆、制首乌、茯苓、生草。

共研细末，怀山药粉煮糊为丸。

柳宝诒按：肾虚而兼湿热者，用药甚难。观此方取意极佳，惟于肾虚一面，尚可增入沙苑、兔丝、龟板之类。(《柳选四家医案·环溪草堂医案·下卷》)

淋浊三年不止，肾虚湿热不化，阴头碎痒，筋骨微疼。六味补肾能化湿热，耐心久服，莫计效迟。

大生地、怀药、茯苓、萸肉、丹皮、泽泻、五味、麦冬、益智仁、湘莲肉。

柳宝诒按：六味能化湿热，其理顾精。拟再加黄柏、牡蛎。

又按：此证阴头碎痒，筋骨微疼，疑有疮毒内恋而然。(《柳选四家医案·环溪草堂医案·下卷》)

肾开窍于二阴，前有淋浊之新恙，后有肠红之旧疾。皆由于阴虚而有湿热也。寓育阴于利水清热之中。猪苓汤合加味槐花散主之。

茯苓、猪苓、阿胶、生地、槐米、枳壳、六一散、血余炭、侧柏炭。

柳宝诒按：两证贯串一线，用药自然亲切。

再诊：便血已止，淋浊未清，今当固本。

芡实、炙草、洋参、麦冬、黄柏、生地、茯苓、沙苑、砂仁、莲肉、怀山药。

另，八仙长寿丸，每服三钱，开水送下。（《柳选四家医案·环溪草堂医案·下卷》）

杂药乱投，诸病不除，中气早戕，故腹中不和，大便不畅。至于本病精浊淆混，亦脾虚湿热所致。

萆薢、益智仁、半夏、陈皮、党参、黄柏、乌药、石菖蒲、菟丝子。

柳宝诒按：精浊淆混四字，将病情包括无遗，用药亦清灵不滞。（《柳选四家医案·环溪草堂医案·下卷》）

◆ 阳痿

肾水不足，君火上炎，相火下炽。心中如燔，舌光如柿，阳事易举，阴精易泄。拟清君火以制相火，益肾阴以制肝阳。所虑酷热炎蒸，恐药力无权，将亢阳为害，而增剧耳。

川连（盐水炒）、黄芪、黄柏、阿胶、生地、甘草、鸡子黄。

另，大黄三钱研末，将鸡子一个破头，纳大黄三分，蒸熟，每日服一个。

再诊：投苦咸寒坚阴降火，以制亢阳，心中之燔灼，与舌色之光红，俱减三分之一。然上午之身热如燎者未退，幸纳食颇增，苦寒可进。再望转机为妙。

川黄连、阿胶、生地、玄精石、黄芩、甘草、玄参、蛤壳、鸡子黄。

三诊：舌干红，知饥善纳。水亏阳亢，土燥于中，咸苦坚阴之剂，虽衰其燔亢之势，而未能尽除其焰。时当炎暑，湿热与相火蒸腾。拟复入清中固下祛湿之法，仍不出咸苦之例。

洋参、石膏、知母、甘草、麦冬、川连、阿胶、生地、蛤壳、黄柏，猪胆汁为丸，每朝服三钱。

柳宝诒按：君相交燔，肾阴被灼，所谓一水不能胜二火，此证是也。仅与壮水，犹难胜任，必得苦以泄之，咸以制之，而火乃退；更得苦以坚之，咸以滋之，而阴乃复。（《柳选四家医案·环溪草堂医案·上卷》）

◆ 遗精（滑精）

左尺极细，寸关微而似数，右三部俱弦滑，下有遗精暗疾，肛门痒而出水，上则头眩耳鸣，舌苔粉白。以脉合证，肾阴下亏，而湿热相火，下淫上混，清窍为之蒙闭。法当补肾之阴，以清相火；清金和胃，分利膀胱，以化湿热。

大生地（蛤粉炒）、龟板、牡蛎、怀山药、麦冬、萆薢、泽泻、赤苓、丹皮、知母、黄柏、半夏。

柳宝诒按：病源分析极清，用药亦熨帖周到。

又丸方：大生地（砂仁陈酒拌蒸）、冬术（土炒）、黄连（盐水炒）、苦参、天麻、怀山药、丹皮（盐水炒）、牡蛎、麦冬（元米炒）、龟板（酥炙）、川芎、半夏、芡实、萆薢（盐水炒）、泽泻（盐水炒）、赤苓、黄柏（盐水炒）、知母（盐水炒）。

上药为末，用建莲粉四两，神曲四两煮糊捣丸。

柳宝诒按：此方用丹溪大补阴丸合封髓猪肚分清等法而成。肾虚有湿热者，用之颇合。或乃以苦寒疑之，是未识制方之妙义也。（《柳选四家医案·环溪草堂医案·下卷》）

病由丧子，悲愤抑郁，肝火偏盛。小水淋浊，渐至遗精，一载有余，日无虚度。今年新正，加以左少腹睾丸气上攻胸，心神狂乱，龈血目青，皆肝火亢盛莫制也。经云：肾主闭藏，肝司疏泄，二脏皆有相火，而其系上属于心；心为君火，君不制相，相火妄动，虽不交合，精亦暗流而走泄矣。治法当制肝之亢，益肾之虚。宗越人东实西虚，泻南补北例。

川连、黑栀、延胡、赤苓、沙参、川楝子、鲜地、知母、黄柏、龟板、芡实。

另，当归龙荟丸一钱开水送下。

柳宝诒按： 遗泄有专属乎肝者，此等证是也，此方可引以为例。

再丸方：川连（盐水炒）一两，苦参（烘）二两，白术（米泔浸晒）二两，牡蛎（煅）二两。

共研末，用雄猪肚一个，将药末纳入肚中，以线扎好，以水酒各半煮烂，将酒药末共打，如嫌烂加建莲粉拌干作丸，每朝服三钱。

柳宝诒按： 此刘松石猪肚丸方也，加川连一味。（《柳选四家医案·环溪草堂医案·下卷》）

肾虚精关不固，湿热混于坎宫，精从溺后而出，左脉虚细，右脉洪大。阴亏而相火胜也。补肾阴，化湿热，用凉八味法。

凉八味汤加萆薢。

另，威喜丸三钱，淡盐汤送下。

再诊：精浊稍止，而两足重坠无力，咳嗽胸痛。金水两亏，湿热不化。拟清暑益气以化湿热，兼固肾阴。

洋参、黄芪、茯苓、五味、神曲、麦冬、苍术、白术、陈皮、前胡、通草。

另，知柏八味丸。

三诊：精浊已止，腿足重坠无力，舌苔白而恶心。坎宫之湿热虽清，胃家之湿热犹恋，拟和中化湿法。

豆卷、半夏、茯苓、陈皮、麦冬、沙参、扁豆。

另，资生丸。

四诊：肾虚胃湿，胸闷恶心，口沃清水，凡大便时则精窍自渗如腻浊。拟渗胃湿，固肾精。

熟地、五味、苍术、白茯苓、沙苑、炮姜、黄柏、建莲。

另，威喜丸。

柳宝诒按： 凡肾虚胃湿之病，用药甚难着手。第一方专顾肾，第二方肾胃兼顾，第三方专治胃，第四方两层合治，从黑地黄丸加味，最有巧思。(《柳选四家医案·环溪草堂医案·下卷》)

◆ **血证**

少阴水亏，阳明火亢，鼻血不止。拟玉女煎合四生饮法。

生地黄、鲜地黄、龟板、石膏、知母、元参、北沙参、怀牛膝、茜草炭、血余炭、茅根汁、侧柏叶汁、鲜荷叶汁、艾叶汁。

柳宝诒按： 案方俱精洁不支。(《柳选四家医案·环溪草堂医案·上卷》)

先后天俱不足，痰多鼻血。阴亏阳亢之征；纳少腹疼，木旺土衰之兆。是以年将及冠，犹如幼稚之形，面白无华，具见精神之乏。治先天当求精血之属，培后天须参谷食之方，久久服之，庶有裨益；若一曝十寒，终无济也，

六君子汤去半夏加山药、扁豆、砂仁、黑芝麻、莲肉、陈粳米，上药为末，米饮汤调服，或白糖汤、枣子汤调服亦可。

又丸方：精不足者，补之以味。当求精血之属，治其肾也。

熟地、菟丝子、牛膝、白芍、龟板、杞子、山药、五味子、当归、杜仲、丹皮、黄柏、茯苓、鹿角胶、萸肉、天冬、泽泻。

上药为末，用河车一具，洗净煮烂，将药末捣和为丸。

柳宝诒按：煎丸两方，亦寻常调补之法，好在培补先后二天。选药精当，一丝不杂。（《柳选四家医案·环溪草堂医案·上卷》）

久咳失血，精气互伤。连进滋培，颇获小效。但血去过多，骤难充复。从来血证，肺肾两虚者，宜冬不宜夏。盖酷暑炎蒸，有水涸金消之虑耳。今虽炎暑未临，而已交仲夏，宜与生津益气，大滋金水之虚，兼扶胃气。则金有所恃；且精气生成于水谷，又久病以胃气为要也。

洋参、麦冬、五味、熟地、生地、党参、黄芪、山药、炙草、陈皮、茯神、扁豆。

柳宝诒按：层层照顶，可谓虑周藻密。方中拟再加百合、沙参。

再诊：血止胃稍醒，仍以原法为主。

前方加蜜炙粟壳。

另用白及一味为丸，每朝盐花汤送下三钱。（《柳选四家医案·环溪草堂医案·上卷》）

失血后咳嗽音哑，气升则欲咳，乃肾虚不纳也。

熟地、阿胶、麦冬、沙参、川贝、紫石英、元参、藕。

再诊：肾气稍纳，上气稍平，但咳尚未止，四肢无力，真阴与元气虚而不复。时当炎暑，暑湿热三气交蒸。虚体最易幻变，保养为上，用景岳保阴煎。

生地、熟地、天冬、麦冬、沙参、玉竹、川贝、五味子、紫石英、阿胶、东白芍、百合，煎汤代水。

柳宝诒按：前方用紫石英以镇纳肾气，此方用百合以清保肺金。此用药谛当处，学者宜留意焉。（《柳选四家医案·环溪草堂医案·上卷》）

始由寒饮咳嗽，继而化火动血。一二年来，血证屡止屡发，而咳嗽不已。脉弦形瘦，饮邪未去，阴血已亏。安静则咳甚，劳动则气升。盖静则属阴，饮邪由阴生也；动则属阳，气升由火动也。阴虚痰饮四字显然。拟金水六君同都气丸法，补肾之阴以纳气，化胃之痰以蠲饮。饮去则咳自减，气纳则火不升也。

生地（海浮石拌炒）、半夏（青盐制）、麦冬（元米炒）、五味子（炒）、诃子、紫石英、丹皮炭、牛膝（盐水炒）、怀山药（炒）、蛤壳（打）、茯苓、青铅、枇杷叶（蜜炙）。

柳宝诒按： 阴虚而兼痰饮，用药最难，须看其两不碍手处。（《柳选四家医案·环溪草堂医案·上卷》）

素患呕血，血止复发。现有胸痛，时时嗳气，舌苔白腻，脉细而迟。此胃中有瘀血挟痰浊为患也。

旋覆花、郁金、杏仁、紫菀、瓜蒌仁、代赭石、茯苓、贝母、降香、枇杷叶。

柳宝诒按： 血证中之变例。拟加丹参、桃仁。（《柳选四家医案·环溪草堂医案·上卷》）

血色紫而有块。此属肝火乘胃，瘀凝上泛也。仿缪仲醇法。

鲜生地、大黄（醋炒）、阿胶、蒲黄（炒）、丹皮（炒）、黑山栀、苏子、白芍、扁豆（炒）、降香、枇杷叶、藕汁。

柳宝诒按： 此肝火冲激于血络所致，最易留瘀致病，故用药如此。若再加茜根炭、三七，似于瘀血一面更为着力。（《柳选四家医案·环溪草堂医案·上卷》）

肝胃不和，脘痛呕酸，兼以酒湿熏蒸于胃。胃为多气多血之乡，故吐出瘀血甚多。血止之后，仍脘中作胀，呕吐酸水。法宜调和肝胃，切戒寒凉。

制半夏、陈皮、茯苓、郁金、乌药、延胡、桃仁泥、炮姜炭、香附、枳椇子、苏梗。

柳宝诒按： 此与阴虚失血不同，更兼气阻湿郁，故用药如是。
（《柳选四家医案·环溪草堂医案·上卷》）

咳嗽内伤经络，吐血甚多。脉不数，身不热，口不渴。切勿见血投凉法。当益胃，拟理中加味。

党参（元米炒）、扁豆（炒焦）、炙甘草、炮姜、归身炭、血余炭、丹皮炭、白芍、杏仁、陈粳米、藕节。

柳宝诒按： 见识老到，立方精卓。（《柳选四家医案·环溪草堂医案·上卷》）

脉数血不止，胃气大虚，胸中痞塞，大便常溏，是痞为虚痞，数为虚数。咳血三月，今忽冲溢，唇白面青，断非实火。大凡实火吐血，宜清宜降；虚火吐血，宜补宜和。古人谓：见痰休治痰，见血休治血，血久不止，宜以胃药收功。今拟一方，援引此例，未知有当高明否。

人参、扁豆、川贝、茯神、藕汁、京墨。

柳宝诒按： 此方于扶胃药中，参以止血之意，因属正治。惟唇白面青，既见虚寒确据，似宜于此方中，参入炮姜等温摄之品，以敛浮阳而止血也。

再诊：脉数退，血少止。药病相当，颇得小效。而反恶寒汗出者，盖血脱则气无所依。气属阳，主卫外，虚则不固。故恶寒而汗出，最怕喘呃暴脱，措手莫及。犹幸胸痞已宽，稍能容纳。仿血脱益气之例。经曰：阳消阴长，是之谓耳。

人参、扁豆、五味子、炙甘草、炮姜、山药（炒）、鲜藕汁。

柳宝诒按： 此与前方同意。以恶寒，故加炮姜。

三诊：血脱益气，昔贤成法。今血虽大止，而神气益惫，唇白面青，怕其虚脱。欲牢根蒂，更进一筹。

人参、扁豆（炒）、五味子、熟地（砂仁拌炒）、附子（秋石水炒）、麦冬、冬术、炮姜、陈皮、伏龙肝（煎汤代水）。

柳宝诒按： 伏龙肝未审何意？此方大意，亦与第一方相似，渐参温补之意，以防其虚脱故。

四诊：肝肾之气，从下泛上。青黑之色，满于面部。阴阳离散，交子丑时防脱。勉拟镇摄，希冀万一。

人参、熟地、五味子、麦冬、茯神、坎炁、肉桂、紫石英、青铅。

柳宝诒按： 此方急于固脱，故用药如是。

五诊：血止三日，而痰吐如污泥且臭，是胃气大伤，肺气败坏，而成肺痿。痿者，萎也，如草木之萎而不振，终属劳损沉病，极难医治。《外台》引用炙甘草汤，取其益气生津，以救肺之枯萎。后人遵用其方，恒去姜桂之辛热。此证面青不渴，正宜温以扶阳。但大便溏薄，除去麻仁之滑润可耳。

人参、炙甘草、麦冬、阿胶、生地、炮姜、肉桂、五味子、紫石英。

柳宝诒按： 痰如污泥，是必血液败腐，日久而然，并非肺痿。惟所用炙甘草汤养血滋液，尚与病情不背。愚意加入薏仁、丹皮，略仿内痈治例，似乎稍合。

六诊：病势依然，仍从前方加减。

前方加重炮姜，再加制洋参。

柳宝诒按： 从后方均是复脉加减。

七诊：连进炙甘草汤，病情大有起色。但咳呛则汗出，肺气耗散矣。散者收之，不宜再兼辛热，当参收敛之品。

人参、熟地（沉香末拌炒）、炙甘草、阿胶、五味子、黄芪（蜜炙）、罂粟壳（蜜炙）、大枣。（《柳选四家医案·环溪草堂医

案·上卷》）

内则阴虚有火，外则寒邪深袭。失血咳嗽，又兼三疟。病已数月，疟来心口酸痛，胸腹空豁难通。经云：阳维为病苦寒热，阴维为病苦心痛，此阴阳营卫之偏虚也。拟黄芪建中法，和中脏之阴阳而调营卫；复合生脉保肺之阴；复脉保肾之阴。通盘打算，头头是道矣。

归身炭、炙甘草、大生地（砂仁炒）、五味子、鳖甲、黄芪、青蒿、沙参、白芍（桂枝三分拌炒）、阿胶、麦冬、煨生姜、红枣。

柳宝诒按： 正虚而兼有寒邪，故立方如是。（《柳选四家医案·环溪草堂医案·上卷》）

去秋咳嗽，些微带血，已经调治而瘥。交春吐血甚多，咳嗽至今不止，更兼寒热朝轻暮重，饮食少纳，头汗不休。真阴大亏，虚阳上亢，肺金受烁，脾胃伤戕，津液日耗，元气日损。脉沉细涩，口腻而干。虚极成劳，难为力矣。姑拟生脉六君子汤，保肺清金，调元益气。扶过夏令再议。

洋参、沙参、麦冬、五味子、扁豆、制半夏、茯神、陈皮、炙甘草。

另，枇杷叶露、野蔷薇露，各一杯冲服。

原注： 生脉散保肺清金，六君子去术嫌其燥，加扁豆培养脾阴，土旺自能生金也。不用养阴退热之药，一恐滋则滑肠，一恐凉则妨胃耳。从来久病以胃气为本。经云有胃则生，此其道也。

柳宝诒按： 此平正通达调补方之久服无弊者。（《柳选四家医案·环溪草堂医案·上卷》）

吐血后呃逆，作止不常，迄今一月。舌苔白腻，右脉沉滑，左脉细弱。其呃之气，自少腹上冲，乃瘀血挟痰浊阻于肺胃之络，而下焦相火随冲脉上逆，鼓动其痰则呃作矣。病情并见，安可模糊。若捕风捉影，无惑乎其不效也。今酌一方，当必有济，幸勿躁急为要。

半夏、茯苓、陈皮、当归、郁金、丁香柄、水红花子七分、柿蒂二个、藕汁、姜汁。

另，东垣滋肾丸一钱，陈皮生姜汤送下。

柳宝诒按：用煎剂以通肺胃之络阻，用丸药以降冲逆之相火，思路精细，自然熨帖。（《柳选四家医案·环溪草堂医案·中卷》）

先吐血，而后咳逆喘急，延及半载，寒热无序，营卫两亏；舌色光红，阴精消涸。不能右卧为肺伤，大便不实为脾伤。水落石出之时，难免致剧。

北沙参、茯苓、扁豆、玉竹、五味子、金石斛、川贝、百合、麦冬、功劳叶。

柳宝诒按：上两案均属阴损已成之候，调治不易奏效。而此证大便不实，难进清滋，较前证更剧。然用药亦不过如此。少年自爱者。当慎之于早也。（《柳选四家医案·环溪草堂医案·上卷》）

小便频数，溺后有血丝血块。此膀胱有热，肾虚有火，逼冲任之血而下走前阴也。法当通涩兼行。

生地炭、阿胶（蒲黄炒）、川连、龟板、赤苓、黄柏（盐水炒）、大黄（醋炒成炭）、血余、车前子、藕。

另，血余炭二钱，血珀一钱，研末分两服，鸡子清调下。

再诊：血止，小便频数，气坠。拟补阴升阳法。

生地、牡蛎、茯苓、龟板、怀药、丹皮、杜仲、党参、建莲、鹿角霜。

柳宝诒按：两方用药，极为周到。所嫌者，平实而已。（《柳

选四家医案·环溪草堂医案·下卷》）

便血肠燥，脉大气虚，补气则清阳自升，清肠则便血自止。

黄芪（炒黑）、防风根、阿胶、地榆炭、当归炭、五味、荷蒂炭。

另，金银花炒黑一两，柿饼灰一两，槐米炒一两，猪胆汁泛丸。

每朝服一钱。

柳宝诒按：立方用药，颇有思路可取，丸方尤佳。（《柳选四家医案·环溪草堂医案·下卷》）

肠胃有湿热，湿郁生痰，热郁生火，大便下血，晨起吐痰，热处湿中，湿在上而热在下。治上宜化痰理湿，治下宜清热退火，用二陈合三黄为法。

半夏、陈皮、茯苓、川连、黄芩、杏仁、胡黄连、地榆炭、侧柏叶、百草霜。

柳宝诒按：两面周到，于此可得上下合治之法。（《柳选四家医案·环溪草堂医案·下卷》）

肠痔脱肛便血，其根已久，有时举发，而脉象细数，营阴大伤；面黄少神，脾气大困；兼之腹中鸣响，脾阳且不运矣。一切苦寒止血之药，非惟少效，抑恐碍脾。拟东垣黑地黄丸法。

熟地（砂仁拌炒炭）一两，炮姜四分，黄芪（炙）三钱，茅术（米泔浸炒）一钱五分，五味（炒）一钱五分，党参三钱，荷叶蒂两个。

又原方：加阿胶、伏龙肝。

柳宝诒按：方极正当。凡阴虚而脾阳困顿者，当取以为法。（《柳选四家医案·环溪草堂医案·下卷》）

脾虚不能摄血，便后见红；脾虚不能化湿，腹臌足肿。病根日久，肾阴亦伤。肾司二便，故小便不利，是皆脾肾二经之病也，法以温摄双调。

熟地、炮姜、茯苓、泽泻、陈皮、车前子、川朴、茅术、五味、丹皮、山药、阿胶。

柳宝诒按：凡脾肾两伤者，当斟酌于润燥之间，用药极难。古方惟黑地黄丸最佳，方亦从此化出。

再诊：熟地、茅术炭、白头翁、黄柏（盐水炒）、炮姜炭、阿胶、五味、秦皮。

三诊：山药、川连（酒炒）、泽泻、车前子、茯苓、川朴、陈皮（盐水炒）、伏龙肝（煎汤代水）。

炒黑肾气丸合黑地黄丸，加阿胶、虎骨、鹿角霜、益智仁。

原注：第一方用黑地黄丸加阿胶，治脾肾两虚，兼以摄其阴血。第二方用白头翁汤，清厥阴之热以止血。第三方暗用平胃散以化湿，治其腹鸣外，合车前子、泽泻、山药，乃用六味地黄意补其肾，以利膀胱而通水道也；又再加伏龙肝，乃暗合黄土汤意，治少阴便血，层层回顾如此。（《柳选四家医案·环溪草堂医案·下卷》）

痔血虽自大肠来，亦属脾虚湿热。至于大疟，古云邪伏三阴。薛立斋云：三阴者，脾也。上年疟止，直至今夜复作，未免又有暑邪内伏。近日痔血，相兼为患。拟用清暑益气汤加味，内化湿热，外解新邪，总以益气扶中为主。俾中枢一运，自然内外分消矣。

党参、炙草、黄芪、苍术、冬术、当归、麦冬、五味、青皮、陈皮、神曲、黄柏、葛根、升麻、泽泻、防风、蜀漆、赤苓、煨姜、大枣。

柳宝诒按：宿病兼新邪而发，须先治新感，仍照顾宿病，乃能得手，此方是也。经云：三阴疟疾。此三阴专指太阴脾脏言，与统指肝脾肾三脏者不同。

再诊：素有便血之证，而患大疟日久。凡患大疟，其始必有寒邪，邪入三阴，大疟成焉。若阴虚之人，寒久必化为热，热陷三阴，便血作焉，而三阳之寒仍在也。温三阳之阳，以少阳为始；清三阴之热，以少阴为主。然血既由大肠而出，又当兼清大肠。方用棉子肉，内具生气，温少阳之阳也；鲜首乌性兼润血，清少阴之热也；柿饼灰性凉而涩，清大肠之血也。标本并治，虽不中不远矣。

棉子肉（炒黑）四两，柿饼灰四两，二味研末，用鲜首乌二斤捣自然汁，取汁去渣以汁调。神曲一两，煮烂将上药末捣丸，每服三钱，枣汤下。

柳宝诒按：凡久病气偏，寻常汤药性味牵制不能奏绩，必用性味专简之方，乃能见效，此方即用此意。(《柳选四家医案·环溪草堂医案·下卷》)

历春夏秋三季，血证屡发。诊脉虚弱，形容消瘦。年方十七，精未充而早泄，阴失守而火升。异日难名之疾，恐犯褚氏之戒。治当滋水降火，须自保养为要。

生地、阿胶（蒲黄炒）、麦冬、丹皮（炒）、山药（炒）、茯神、洋参、扁豆（炒）、茜草根、莲肉、茅根、鲜藕。

柳宝诒按：案语撷古籍之华，方亦清稳。(《柳选四家医案·环溪草堂医案·上卷》)

◆ 痰饮

痰饮久留于肺胃，或咳，或喘，或脘胀。皆痰气之为病也。化胃中之痰宜苓半，化肺经之痰宜橘贝，从此扩充以立方。

二陈汤合苓桂术甘汤，加川贝、杏仁、蛤壳、紫菀。

柳宝诒按：此病因有脘胀，而无肾虚见证，故始终以运脾化痰之法。（《柳选四家医案·环溪草堂医案·上卷》）

肝火痰涎，内蒙心窍，外窜经络，时发痫证。

洋参（制）三两，天竺黄一两，明矾一两，首乌（制）四两，茯神（烘）三两，半夏一两，川贝二两，附子五钱，雄精五钱，辰砂五钱，南星（制）一两，石决明（煅）四两，川郁金一两，陈皮（盐水炒）、丹皮（炒）各二两。

上药为末，用金箔、镰珠、血珀、玳瑁、獭肝、羚羊角，另研细末，用钩钩三两煎浓汤，冲入竹沥一杯，姜汁一勺，将上药末泛丸，每早服二钱，橘红汤送下。

柳宝诒按：前方兼顾水虚，此方专治痰火，见证不同，固各有所当也。（《柳选四家医案·环溪草堂医案·上卷》）

寐中常坐起而不自知，日间静则磕睡。此浊痰迷闭清阳，阳气郁而不宣也。

胆星、川贝、茯苓、陈皮、枳实、半夏、党参、远志、菖蒲。

再诊：体肥多湿之人，湿热蒸痰，阻塞肺胃，喉中气粗，呼吸如喘，卧寐之中，常欲坐起，仍然鼾睡，而不自知。所以起坐之故，盖痰阻气郁，蒙闭清阳，阳气郁极则欲伸，故寐中欲坐起也。病属痰与火为患。兹拟煎方开其肺痹，另用丸药化其痰火。痰火一退，清阳得伸，病自愈矣。

射干、橘红、冬瓜子、杏仁、桔梗、象贝、竹沥、姜汁、葶苈子、苏子、枇杷叶。

另，黑丑（取头末）三钱，莱菔子（炒）三钱，槟榔（炒）三钱，大黄（酒炒）三钱。

研末蜜丸，作十二粒，每午后一丸，临卧一丸，嚼化咽下。

柳宝诒按：审病既得其真谛，用药自然入彀。丸方中加入菖蒲、胆星、郁金、东丹等以开郁坠痰，较似得力。(《柳选四家医案·环溪草堂医案·上卷》)

痰饮咳逆，肺肾两虚，胃湿不化。用苓桂术甘汤合二陈治其胃，都气丸治其肺肾可也。

苓桂术甘汤合二陈汤，加川贝、杏仁、沉香。

另，都气丸每服四钱淡盐汤送下。

柳宝诒按：虚实兼到，亲切不浮。(《柳选四家医案·环溪草堂医案·上卷》)

痰之标在肺胃，痰之本在脾肾，肾虚则水泛，脾虚则湿聚，二者均酿痰之本也。经曰：脾恶湿，肾恶燥。脾肾两虚，法当滋燥兼行；而痰恋肺胃，又宜标本同治。

熟地、茅术（芝麻炒）、陈皮、川贝、茯苓、半夏、紫菀。

柳宝诒按：案语斟酌病机，切实不泛，用药亦丝丝入扣。用黑地黄法以两补脾肾，合二陈以和胃，菀、贝以利肺。药品无多，而层层都到，非有简炼工夫，不能作此。(《柳选四家医案·环溪草堂医案·上卷》)

阴亏火亢，绕颈生痰；寒热似疟，而实非疟也。少阴水亏，不能涵木，少阳火亢，更来烁金，金木交战，乃生寒热。饮食少，脾胃弱，虑延劳损。

六味地黄汤加牡蛎、党参、麦冬、柴胡、白芍、五味。

柳宝诒按：方以六味滋肾，生脉保肺，合柴、芍以清肝，立方周到熨帖。愚意拟去温肝之萸肉，再加清胆之茹、芩。(《柳选四家医案·环溪草堂医案·下卷》)

◆ 消渴

脉沉细数涩，血虚气郁，经事之不来宜也。夫五志郁极，皆从火化，饥而善食，小水澄脚如脓，三消之渐，匪伊朝夕。然胸痛吐酸，肝郁无疑，肝为风脏，郁甚则生虫，从风化也。姑拟一方，平中见奇。

川连一钱（吴萸炒）、麦冬三钱（姜汁炒）、蛤壳五钱、建兰三钱、鲜楝树根皮（洗）一两。

柳宝诒按： 病属阴虚火旺，案中生虫一层，未免蛇足。

再诊：服药后大便之坚且难者，化溏粪而易出，原属苦泄之功。然脉仍数涩，究属血虚而兼郁热，郁热日甚，脏阴日铄，舌红而碎，口渴消饮，所由来也。月事不至，血日干而火日炽，头眩目花带下，皆阴虚阳亢之见证。补脏阴为治本之缓图，清郁热乃救阴之先着。转辗思维，寓清泄于通补之中，其或有济耶。所虑病根深固，未易奏绩耳。

川连、黄芩、黑栀、生地、当归、阿胶、川芎、白芍、建兰叶。

另大黄䗪虫丸，每早晚服五丸。

柳宝诒按： 寓清于补，恰合病机。

三诊：诸恙皆减，惟内热未退，带下未止，经事未通，仍以前方增损。

川连、当归、洋参、白芍、女贞子、茯苓、生地、麦冬、丹参、沙苑。

四诊：经云：二阳之病发心脾，不得隐曲，女子不月，其传为风消。风消者，火盛而生风，渴饮而消水也。先辈谓三消为火疾，久而不已，必发痈疽。余屡用凉血清火之药，职此故也。自六七月间，足跗生疸之后，所患消证，又稍加重，其阴愈伤。其火愈炽。今胸中如燔，牙痛齿落，阳明之火为剧。考阳明之气血两燔者，叶氏每用玉女煎，姑仿之。

鲜生地、石膏、知母、玄参、牛膝、川连、大生地、天冬、麦冬、茯苓、甘草、枇杷叶。

柳宝诒按：此亦消渴门中应有之证，不可不知。（《柳选四家医案·环溪草堂医案·上卷》）

一水不能胜五火，火气燔灼而成三消。上渴，中饥，下则溲多，形体消削，身常怕热。稚龄犯此，先天不足故也。

生地、北沙参、知母、花粉、石膏、甘草、麦冬、五味子、牡蛎、茯苓、川连。

柳宝诒按：稚年患此，多在炎暑之时，其证有兼见风痉烦躁者。余尝以此法，参用凉肝之品，以黄蚕茧煎汤代水，颇有效验。（《柳选四家医案·环溪草堂医案·上卷》）

◆ 虚劳

肾气虚逆，非滋不纳；脾弱运迟，滋则呆滞。然则如何而可？曰补肾之阳，即可以转运脾气，从仲景肾气丸化裁。

熟地（附子三分炒）、五味子、茯苓、山药、肉桂心、麦冬（元米炒）、牛膝（盐水炒）、山萸肉、陈皮、紫石英、补骨脂（盐水炒）、胡桃肉。

柳宝诒按：补肾即可补脾，益火以生土也，用肾气丸恰合。（《柳选四家医案·环溪草堂医案·上卷》）

思虑伤脾之营，劳碌伤脾之气。归脾汤，补脾之营也；补中益气汤，补脾之气也。今将二方合并服之。

党参、黄芪、冬术、茯神、归身、炙甘草、砂仁、枣仁、升麻、柴胡、木香、半夏、陈皮。

柳宝诒按：同是脾病，而病原用药，确有气营之别。一经指点，便觉头头是道。(《柳选四家医案·环溪草堂医案·上卷》)

夜凉昼热，热在上午，此东垣所谓劳倦伤脾之证也。上午热，属气虚，用补中益气汤，补气升阳。补中益气汤加神曲、茯苓。

柳宝诒按：论证立方，如开门见山，心目俱朗。(《柳选四家医案·环溪草堂医案·上卷》)

左脉空大，肾水亏也；倦怠无力，脾气弱也；食少则阴虚，阴虚生内热，证属内伤。

补中益气汤加黑山栀、白芍。

另，六味丸每朝服四钱。

柳宝诒按：补中益气补脾气，六味补肾阴。立法颇切实，惟左脉空大，方中升、柴两味，尚宜斟酌耳。(《柳选四家医案·环溪草堂医案·上卷》)

◆ **痹证**

寒湿之气，从外而入于内，遍体历节疼痛，而又胸满呕痰。经云：从外之内者，治其外。又云：胃为脏腑之长，束筋骨，利机关，皆胃气之流行；然则外通经络，内和胃气，便是治法之纲领矣。

川附、茯苓、南星、半夏、陈皮、木瓜、竹沥、姜汁。

柳宝诒按：骨节痛与呕痰，自是两途之病，用药两面照顾，亦为合法。案中以胃气一层，牵合筋节，虽似有理，而实非《内经》本旨。方中木瓜、竹沥，是筋络药，拟再加桂枝、秦艽、独活、桑枝、牛膝。(《柳选四家医案·环溪草堂医案·上卷》)

◆ 痉证

病起肝风，继增痰饮吐酸，所以口目筋掣，而胸膈不利也。近因暑热上蒸，咽喉碎痒，暂投凉剂，喉患虽减，而胸脘愈觉撑胀。夫肝风之动，由于阴血之虚，痰饮之生，又系胃阳之弱。病涉两歧，法难并用，今且宣化胃湿以祛痰，稍佐平肝降逆之品。

半夏、茯苓、陈皮、旋覆花、麦冬、杏仁、川贝、郁金、丹皮、黑山栀、竹茹、蔻仁。

柳宝诒按： 此等两碍之病，最难用药，须看其周到熨帖处。方中旋、郁、贝、杏，是兼参胸痹治法。（《柳选四家医案·环溪草堂医案·上卷》）

五脏六腑之精气皆上注于目，目之系上属于脑，后出于项。故凡风邪中于项，入于脑者，多令目系急而邪视，或颈项强急也。此证始由口目牵引，乃外风引动内风。内风多从火出，其原实由于水亏，水亏则木旺，木旺则风生。至于口唇干燥赤碎，名话唇风，亦肝风胃火之所成也。治当清火熄风养阴为法。

大生地、丹皮、沙参、钩钩、桑叶、羚羊角、石决明、白芍、芝麻、蔗皮、梨皮、玄参心、川石斛。

肝苦急，急食甘以缓之。

生甘草一斤（研末）、红枣一斤（煮烂去皮核），与甘草打和为丸，每服三钱，开水送下。

原注： 此人并无表证，又不内热，一日数十痉，服此二料即愈。

柳宝诒按： 前两方是风火致痉者通治之方，后一方虽依经用药，但平实无灵机。如此重病，而服之竟效，奇哉。（《柳选四家医案·环溪草堂医案·上卷》）

先呕数日，呕止而发痉厥，日三五次。此乃肝逆犯胃，聚液成痰，内风燉动，阳气偏张，痰亦从之为患。拟清熄风阳，兼和其胃。

羚羊角、钩钩、半夏、陈皮、茯苓、石决明、山栀、菊花、玄参、竹茹。

再诊：痉厥日数发，口噤不能言，而心中了了，病不在心而在肝。夫心为君主，肝为将军，当气逆火升风动之际，一如将在外，君命有所不受，君主虽明，安能遽禁其强暴战。况胃为心之子，胃家之痰，与肝家之风火，互结党援，相助为虐。今舌红碎痛，一派炎炎之势，渐迫心君。故欲化胃家之痰，必先清泄肝家之风火；而安镇灵台，使心君无震撼之虞，尤为要着。

羚羊角、鲜生地、犀角、茯神、山栀、玄参、石决明、天竺黄、钩钩、枣仁（川连炒）、竹沥（姜汁炒）、金箔。

柳宝诒按：议论明快。立方熨帖。拟去犀角加川连，更为亲切。(《柳选四家医案·环溪草堂医案·上卷》)

◆ **痿证**

北门之龠得守，则阳气固；脾土之阳得运，则湿浊化；湿浊化则津回，阳气固则精守。所嫌肌肉尽削。夫肌肉犹城垣也，元气犹主宰也。城垣倾颓，主宰穷困，是非大补元气不可。

人参、熟地、萸肉、杞子、杜仲、炙草、归身、山药、茯神、於术、陈皮、麦冬、半夏、苁蓉、谷芽（炒）。

柳宝诒按：案语精切，此六君合景岳大补元煎之方也。脾肾两顾，用以填补则可，特嫌少灵光耳。(《柳选四家医案·环溪草堂医案·上卷》)

伏热留于肺胃，胃热则消谷易饥，肺热则躄痿难行，热气熏于胸中，故内热不已。延今半载，节届春分，天气暴热，病加不寐。据述先前舌苔黄黑，今则舌心干红，其阴更伤。仿仲景意，用甘寒法。

生地三钱，知母一钱五分，茯神三钱，枣仁一钱五分，麦冬二钱，滑石三钱，夜合花五分，沙参三钱，百合一两，泉水煎服。

柳宝诒按：《金匮》百合病篇，有以百合配知母、地黄、滑石等法，此方即用其意。

再诊：经云：肺热叶焦，则生痿躄。前方清心肺而退热，已能起床步履。但夜不安寐，是肾气不交于心，阴虚阳亢故也。清金丽水，取坎填离为治。

生地、天冬、麦冬、枣仁、山药、玄参、沙参、洋参、百合。

另，虎潜丸三钱。

柳宝诒按：经云：肺热叶焦，则痿躄。又云：治痿必取阳明。经训照然。守此二语，治法不外是矣。

三诊：阴虚未复，夜寐未安。热退不清，仍宜养阴。自云腹中微微撑痛，此属中虚。治当补益脾阴，兼清心肺之热。

生地、沙参、洋参、山药、麦冬、枣仁、薏米、茯神、甘草、白芍、赤苓、百合。

另，归脾丸。（《柳选四家医案·环溪草堂医案·上卷》）

冷雨淋背于先，竭力鼓棹于后，劳碌入房，挟杂于中，病起身热咳嗽，至今四十余日。痰气腥臭，饮食能进，卧床不起，形肉消脱，是肺先受邪，而复伤其阴也。经云：阴虚者阳必凑之，肺热叶焦，则生痿躄。又云：一损损于肺，皮聚毛落，至骨痿不能起床者死。合经旨而互参之，分明棘手重证矣。

沙参、紫菀、茯苓、地骨皮、川贝、玉竹、薏仁。

另，八仙长寿丸四钱。

再诊：肺为水源，百脉朝宗于肺，犹众水朝宗于海也。肺热叶焦，则津液不能灌输于经脉，而为痿躄。卧床不能行动，形肉消削，咳嗽痰臭，舌红无苔，脉细而数。是皆津液消耗，燥火内灼之象。考经论治痿独取阳明者，以阳明主润宗筋，胃为气血之源耳。今拟生胃津以供于肺，仿西昌喻氏意。

沙参、阿胶、杏仁、甘草、玄参、火麻仁、天冬、麦冬、玉竹、茯苓、桑叶、枇杷叶。

柳宝诒按： 议病立方，深合《内经》痿论之旨。

三诊：投清燥救肺法，病情稍安，仍宗前制。

桑叶、杏仁、麦冬、川贝、百合、玄精石、阿胶、沙参、玄参、枇杷叶、野菱白根。（《柳选四家医案·环溪草堂医案·上卷》）

先天不足，骨髓空虚，常以后天滋补栽培脾胃，脾胃得补，湿热壅滞，形体骤然充壮，而舌本牵强，两足痿软，不能行走。上盛下虚，病属痿躄。经云：湿热不攘，大筋软短，小筋弛长，软短为拘，弛长为痿是也。今拟法补先天之精气，强筋壮骨，以治其下；扶后天之脾胃，运化湿热，以治其中。然必耐心久服，确守弗懈，庶克获效。倘朝秦而暮楚，恐难许收功也。

熟地四钱，附子三分（煎汁炒），茯苓三钱，牛膝一钱五分（盐水炒），桑枝一两，虎胫骨（炙）三钱，川断三钱（酒炒），巴戟三钱（盐水炒），黄柏一钱（姜汁炒），苍术一钱五分，草薢二钱（盐水炒），竹沥二十匙，姜汁一匙。

另，洗方：独活三钱，当归五钱，红花一钱，陈酒糟二两，猪后脚骨二只，葱白头三个，煎汤日洗一次。

柳宝诒按： 此等证本难奏效，其立方仍从丹溪虎潜法加味，用药固未尝不切当也。（《柳选四家医案·环溪草堂医案·上卷》）

◆ *腰痛*

风湿寒三气伏留于骨，骨节酸痛，自冬而起，所谓骨痹也。骨痹不已，内舍于肾，则发热淹缠，即成劳损。

秦艽、杜仲、五加皮、生地、地骨皮、当归、续断、牛膝、萆薢、茯苓。

柳宝诒按：邪郁化热，则伤及阳血，故易入损。方内再加丹皮、桂枝，更觉周到。（《柳选四家医案·环溪草堂医案·上卷》）

目之乌珠属肝，瞳人属肾。病因经行后，腰痛口干，乌珠起白翳，怕日羞明，瞳神散大。此肝肾之阴不足，而相火上炎也。补阴之药极是，再稍参清泄相火之品。

女贞子、旱莲草、生地、杞子（黄柏三分煎汁炒）、潼沙苑、谷精草、丹皮、玄参、桑椹子、黑芝麻。

另，磁朱丸。

再诊：血虚则木旺，木旺则脾衰；脾衰则痰湿不化，肝旺则气火易升。是以腹中时痛，脐右有块，目中干涩，口常甜腻，舌苔白，而经水不调也。治法不宜制肝，制则耗其气，但当养阴以和肝；不可燥湿，燥则劫其阴，只宜和脾以运气。此仲景治肝补脾之要法也。

党参、当归、白芍、茯苓、冬术、半夏、陈皮、丹皮、香附、橘叶。

三诊：脉轻按虚微，是为元气之虚；重按细数，是属营阴之损。左尺细弱，肾水亏也。历诊病情，每遇经来，其热辄甚，舌上即布白苔。良以胃中湿浊，因里热熏蒸而上泛也。少腹有块攻痛，聚散无常，是名为瘕。瘕属无形之气，隶乎肝肾为多。樱其致病之由，因目疾过服苦寒，戕伐生生之气。胃受寒，则阳气郁而生湿；肝受寒，则阴气凝而结底；阳气郁于胸中，故内热；阴气凝于下焦，故腹痛；经事过则血去而阴虚，故其热甚，甚则蒸湿上泛，故舌苔浊厚也。刻下将交夏令，火旺水衰，火旺则元气耗而不支，水衰则营阴涸而失守，惟恐增剧耳。图治之法，补脾胃以振元气，培肝肾以养营阴，是治其本也；稍佐辛温，宣通下焦阴气，是兼治其腹痛之标也。

党参、黄芪、冬术、茯苓、炙草、归身（酒炒）、萸肉（酒炒）、首乌、木香、白芍（吴茱萸三分煎汁炒）、马料豆、生熟谷芽。

柳宝诒按：三案论病，则委曲周至，用药则细腻熨帖，看似平淡无奇，实则苦心斟酌以出之。诚以调理内伤久病，与治外感时邪不同。病久正虚者，病机必多错杂碍手之处，用药必非一二剂所能奏效。故立方必须四面照顾，通盘打算，不求幸功，先求无弊。此等功夫，非老手不能擅场。(《柳选四家医案·环溪草堂医案·下卷》)

脾肾两虚，而湿热又甚，虽腰疼梦泄，自汗盗汗，而口腻味甜，大便溏薄。肾阴虚而不充，脾阳困而不振，进求治法，只可先运脾阳。

茅术（炒黑）、干姜、熟地、山药、五味、牡蛎、党参、茯神、枣仁、浮麦、红枣。

柳宝诒按：此黑地黄丸加味，确合脾肾两补之法。方中干姜宜炮黑用。

再诊：温运脾阳，补摄肾阴，仿缪仲醇双补丸法。

茅术（制）、炮姜、牡蛎、党参、茯苓、补骨脂、熟地、杜仲、山药、首乌、制浮麦、五味子、红枣。

三诊：脾阳稍复，肾阴仍弱，节交夏至，阳盛阴衰之候，大剂养阴，以迎一阴来复。兼化湿热，以调时令之气。

熟地、生地、党参、冬术、茅术、制黄柏（盐水炒）、茯神、麦冬、五味子、牡蛎、龙骨、杜仲。（《柳选四家医案·环溪草堂医案·上卷》）

◆ **疟病**

但寒不热，此为牝疟，柴胡桂枝汤主之。

柴胡、桂枝、干姜、半夏、陈皮、茯苓、川朴、草果、炙草、姜、枣。

再诊：疟发间日，但寒不热，口腻多涎。乃寒痰郁于心下，阳气不得宣越故也。

蜀漆、桂枝、半夏、陈皮、茯苓、羌活、石菖蒲。

另用独头蒜一个，黄丹一钱，雄黄五分，共捣丸，朝向东方服。

三诊：舌白脘闷，背寒独甚。拟宣通阳气，以化痰浊。

麻黄、桂枝、杏仁、炙草、半夏、茯苓、陈皮、鹿角霜、石菖蒲。

原注：以上三方，皆《金匮》法。

四诊：疟止，当和胃气。

半夏、茯苓、甘草、陈皮、白蔻、姜、枣。

柳宝诒按：牝疟不多见，大略由乎阳虚痰聚，阻遏邪机，不得外越所致。用药总以通阳宣浊为主。（《柳选四家医案·环溪草堂医案·中卷》）

伏邪挟积，阻塞中宫。疟发日轻日重，重则神糊烦躁。起卧如狂，此乃食积蒸痰，邪热化火，痰火上蒙，怕其风动痉厥。脉沉实而舌苔黄，邪积聚于阳明。法当通下，仿大柴胡例。

柴胡、黄芩、川朴、枳实、瓜蒌仁、半夏、大黄。

柳宝诒按：脉舌与证合参，大柴胡是的对之药。

再诊：下后热净神清，竟若脱然无恙。惟是病退太速，仍恐变幻莫测，拟方再望转机。

川连（姜汁炒）、半夏、陈皮、豆豉、黄芩、枳实、瓜蒌仁、郁金、神曲、竹茹。

原注：病退太速，仍恐变幻，老练之言宜省。凡下后方法，总以泻心加减，仍用瓜蒌、枳实，想胸痞未舒，舌苔未化耳。

三诊：昨日疟来，手足寒冷，即时腹中气胀，上塞咽喉，几乎发厥，但不昏狂耳。此乃少阳疟邪挟内伏之痰浊，上走心包为昏狂，下乘脾土为腹胀。前日之昏狂，病机偏在阳明，故法从下夺；今腹胀舌白脉细，病机偏在太阴，法当辛温通阳，转运中枢为要矣。随机应变，急者为先，莫谓用寒用热之不侯也。

干姜（炒黄）、陈皮、茯苓、草果、熟附、川朴、蔻仁、槟榔、丁香、通草。

原注：前方用寒，后方用热，随证用药，转换敏捷，不避俗嫌，的是一腔热血。

柳宝诒按：此人必中气素虚，故痰浊乘虚上僭也。

四诊：投果附达原，神香、二陈合剂，服药后喉中汩汩有声，上逆之气即平，腹胀遂松。今脉缓大，神气安和，腹中微觉胀满，痰多黏腻。脾脏阳气虽通，寒湿痰涎未化。仍从前法，轻减其制。

前方去附子、槟榔，加大腹皮、半夏。

五诊：腹中之气稍平，湿热余邪未尽。所以微寒微热，仍归疟象，头胀身疼，知饥能食。法拟疏化，兼调营卫。

青蒿、豆卷、半夏、陈皮、谷芽、秦艽、神曲、茯苓、姜枣。

陈无择云：疟家日久，必有黄痰宿水聚于胸腹膈膜之中，须得脾土旺而后宿水自行，元气复而后湿痰自化，余见久疟有泄水数次而愈者，即宿水自行之效也。

六君子汤加炮姜、木香、神曲、砂仁。

柳宝诒按： 前曾见治老疟之法，用逐痰泻水之药，入鸡子中煮服，得泄黄水即愈。其意与此正同。但用药有虚实之分耳。

（《柳选四家医案·环溪草堂医案·中卷》）

三疟久延，营卫两伤；复因产后，下焦八脉空虚。今病将九月。而疟仍未止，腹中结块偏左，此疟邪留于血络，聚于肝膜，是属疟母。淹缠不止，虑成疟劳。夏至在迩，乃阴阳剥复之际，瘦人久病，最怕阴伤。趁此图维，迎机导窾，和阳以生阴。从产后立法，稍佐搜络，以杜疟邪之根。

制首乌、杞子、地骨皮、当归、白芍（桂枝炒）、冬术、川芎、青皮、香附、乌梅。

另，鳖甲煎丸。

原注： 用四物汤去地，换首乌，从产后血分立脚。

再诊：疟久结癖，夏至前投和阳生阴，通调营卫，参入搜络方法。节后三疟仍来，但热势稍减。癖块略小，然口渴心悸，营阴大亏，情怀素郁，化火伤阴。木曰曲直，曲直作酸，疟来多沃酸水，盖肝木郁热挟胃中之宿饮上泛使然。夫养营阴须求甘润，理肝郁必用苦辛。久疟堪截，癖块宜消。惟是体虚胃弱，诸宜加谨为上。

党参、鳖甲（醋炒）、当归、茯神、枣仁、香附、川连（吴萸炒）、冬术、陈皮、牡蛎、三棱（醋炒）。

柳宝诒按： 因病化裁，颇不沾滞，方中白芍似不可少。

另用川贝一两，半夏一两，知母一两，研末，姜汁、醋各半，泛丸。每服三钱。开水送。

柳宝诒按：此半贝丸成法也。增入知母一味，嫌其偏于凉润，尚有可商。(《柳选四家医案·环溪草堂医案·中卷》)

少阳过升，阳明失降，疟来烦闷痞呕，当变柴胡之制，而为泻心之法，和阳明即所以和少阳也。

川连（姜汁炒）、半夏、陈皮、蔻仁、藿梗、生姜、竹茹（姜汁炒）。

原注：此病舌色，左半边光红，右半边白苔，湿滑如水晶粉团之色。因过服柴胡升阳以劫其营，而痰浊又恋于胃，以致痞呕。故用泻心之法，初用生姜一片无效，后加至三片，痞呕乃止，疟亦不来。

柳宝诒按：用古法而能其意，心灵手敏，此为善读书人。(《柳选四家医案·环溪草堂医案·中卷》)

◆ **虫证**

喜食生米，积聚生虫。腹痛面黄，口流涎沫，虫之见证无疑。先拟健脾化虫。

茅术（米泔水浸）、青皮、鹤虱、榧子（炒打）、芜荑、槟榔、陈米（炒黄）。

柳宝诒按：此治虫病初起，最轻之方。痛时口流清水，是虫病的据。(《柳选四家医案·环溪草堂医案·下卷》)

阅病源，是属虫病无疑。虫由脾土不运，湿热蒸化而生。其发于月底之夜，虫由脾虚寒，寒属阴，故夜发也。寒久化热，上虚木强，其发移于月初。必呕吐胸热，乳下跳动，虫随酸苦痰涎而出，多寡不一，时或见于大便。腹中微痛，虽渴甚不能咽水，水下复呕，呕尽乃平，至中旬则康泰无恙矣。所以然者，月初虫头向上，且病久多呕，胃阴亏而虚火上炎，故胸中觉热也。虚里

409

跳动，中气虚也。中气者，乃胸中大气，脾胃冲和之气皆归所统。今中气虚甚，故跳跃也。病延一载，虫属盘踞，未易一扫而除。图治之法，和中调脾以杜生虫之源，生津平肝以治胸热口渴，化湿热、降逆气以治呕吐。久服勿懈，自可见功。欲求速效，恐不能耳。

川楝子、芜荑、党参（元米炒）、白术、使君子肉、半夏、陈皮、青皮、白芍、茯苓、焦六曲、干姜榧子、葱仁。

柳宝诒按：论病颇切实，惟立方专于顾本，似难取效。拟另服杀虫丸药以佐之。（《柳选四家医案·环溪草堂医案·下卷》）

◆ **肠痛**

暑邪挟积，阻滞肠胃，脘腹疼痛，大便泄出如脓如血。证属盘肠流注，非轻证也。

川连、木香、槟榔、当归、楂肉、神曲、黄芩、枳壳、赤芍、砂仁。

柳宝诒按：脓血痢而名流注，说颇新奇，阅方仍是治痢之药。忆《蒋问斋医略》中论痢疾一证，谓是肠中作脓，当用外疡治法，与此案正相合也。（《柳选四家医案·环溪草堂医案·下卷》）

◆ **脚气**

暑雨潮湿，湿从下受，入于经络，两足腿股酸楚，不能屈伸，起卧转侧，均觉艰难，此属脚气。适值经行之际，少腹窒塞，小便涩痛，湿热自气伤营，故舌苔白而底绛，脉形濡，身微寒热，虑其有气逆冲胸之变。拟东垣防己饮加减。

防己、薏仁、草薢、秦艽、独活、桑寄生、牛膝、木通、防风、归尾、延胡、威灵仙、泽兰、丝瓜络。

柳宝诒按：此湿热注于经络之病，与载入类伤寒中之脚气，宜用鸡鸣散者不同。

再诊：两足稍能行动，湿热有流通之机，仍宗前法增损，兼参健步丸意。

防己、萆薢、独活、牛膝、杜仲、晚蚕沙、木瓜、当归、延胡、秦艽、桑枝、丝瓜络。(《柳选四家医案·环溪草堂医案·下卷》)

◆ 肢体酸痛

长斋二十载，精血久枯；大雨淋身，湿浸入骨。腿股酸重，不能举动。法以宣通关节，佐以养血生津。

麻黄、苍术、白芷、当归、川芎、白芍、防风、熟地、桂枝、独活、牛膝、桑枝。

柳宝诒按：此从阳和汤增减，因系湿邪，故加苍术。(《柳选四家医案·环溪草堂医案·上卷》)

骨骼瘦小，先天元气不足。夏秋寒热，至今不已，脉细数弱，气血两亏。头不痛而但身痛，或口沃清水，此胃阳虚惫也。当商温补，仿东垣法。

党参、茯苓、陈皮、桂枝、柴胡、黄芪、半夏、神曲、当归、干姜、砂仁。

柳宝诒按：少阳生气被郁，故寒热不已。东垣升阳益胃法，用之恰合，加干姜者，助胃阳也。

再诊：前方补中益胃，温卫气，开腠理，诸恙皆减，仍依前法。

前方去神曲、干姜，加白术、白芍。(《柳选四家医案·环溪草堂医案·上卷》)

体肥多湿，性躁多火。十年前小产血崩，血去则阴亏而火亢，肝风暗动，筋络失养，已非一日。去秋伏暑后变三疟，疟久营卫偏虚，遂致风痰扰络，右半肢体麻痹，而为偏废之象，调理渐愈。今但右足麻辣热痛，痛自足大指而起，显系肝经血虚失养。据云腿膝常冷，足骱常热，此非足骱有火，而腿膝有寒也。想由湿火乘虚下注，故痛处觉热，而腿膝气血不足，则觉寒耳。至于左胫外廉皮肉之内，结核如棉子，发作则痛甚，此属筋箭，是风痰瘀血交凝入络而成，与右足之热痛麻辣不同。今且先治其右足。

生地、阿胶、五加皮、归身、木瓜、天麻、冬术、独活、丝瓜络、牛膝、茯苓、草薢。

柳宝诒按：论颇明透，方亦平稳。(《柳选四家医案·环溪草堂医案·上卷》)

妇科医案

◆ 月经先期

年将五十，经事频来且多，是冲脉不司收摄故也。防其崩决，补之摄之。

党参、黄芪、当归、於术、枣仁、陈皮、茯神、阿胶、荷叶蒂、藕。

柳宝诒按：此方从归脾增减，补则有之，摄则未也；拟加牡蛎、龟板、茜草炭、乌贼骨以佐之。（《柳选四家医案·环溪草堂医案·下卷》）

◆ 月经后期

心胸觉冷，经事数月一来，食入则腹中胀痛。寒痰气郁，凝滞不通。当以辛温宣畅，遵熟料五积意。

半夏、桂枝、茯苓、苍术、白芍、川朴、川芎、归身、丹参、炙草、陈皮、枳壳、高良姜。

再诊：苦辛温通之剂，而能调经散痞，用之果效。益信古人言不妄发，法不虚立，在用者何如耳。

前方去良姜，加茺蔚子、砂仁。（《柳选四家医案·环溪草堂医案·下卷门》）

◆ 闭经

经事不来，足肿腹满，脐下偏左有块，上攻作痛。此瘀凝气滞，病属血分，虑延成臌。

三棱（醋炒）、莪术、香附、当归、神曲、楂肉、延胡、砂仁。

另大黄䗪虫丸每服五粒，日三次。

柳宝诒按：此气血两疏之法，用药切实不浮，好在丸药缓攻，不嫌其峻。

再诊：经停腹满，形瘦色黄。气血瘀凝，防其成臌。

香附、延胡、枳壳、茯苓、苏梗、川朴、大腹皮、冬瓜皮。

另大黄䗪虫丸。（《柳选四家医案·环溪草堂医案·下卷》）

经停少腹痛，小便淋漓有血缕。此肝火与凝瘀交阻，当导而通之。

龙胆草、小蓟炭、桃仁、大黄（酒炒）、山栀、冬葵子、延胡、车前子、丹皮、海金沙。

柳宝诒按：立方切实。（《柳选四家医案·环溪草堂医案·下卷》）

内热日久，经停两月。投养阴调血通经之剂，得热减经行，可谓效矣，然犹未也。脉数不和，舌仍光赤，乃阴津未充，虚阳未敛也。仍宜小心安养为善。

生地、当归、白芍、丹皮、阿胶、香附、党参、茯苓、陈皮、地骨皮。

柳宝诒按：平正妥帖。

再诊：脉数已和，舌色光红已退；但有时尚觉微热。仍以前法增损。

前方去丹皮、阿胶，加麦冬、狗脊。（《柳选四家医案·环溪草堂医案·下卷》）

忧愁抑郁，耗损心脾之营；而肝木僭逆，胸中气塞。内热夜甚，经事两月不来，脉沉而数，热伏营血之中。拟用柴胡四物汤，和营血以舒木郁。

党参、冬术、生地、当归、白芍、香附、青蒿、白薇、生熟谷芽。

柳宝诒按：此等证调治失当，最易入于损途。拟再加丹皮、丹参。(《柳选四家医案·环溪草堂医案·下卷》)

◆ 痛经

经后少腹痛连腰股，肛门气坠，大便不通，小便赤涩。拟泄肝经之郁热，通络脉之凝涩。

金铃子、延胡、郁李仁、归尾、黑栀、柴胡、龙胆草、大黄(酒炒)、旋覆花、猩绛、青葱管。

柳宝诒按：病情于小便上得之。(《柳选四家医案·环溪草堂医案·下卷》)

经行后，奔走急路，冷粥疗饥，少腹疼痛连腰胁，兼及前阴。此肝肾受伤，又被寒侵而热郁也。经云：远行则阳气内伐，热舍于肾，冷粥入胃，则热郁不得伸，故痛也。遵寒热错杂例，兼腹痛治法。

川连(酒炒)、炮姜、桂枝、白芍(吴萸三分煎汁炒)、全当归、木通、香附、楂炭、黑栀、旋覆花、猩降。

柳宝诒按：推究病源，亲切不肤。(《柳选四家医案·环溪草堂医案·下卷》)

经行后少腹作痛，上及胸脘腰胁，内热口干，大便不通，小便热痛。此肝气挟瘀所致。

川楝子、延胡、桃仁、香附、山栀(姜汁炒)、泽兰、川连(吴萸炒)、丹皮。

另，当归龙荟丸三钱，淡盐汤送下。

柳宝诒按：病情与前条相似，方亦近之。惟当归龙荟丸用得

太重，宜减半服之。（《柳选四家医案·环溪草堂医案·下卷》）

痛而经来，肝木横也；经事参前，血分热也；色黑有瘀，和而化之可也。

川楝子、延胡、丹皮、当归、白芍、泽兰、香附（醋炒）、木香、茯苓、楂炭、砂仁。

柳宝诒按：立方平善。

再诊：经来色黑而痛，当与化瘀。

生地、桃仁（炒黑）、红花、泽兰、黑栀、香附（醋炒）、当归、川芎（醋炙）、大黄炭。

养血以调经，理气以止痛；补肝之虚以平眩晕，助脾之运以除恶心。

熟地六两（分三分，一分砂仁拌炒松，一分姜汁炒焦，一分陈酒煮烂），当归三两（分三分，一分吴萸一钱煎汁炒，一分茴香一钱煎汁炒，一分酒炒），白芍二两（分二分，一分肉桂一钱煎汁炒，一分炙草三钱煎汁炒），香附四两（分四分，一分黑栀三钱煎汁炒，一分盐水炒，一分醋炒，一分酒炒），川芎（酒炒）一两，沙苑（盐水炒）三两，茯苓三两（焙），陈皮（盐水炒）一两五钱，党参（炒）三两，丹参（酒浸晒干，再浸再晒，如此七次，焙研）三两。

柳宝诒按：此方制法精巧，养血理气两擅其长。木香、砂仁亦可酌增。（《柳选四家医案·环溪草堂医案·下卷》）

◆ **崩漏**

经事来多去少，似崩非崩，是血虚有热也。所谓天暑地热，则经血沸溢。用白薇汤加阿胶主之。

女贞子、白薇、阿胶（米粉炒）、黄芩（醋炒炭）、归身炭、沙苑（盐水炒）、黄柏、白芍、旱莲草、莲心。

柳宝诒按：立方精到熨帖。（《柳选四家医案·环溪草堂医案·下卷》）

两次血崩之后，赤带连绵不断，迄今半载有余。脉象虚微，气血大亏，是以头眩心跳，腰酸足软等证均见也。近日腹痛食减，恐其复致崩决，拟方固摄奇经。

女贞子、乌贼骨、茜草炭、旱莲草、党参、茯苓、白芍、丹皮、阿胶、莲肉、荷叶蒂、藕节。

另，震灵丹二钱。

再诊：固摄奇经，病情不减。崩漏不止，腹痛不已，用升阳固阴法。

鹿角霜、沙苑、龙骨、牡蛎、怀药、杜仲、女贞子、杞子、茯苓、棕炭。

柳宝诒按：固摄不效，进用升涩，此用药转换，一定层次。（《柳选四家医案·环溪草堂医案·下卷》）

◆ 子嗽

咳嗽发热日久，前投补益脾胃之药六七剂，食欲加增，起居略健，但热势每交寅卯而盛，乃少阳旺时也。少阳属胆，与肝相为表里，肝胆有郁热，戕伐生生之气，肺金失其清肃，脾胃失其转输，相火日益炽，阴津日益涸，燎原之势，不至涸极不止也。其脉弦数者，肝胆郁热之候也。刻下初交夏令，趁其胃旺加餐。拟进酸苦法，益阴和阳，清彻肝胆之郁热。考古方柴前连梅煎颇有深意，录出备正。

柴胡（猪胆汁浸炒）五分，川连（盐水炒）五分，白芍一钱，前胡一钱，乌梅五分，麦冬二钱，党参三钱，秋石三分，炙草四分，薤白五分。

原注：此方服后，热势竟退。此时已经停两月，以后或热或止，喜其能食，至四五月后，方知其有孕。

柳宝诒按：此等证最易认作虚损，得此议论，大开后人眼目。

又按：此必有微邪伏于肝胆之间，挟木火而发。煎熬津液，日就干涸，古人所谓劳风者，曹仁伯谓即是此证。（《柳选四家医案·环溪草堂医案·下卷》）

◆ 产后腹痛

产后腹痛年余，营虚木郁，脾胃受戕，时作恶心，时沃酸水。用《千金》当归建中汤。

当归、白芍（吴萸炒）、炙草、炮姜、肉桂、川椒、南枣、橘饼。

柳宝诒按：用药切当，无支凑帮贴之病，自是老手。

再诊：前投建中法，腹痛已止。复因经行之后，劳碌受寒，腹中又痛，加以晡热，饮食减少，舌苔干白。此属血虚肝郁，脾虚木横，用归脾法加减。

党参、黄芪、茯苓、陈皮、冬术、归身、炮姜、木香、砂仁、白芍（吴萸炒）、橘饼。（《柳选四家医案·环溪草堂医案·下卷》）

产后瘀凝未净，新血不生，身热日久，少腹疼痛，小溲淋漓，带下血筋。此肝经郁热，兼挟凝瘀为患，殊非小恙。姑拟泄肝和营化瘀为法。

鲜生地（姜汁拌炒焦）一两，生姜渣（鲜地汁拌炒黄）三钱、黑栀、延胡、金铃子、龙胆草、丹参、赤芍、归须、猩绛、甘草梢、青葱管。

柳宝诒按：恰合病机。惟少腹痛者，于化瘀一层，尚须

着意。拟加西泊、乌药、红花。(《柳选四家医案·环溪草堂医案·下卷》)

◆ 产后小便不通

寒气客于下焦，瘀凝停于少腹，阻塞胞门，膀胱阳气失化，以致癃闭。产后八日而小便不通，脉细肢寒，腹中觉冷。恐其气逆上攻发厥。法以温通下焦，化瘀利水，冀其应手为妙。

当归八钱，川芎四钱，楂炭五钱，炮姜五分，桃仁三钱，车前五钱。

益母草汤同陈酒各一碗，代水煎药。

另，肉桂五分，血珀五分，甘遂三分，共研末，药汁调服。

柳宝诒按：末药方甚佳。煎方中拟加泽兰、牛膝、吴萸。此证甚急，用药能丝丝入扣，迥异肤浮脉数。

再诊：小水癃闭已通，瘀凝未下，少腹仍然板满，再以温通泄浊。

肉桂、延胡、红花、桃仁、丹参、两头尖、归尾、楂炭、牛膝、炮姜、冬葵子、车前。(《柳选四家医案·环溪草堂医案·下卷》)

◆ 产后咳嗽

体气素亏，频年屡患咳嗽，今春产后悲伤，咳嗽复作，背寒内热，气逆痰多，脉虚数，大便溏，延今百日，病成蓐劳。按产后血舍空虚，八脉之气先伤于下，加以悲哀伤肺，咳嗽剧发，震动冲脉之气上逆。经云：冲脉为病，逆气里急，阳维为病苦寒热。频进疏风清热，脾胃再伤，以致腹痛便溏，食减无味，斯皆见咳治咳之弊。越人谓：上损及脾，下损及胃，俱属难治。姑拟通补奇经，镇摄冲脉，复入扶脾理肺，未能免俗，聊复尔尔。

熟地（砂仁炒炭）、当归（小茴香三分拌炒）、白芍（桂枝三分拌炒）、紫石英、牛膝（盐水炒）、茯苓、川贝。

柳宝诒按： 用熟地、归、茴、牛膝、紫石英温摄冲任，用归、芍以调阳维，用药颇为亲切；拟再加胡桃、人参、山药、沙苑、牡蛎。（《柳选四家医案·环溪草堂医案·下卷》）

◆ 乳胀下乳

乳房属胃，乳汁血之所化。无孩子而乳房臕胀，亦下乳汁，此非血之有余，乃不循其道，以下归冲脉，而为月水，反随肝气，上入乳房，变为乳汁，事出反常，非细故矣。夫血犹水也，气犹风也。血随气行，如水为风激而作波澜也。然则顺其气，清其火，熄其风，而使之下行，如风回波转可也。正何必参堵截之法，涩其源而止其流哉。噫！可为知者道，难与俗人言也。

玄精石、赤石脂、紫石英、寒水石、牡蛎、大生地、白芍、归身、茯神、乌药、麦芽、郁李仁。

柳宝诒按： 此等议论，全是精心结撰，毫无依傍，非胸有积理者不能道。于乳汁变化之道，确凿指出，非见理精到者不能。方拟去石脂、郁李，加丹参、丹皮、牛膝。（《柳选四家医案·环溪草堂医案·下卷》）

儿科医案

◆ 咳嗽

断乳太早，元气薄弱。咳嗽发热，已逾四月。形瘦骨立，疳劳重证。唇红而善食，肠胃有疳虫也。

川贝、杏仁、茯苓、百部、川连、党参、地骨皮、陈皮、芜荑、款冬花、桑白皮。

柳宝诒按：此方专以杀虫为主，愚意当另拟培元之法以佐之。（《柳选四家医案·环溪草堂医案·下卷》）

幼稚伏邪挟积，阻滞肠胃，蒸痰化热，肺气窒痹，是以先泻而后咳，更继之以发热也。今者便泄已止，而气急痰嘶，肺气阻痹尤甚，法当先治其肺。盖恐肺胀则生惊发搐，其变端莫测耳。

葶苈子三钱，莱菔子三钱，六一散三钱，枇杷叶三片。

再诊：痰嘶气喘逆，平其大半。热势起伏，退而复作。时下多疟，须防转疟。

白萝卜汁一杯，鲜薄荷汁半杯，二味煎浓去上沫，加入冰糖三钱（烊化），姜汁一滴（冲服）。

柳宝诒按：两方用药，俱清简可法，于小儿尤宜。（《柳选四家医案·环溪草堂医案·下卷》）

稚龄形瘦色黄，痰多食少，昼日微咳，夜寐则喉中嗄吼有声。病已半载，而性畏服药。此脾虚而湿热蒸痰，以阻于肺也。商用药枣法。

人参三钱，苍术（土炒）一钱五分，茯苓三钱，川朴（姜汁

421

炒）一钱，榧子三钱，炙草一钱，陈皮（盐水炒）一钱，川贝三钱，制半夏三钱，冬术三钱。

上药各研末，和一处，再研听用。好大枣一百枚，去核，将上药末纳入枣中，以线扎好，每枣一枚，大约纳入药末二分为准。再用甜葶苈一两，河水两大碗，同枣煮，俟枣软熟，不可大烂，将枣取出晒干。每饥时将枣细嚼咽下一枚，一日可用五六枚。余下枣汤去葶苈，再煎浓至一茶杯，分三次先温服，俟枣干然后食枣。

原注：此平胃六君汤加川贝、榧子，制法极好，以治脾虚湿热、蒸痰阻肺，喉中痰多者极妙。此法从葛可久白凤膏化出，颇有巧思。此病服之遂愈。

柳宝诒按：灵心巧想，可法可师。（《柳选四家医案·环溪草堂医案·上卷》）

◆ **肺胀**

音哑喘咳，痰声嗖喀。风痰袭肺，肺胀夹惊险候。

麻黄、杏仁、射干、桔梗、枳壳、菖蒲、前胡、白前、紫菀、桑白皮。

另，白萝卜汁冲服。

柳宝诒按：此证风痰壅闭，与喉科中马脾风相类，治之稍迟，即不可救，学者最宜留意。（《柳选四家医案·环溪草堂医案·下卷》）

◆ **腹痛**

痧后挟积，移热于大肠，腹中热痛，每交寅卯二时则痛甚。拟开肺金之郁，仿丹溪论，参越桃意。

良姜、桔梗、川连、通草、滑石、黑栀、楂炭、砂仁、焦曲。

再诊：痧后腹痛，甚于黎明，阳气为阴寒所遏，欲升而不得升，故痛甚于黎明也。前用温寒并进见效，今仍以前法加减。

桂枝、干姜、吴萸、木香、延胡、香附、楂炭、槟榔、赤苓、黑栀、白蔻仁。

柳宝诒按： 此寒热错杂之证。大抵热为寒郁，故立方以寒热互用奏功。(《柳选四家医案·环溪草堂医案·下卷》)

◆ 痢疾

先痢而后疟，已经两载。面黄内热，腹满足肿，脾气大虚；舌红形瘦，阴液大伤。童劳证也。

党参、茯苓、於术、陈皮、黄芪、泽泻、川连、神曲、防风根。

再诊：疟痢二年，脾胃元气大伤。脉数舌红，腹满足肿，小溲短少。前投升阳益胃，热势略减。今拟补益脾阴，兼以化浊。然童稚阴亏，病延日久，夏令防其增剧。

党参、怀药、冬术、麦冬、五味、白芍、陈皮、茯苓、砂仁、鸡内金。

柳宝诒按： 小儿虚证，自以后天脾胃为主。然脉数舌红，阴液亦损，亦当稍参养阴之意。(《柳选四家医案·环溪草堂医案·下卷》)

◆ 马脾风

马脾风极重险证，危生倏忽，姑与牛黄夺命散。

大黄（生切）四钱，槟榔一钱五分，黑牵牛三钱。

共研末，分二服，白萝卜汁调服。

柳宝诒按：此古方也。病情急重，非此亦无法可挽。或有痰热壅甚者，服越婢或麻杏甘石汤亦效。(《柳选四家医案·环溪草堂医案·下卷》)

◆ 足挛

先天不足，三阴亏损，筋络空虚，两足蹮挛，身热骨瘦，童劳痼疾难治。

生地、当归、牛膝、川断、狗脊、薏米、鳖甲、羚羊角、桑枝。

柳宝诒按：用薏米、桑枝于补剂中，稍参风湿治法。(《柳选四家医案·环溪草堂医案·下卷》)

外科医案

◆ 疮疡

湿久蕴于下焦，气血凝滞而结疡。生于合纂之旁，滋蔓肛臀之际，初起数日即溃，火甚毒甚可知。溃后烂孔极深，迄今四五十日，新肉虽生而嫩，肛臀余肿仍僵；久卧床褥，脾胃之转输自钝；刻当痛楚，形容之色泽尤枯，调治方法，自宜补益，高明见解，大略相同。愚意虚处固虚，而实处仍实。拟用煎丸二方，各走一经，虚实兼顾。

六君子汤去半夏、茯苓，加黄芪、归身、白芍、谷芽。

又丸方：川连（酒炒）一钱，胡连（酒炒）一钱，苦参（炒）一钱，黄柏一钱，当归三钱，乳香一钱，没药一钱，白芷一钱，犀黄二分，血珀四分，白矾三钱，刺棘皮（炙）一钱，象牙屑三钱，海螵蛸三钱。

共为末，用黄占烊化作丸，每朝服五分。

原注： 凡极苦之药，直入下焦，坚所而化湿热，用猬皮、牙屑之专消漏管者，引入患处；更用黄占以涩之固之，俾上中不受苦寒之药气，伸入下焦，其性始达。

柳宝诒按： 丸方用意极精。（《柳选四家医案·环溪草堂医案·下卷》）

多年湿毒，左足前臁腐烂。今则膝骨臀股，上及缺盆，疼痛而木肿。此湿得热而蔓延，循经窜络，病在阳明，名湿毒流注。口苦带腻，脉缓而小。湿胜于热，热伏湿中，仿防己饮法。

425

防己、苍术、黄柏、南星、制木通、威灵仙、防风、归身、独活、红花、萆薢、羚羊角、滑石。

柳宝诒按：此治外疡正法，是疡证之偏于阳者。再诊：前用防己法，宣通关节以化湿热，膝股之痛稍缓。惟缺盆处咳嗽引痛不平。拟参以清肺化痰。

前方去羚羊角、防风、木香、红花，加薏仁、杏仁、川贝、沙参。

周身碎痒而痛，似疥瘰状，心中烦热，肤上出脓水。证属肺风。

马勃、象贝、荆芥、黄芩、杭菊、痢疾（炒）。

柳宝诒按：此湿热走于血分之病，当兼疏血络，拟加归须、丹皮、赤芍、忍冬藤、浮萍、细生地。（《柳选四家医案·环溪草堂医案·下卷》）

寒痰凝阻，颊车不利，高而肿硬，色白不红。此属阴寒骨嘈，与色红身热者不同。

熟地、麻黄、桂枝、防风、制蚕、白芥子、当归、秦艽。

柳宝诒按：此病挟肝火者十之八九，此独不然。于此可悟辨证之不可胶执也。（《柳选四家医案·环溪草堂医案·下卷》）

◆ 瘰疬

先天元气不足，胎中伏毒因虚窜络，颈项结核，或已溃，或未溃，或溃而不敛。兼以耳聋鼻塞，脑门遇阴雨则胀痛咳呛，牙关不利。皆阴虚阳亢，毒邪上蒙清窍之见端也。若徒治其虚，伏毒何能宣化！拟养阴化毒。

北沙参三钱，花粉三钱，当归三钱，海螵蛸三钱，仙遗粮三钱，川贝二钱，防风一钱五分，银花三钱，稽豆衣三，珠粉一分，血珀五厘，西黄五厘。

柳宝诒按：鼻塞脑痛，皆余毒内恋之象。拟再用化毒丹佐之。（《柳选四家医案·环溪草堂医案·下卷》）

痰病二载，自颈延胁，或已溃，或未溃，或溃而不敛，或他处续生，累累然如贯珠，如叠石，溃后色黑而脓稀，外软而内坚。诊脉不甚虚，饮食尚可。细询病由气郁而起，郁则肝胆三焦之火循经上走于络，结成病核。小则为病，大则为痰，收功非易。必放开胸襟，旷现物理乃佳。

夏枯草五钱，昆布三钱，山慈姑三钱，远志（甘草汤煮）三钱，玄参二钱，川贝二钱，归身二钱，天葵草三钱，香附一钱五分，功劳叶二钱。

柳宝诒按：此病亦与失营证相类，幸脉实能纳，故用药专从痰火着想。（《柳选四家医案·环溪草堂医案·下卷》）

本原不足，兼挟风温发热，颈间结核成痰，二十余日，不红不肿，不消散，亦不作脓，属半虚半实。慎柔方有良法，用四君子加牛蒡。世所未知，余曾验过。

四君子汤加牛蒡子、象贝、桑叶。

柳宝诒按：四君补虚，加蒡、贝以消风化痰。桑叶以清肺通络。虚实兼顾，绝不犯手。

再诊：昨用慎柔方，是托散法。服下若汗出热退，则数剂可消；若汗不出，仍发热，则数剂成脓，亦易溃敛。

前方：加钩钩。

三诊：三岁孩童，但哺乳汁，不进谷食，脾胃虚弱可知。颈结痰核，而有寒热，必挟风温，属半虚半实。今将一月，热退复热，其块不消，不作脓，大便溏。脾胃不足，气血两虚。

党参、冬术、陈皮、荆芥、黄芪、归身、防风、葛根、砂仁、桑叶。

柳宝诒按：因《慎柔方》不效，转拟此方，其实远不及前方之灵动也。(《柳选四家医案·环溪草堂医案·下卷》)

◆ **乳痈**

肝郁结成乳痰，延及旬月，坚中带软，顶色转红，势将穿溃。溃后见脓乃吉，若血多脓少，非所宜也。

川楝子、当归、青皮、白芍、橘红、川贝、香附、茯苓、砂仁。

再诊：乳痰穿破，有血无脓，乃气虚不能引血化腐为脓也。防变乳岩，不易收功。

党参、归身、白芍、茯神、枣仁、川贝、香附、陈皮、牡蛎、砂仁、甘草、橘叶。

柳宝诒按：此等郁痰证，须正气不亏，更能旷怀自遣，乃可医治，二者缺一，不可治也。

又单方：川贝三钱，橘红五钱，莱菔子（炒）三钱，莲蓬皮（另炙灰）五钱。

邓评：单方非不善也，特非气虚者所宜。(《柳选四家医案·环溪草堂医案·下卷》)

乳房结核坚硬，虽皮色不红，而推之松动。此非乳痰，仍属乳痈，肝郁所致。身微寒热，防滋蔓难治。

柴胡（盐水炒）、当归、白芍、黑栀、川贝、香附、瓜蒌皮。

另，金针菜（炙脆）三钱，皂荚子（炙）三钱，射干（炙）三钱。

研末，分三服，饮酒者酒下，否则砂仁汤亦可。

柳宝诒按：煎方用逍遥散，亦通套方也。好在有末药以佐之。

再诊：乳痈已溃，寒热亦止。第余块未化，惟和其气血，调其郁结而已。

当归、白芍、香附、川贝、远志、砂仁、丹参。(《柳选四家医案·环溪草堂医案·下卷》)

◆ 乳岩

木郁不达，乳房结核坚硬，胸胁气撑，腰脊疼痛。气血两亏，郁结不解，论其内证，即属郁劳；论其外证，便是乳岩，皆为难治。

党参、香附、川贝、当归、白芍、青皮、橘核、狗脊、杜仲、砂仁。

柳宝诒按：论病简洁老当。(《柳选四家医案·环溪草堂医案·下卷》)

◆ 肾岩

翻花肾岩，法在难治。怡情安养，庶几可图，然非易事也。

鲜首乌一两，马料豆一两，银花一两，甘草梢一两，煎浓服。

西黄一分，川连五分，血珀五分，药珠三分，灯心灰五分，大贝二钱，人中黄一钱。研末，分十服，每朝一服。

柳宝诒按：此肾虚而兼疮毒之变证也。(《柳选四家医案·环溪草堂医案·下卷》)

◆ 面游风

久病之躯，去冬常患火升。交春木旺，肝胆阳升无制。倏忽寒热，头面红肿，延及四肢，焮热痒痛，殆即所谓游火游风之类欤。匝月以来，肿势已减。四五日前，偶然裸体伤风，遂增咳嗽、音哑、痰多，口干舌白，续发寒热，胃气从此不醒，元气愈觉难支。风火交煽，痰浊复甚，阴津消涸，阳不潜藏。此时清火养阴，计非不善，抑恐滋则碍脾；化痰扶正，势所必需，又恐燥则伤液。立法但取其轻灵。用药先求其无过。

北沙参、知母、鲜生地、蛤壳、海浮石、蝉衣、豆卷、青果、海蜇、地栗、百合。

另，珠粉（朝晨用燕窝汤送下）三分。

原注： 上方《金匮》百合知母地黄汤，合《本事》神效雪羹，取其清火化痰，不伤脾胃；生津养液，不碍痰湿。酌古参今，归于平正。

柳宝诒按： 议病用药，均归精细，躁心人不能领取也。（《柳选四家医案·环溪草堂医案·上卷》）

◆ 肛瘘

疡漏久而成管，用消管丸缓缓治之。

胡黄连一两，刺猬皮一两（炙），象牙屑一两，五倍一两（炙），蟾酥（酒化）三钱，陈硬明角灯二两（炙）。

上药为末，炼蜜丸，用上好雄精三钱泛上为衣，每朝服三钱，金银花汤送下。

柳宝诒按： 方意极佳。惟蟾酥大毒走窜之品，拟减半用之。（《柳选四家医案·环溪草堂医案·下卷》）

◆ 阴囊红肿

湿热结疝，初起肾囊红肿，渐至气上攻胁，胁肋肿痛，已及半月，防成胁痈。病在肝络，肝性善升，甚则恐致气升发厥，非轻证也。

川楝子、延胡、青皮、香附、楂炭、枳壳、旋覆花、桃仁、赤苓、猩绛、葱管。

柳宝诒按：方治疝气，两肋痛即在其中。内病外疡，一以贯之也。(《柳选四家医案·环溪草堂医案·下卷》)

◆ **疝气**

寒湿伏于厥阴，久则化热。两胯凹筋胀，左睾丸偏坠，发作则身有寒热，而囊皮肿胀出水。此谓湿痛也；屡发不已，防有囊痈之变。

川楝子（巴豆二枚，同炒焦，去豆）三钱，茴香（盐水炒）、吴萸、黄柏、楂炭、黑栀、橘核、草薢、荔枝核。

柳宝诒按：湿郁则化热，故须寒热互用。既属湿疝，似宜参用苍术、薏仁燥湿之品。

又病气方：川楝子（巴豆七粒同炒焦，去豆）五钱，小茴香（盐水炒）三钱，青皮（炒）三钱，木香（晒，不见火）三钱，当归（酒炒）三钱，全虫（酒洗炙）七个，昆布（漂淡炒）三钱，楂炭三钱。

共研末，用韭汁一杯，葱头汁一杯，丝瓜络（煎浓汁）二两，泛丸，每日服一钱。

柳宝诒按：此方温肝通阳，驱邪理疝，用意颇佳，可以为法。(《柳选四家医案·环溪草堂医案·中卷》)

中阳虚弱，厥阴寒疝僭逆，腹痛筋急，大便坚结。痛甚则呕吐，拟大建中汤。

川椒、炮姜、党参、附子、半夏、橘饼。

柳宝诒按：此寒疝证之偏于虚者，故用药专于温理。(《柳选四家医案·环溪草堂医案·中卷》)

子和论七疝，都隶于肝。近因远行劳倦，奔走伤筋，元气下陷，其疝益大。盖筋者，肝之合也；睾丸者，筋之所聚也。大凡治疝，不越辛温苦泄；然劳碌气陷者，苦泄则气益陷，当先举其陷下之气，稍佐辛温，是亦标本兼治之法。

补中益气汤加茯苓、茴香、延胡、全蝎、木香。

又丸方：党参、白术、茯苓、吴萸、乌药、川楝子、木香、茴香、当归、苁蓉、枸杞。

柳宝诒按：论病亲切不浮。(《柳选四家医案·环溪草堂医案·中卷》)

五官科医案

◆ 耳菌

郁怒伤阴，木火上乘窍络。耳生息肉，名曰耳菌，最属淹缠，久久不已，防有血出翻花之变。

生地、丹皮、北沙参、玄参、远志、钩钩、羚羊角、石决明、刺蒺藜、滁菊。

另用藜芦、腰黄、硇砂。

上三味，皆少许，为细末，点入耳中立效。

胆热移脑为鼻渊，肝热移肺为鼻痔。病根日久，难以卒效。

羚羊角、丹皮、黑栀、甘菊、玄参、辛夷、苍耳子、石决明。

另用雄黄、月石、冰片，研末，擤鼻。

柳宝诒按：耳菌、鼻痔，均属外证，须另用专方治之。先生长于外科，故用药自然丝丝入扣。(《柳选四家医案·环溪草堂医案·下卷》)

◆ 烂喉痧

烂喉痧证，来势甚暴，甫周一日，丹疹密隐，咽喉已腐，壮热无汗，大便泄泻，烦躁渴饮，脘腹按之痛。邪不外达，炽盛于里，燎原之势不可响迩。恐其遽尔内陷，昏喘生变。现在方法，辛凉透散，通同一律，无所短长。鄙见莫若且用凉膈散，上者上达，表者表达，里者下达，庶几热从外出而痧透，火从下泄而躁安。按《内经》病机，暴注下迫，皆属于热；仲景方论，急下之法，正以存阴，幸勿拘泥患泄泻而遂谓不可再下也。虽然智愚千虑，各有得失，尚祈高正是。

凉膈散加牛蒡子、桔梗、枳实。

柳宝诒按：既患丹痧，则营络中心必有热邪。方中丹皮、鲜地、银花、玄参等味，断不可少。

再诊：投凉膈散，烦躁略安，脘痛已止；胸膈之燔，稍衰其势；而咽喉红肿，干咳呛逆，上炎之火，未熄其威。况丹痧一片，点粒模糊。证交三日，正属邪张之际，尚在险途，未归坦境。拟方再望转机为妙。

犀角、连翘、玄参、川贝、桔梗、鲜石斛、牛蒡子、鲜薄荷根、芦根。

痧回热减，温邪初退之余，咽喉反腐，虚火又从而附之。良由久患喉痹，阴虚火亢，热淫摇动，亢焰复张，用方最宜加谨。过清恐伤脾胃，早滋恐恋余邪。姑拟甘凉法，平调肺胃，冀得上焦清肃。

鲜石斛、大贝、玄参、生草、丹皮、沙参、羚羊角、扁豆、稽豆衣、雪梨。

柳宝诒按：看似平淡无奇，实已斟酌尽善。（《柳选四家医案·环溪草堂医案·下卷》）

◆ 牙疳

暑邪湿毒走入营中，遍身骤发紫黑蓝斑，鼻血龈腐，此属发斑牙疳之险证，倘至壮热神昏，不可挽矣。

羚羊角、犀角、黑栀、丹皮、银花、连翘、鲜石斛、鲜生地、知母、芦根。

柳宝诒按：此证于清营中宜稍参疏透之意。（《柳选四家医

案·环溪草堂医案·下卷》)

肝经郁火，乘犯阳明，牙龈痒痛出血，而发牙疳。舌红碎裂，头眩心烦，是营阴内亏；而纳谷气撑，又属脾气虚也。犹喜大便燥结，可用清滋法，先平其炎上之火。

羚羊角、鲜生地、鲜石斛、玄参、麦冬、石决明、女贞子、茯苓、枣仁。

柳宝诒按：立方专于养阴熄肝，愚意再加广皮、鸡内金，以健运脾气，似更周到。(《柳选四家医案·环溪草堂医案·下卷》)

◆ 牙宣

少阴肾水不足，阳明胃火有余，牙宣出血，晡时微寒壮热，而其脉极细，此素体之阴亏也。当凭证论治，用景岳玉女煎。

生地、知母、牛膝、川连、石膏、麦冬、薄荷、芦根。

柳宝诒按：此证之脉细，想系素禀如是，若云阴虚，未必脉细也。总之，须见证确有可据，乃可舍脉从证，未可冒昧以将事也。(《柳选四家医案·环溪草堂医案·下卷》)

◆ 牙漏

牙龈渗脓，二载不愈，此属牙漏。肾虚而胃有湿热所致。

六味丸三钱，资生丸二钱。

相和，每朝四钱，淡盐汤送下。

柳宝诒按：六味补肾固佳，资生清湿热，似嫌力量不到。(《柳选四家医案·环溪草堂医案·下卷》)

其他医案

◆ 湿热秽毒

广风自头而起，渐延遍体。湿热秽毒之邪从鼻而受，为日既久，未易扫除。拟用金蟾脱甲酒意。

金银花二两，蟾蜍（去肠）一只，苦参三两，大黄一两，皂荚子十粒，川芎一两，白鲜皮二两（一本有蛇脱一两），甲片二两。

用陈酒五斤，浸七日，每日饮杯许。

柳宝诒按：此与前条之证，皆系余毒所致。(《柳选四家医案·环溪草堂医案·下卷》)

附三： 柳宝诒评选
　　　　爱庐医案

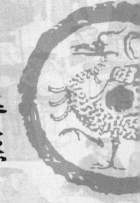

内科医案

◆感冒

发热恶寒，头项强痛，无汗胸痞，脉浮紧细。证属正伤寒，南方所罕见。询系连朝营墓辛勤，届在严寒，又居旷野。太阳表证悉具，宗仲圣不汗出而烦躁者，大青龙汤主之。

麻黄五分，桂枝五分，防风一钱，杏仁三钱，甘草四分，羌活七分，生石膏三钱，生姜五分，大枣二枚。

柳宝诒按：证在初起，似不必遵用石膏。就案中所述，乃麻黄汤的证。

再诊：病甫两日，太阳证未罢，而阳明、少阳证已悉具。可知南人禀赋柔弱，其传经之迅速若此。汗既未畅，拟三阳并泄。

麻黄四分，柴胡四分，白芷七分，葛根七分，羌活五分，杏仁三钱，连翘一钱五分，黑山栀一钱五分，姜渣五分，大枣三枚。

三诊：汗畅热解，烦躁已除，脉转细小，形疲体酸，嗜卧而思纳谷矣，其发也凶悍，其传也迅速，其退也易易。究属质弱者，易感易达，不若北方风气刚劲，禀赋厚而腠理实，必至传遍六经乃已。是证若宗三时六气治之，势必淹缠几候耳。拟和营卫法。

桂枝四分，橘白一钱，姜渣三分，防风七分，茯苓三钱，桑枝五钱，秦艽一钱五分，大枣二枚。

柳宝诒按：南方少正伤寒证。方案虽平浅，宜存之，以扩闻见。（《柳选四家医案·评选爱庐医案·外感门》）

◆ 发热

表热九日，有汗不解，舌绛起刺，烦渴引饮，闻作寒战之象，热甚下午，至夜神志时糊，脉洪无力。阳明经分之邪，又传少阳，阳明腑分之滞，灼伤津液，极似大柴胡证，而与脉情不符。细绎病情，正虚津竭。既非陷里之神糊，如何香开？致使内传，欲其腑滞能通，必俟津回液复。拟宗仲圣人参白虎汤意，参入景岳柴胡煎，庶与脉证符合。诸先生以为何如？

参须一钱，柴胡四分，石膏七钱，鲜石斛七钱，玄参一钱，竹叶三钱，麦冬一钱五分，黑山栀一钱五分，知母一钱五分。

柳宝诒按：于虚实进退之间，惨淡经营，良工心苦。

再诊：汗热烦渴已减，舌绛淡而尖刺已少，津液稍回，正气较振，脉数未平，神志已爽。少阳、阳明之表分既清既泄，而腑分之滞尚待清润育阴而下也。切勿因滞而遽投荡涤。审证二字，其难其慎，临时应变，平日之工夫也。

生地四钱，知母一钱五分，银花一钱五分，赤芍一钱五分，麻仁三钱，瓜蒌仁三钱，花粉一钱五分，丹皮一钱五分，鲜霍石斛一两。

柳宝诒按：此取增液，以行宿滞之意。(《柳选四家医案·评选爱庐医案·外感门》)

表热四候，额汗如淋，汗时肤冷，汗收热灼。消滞泄邪，清补诸法，已遍尝矣。诊脉虚细，惟尺独滑，舌苔已净，胃纳稍思。细绎脉证，病邪不在三阳，而在三阴。考仲圣有反发热一条，是寒邪深伏少阴之阳分，今乃湿温余邪，流入少阴之阴分，良由少年肾气不藏所致。治当宗其旨，变其法。拟补肾阴，泄肾邪，一举两得，庶可许热解汗收。

熟地五钱，枸杞炭一钱，独活一钱五分，茯苓三钱，五味子七粒，细辛三分，牛膝五分，丹皮一钱。

柳宝诒按：能从对面勘出，比为善读书人。惟方中熟地，何不如生地为得。

再诊：热解已净，自汗亦收，脉滑已和，纯乎软弱，神情向倦，而虚象旋著。拟转用补养。

参须一钱，枸杞子一钱，山药三钱，丹皮一钱五分，泽泻一钱，熟地五钱，杜仲三钱，茯苓三钱，牡蛎七钱，萸肉一钱五分，炙草三分。（《柳选四家医案·评选爱庐医案·伏气门》）

壮热神糊，陡然而发，脉数大而混糊无序。舌垢腻而层迭厚布，矢气频转，小溲自遗，脘腹痞硬，气粗痰鸣。既非寻常六气所感，亦非真中、类中之证。观其濈濈自汗，汗热而不黏指，转侧自如，四体无强直之态，舌能伸缩，断非中风。设使外感，何至一发便剧，而安能自汗。倘守伤寒先表后里，下不嫌迟之例，是坐待其毙矣。亦曾读吴又可先里后表，急下存阴之论？盖是证也。一见蓝斑，则胃已烂，而包络已陷，迅速异常。盍早议下，尚可侥幸，诸同学以为然否？

厚朴一钱，大黄八钱，黄芩一钱，枳实一钱，槟榔一钱，草果四分，知母一钱五分，陈皮一钱。

柳宝诒按：论证明确，方亦老当，绝无帮贴肤凑之弊。

再诊：神志得清，表热自汗，腹犹拒按，矢气尚频，便下黏腻极秽者未畅，小水点滴如油，脉数略有次序，舌苔层布垢浊。胃中秽浊蒸蕴之势，尚形燔灼。必须再下，俟里滞渐楚，然后退就于表。吴又可治疫之论，阐发前人所未备，甚至有三四下，而后退走表分者。若作寻常发热论治。岂不谬乎！

大黄五钱，枳实一钱五分，银花二钱，知母一钱五分，细川连五分，丹皮一钱五分，滑石三钱，玄明粉一钱五分，厚朴一钱。

柳宝诒按：此等证，有下至三四次而后清者，必须有胆有识，方能奏功。后二方亦层次井井，的是老手。

三诊：大腑畅通，悉是如酱如饴极秽之物。腹已软而神已爽，表热壮而汗反艰。舌苔半化，脉数较缓，渴喜热饮，小水稍多。此际腑中之蒸变乍乎，病已退出表分。当从表分疏通，先里后表之论，信不诬也。

柴胡五分，枳实一钱，通草一钱，厚朴七分，法半夏一钱五分，连翘一钱五分，橘皮一钱，赤苓三钱，大腹皮一钱五分，藿香一钱。

四诊：表热随汗就和，舌苔又化一层，脉转细矣，神亦倦矣。病去正虚之际，当主以和养中气，佐轻泄以涤余热，守糜粥以俟胃醒。慎勿以虚而早投补剂，补之则反复立至也。

桑叶一钱五分，石斛三钱，扁豆三钱，神曲一钱五分，丹皮一钱五分，豆卷三钱，甘草三分，橘白一钱，薏仁三钱，半夏曲一钱五分。（《柳选四家医案·评选爱庐医案·疫邪门》）

◆ **食少**

病经匝月，表热解后，杳不思纳，脉静舌净，神倦言懒。既无外感留恋，又非老景颓唐。睛光流动，面色开旷，问所服之药，苦寒沉降者多矣。谅系胃气为药所困，非病也，亦非衰也。且进和中醒中，以悦脾胃，令其纳谷乃昌。

人参须五分，炒麦冬一钱，炒橘白五分，北沙参三钱，甘草三分，霍石斛三钱，生谷芽一两（煎汤代水），野蔷薇露一两（冲服）。

服药后令煮糜粥，以备半夜病人思纳，切嘱不可多与。

柳宝诒按：此方清润有余，尚欠流动。如胃气呆钝，稍加香、砂；胃有寒涩，稍增姜、夏；敬专和胃，加扁豆、莲子；欲兼和肝，加木瓜、乌梅；均可于此方随宜增入也。

再诊，胃气乍醒，脉形软弱。久后，脏腑之气尚微，纳谷以匀为稳。至于用药，尚利轻灵，须候胃气日隆，方可峻补。盖凡投补剂，必藉胃气敷布故也。经云：百病以胃气为本。又云：安谷则昌。其斯之谓欤。

人参须一钱，益智仁四分，炙甘草三分，石斛三钱，茯神三钱，南枣两枚，北沙参三钱，炒麦冬一钱五分，橘白七分，香谷芽一两。

柳宝诒按：名言至理。凡进补剂者，须识此意。

竟日悲思，半载纳减。询非恼怒感触所致，在病人亦不知悲从何来。一若放声号泣，乃能爽快，睡醒之际特甚，余如默坐亦然。韩昌黎云：凡人之歌也有思，哭也有怀，出于口而为声者，其皆有不平者乎！夫悲哀属肺，寝则气窒，醒则流通。想其乍醒之际，应通而犹窒焉，是以特甚。搜之脉象，右寸细数而小滑，伏火挟痰有诸。或更有所惊恐，惊则气结，结则成痹，痹则升降失常，出纳呆钝，胃气所以日馁耳。拟以开结通痹为先，毋急急于补也。

旋覆花一钱五分，玄参一钱，炒竹茹一钱五分，瓜蒌皮一钱五分，薤白头三钱，紫菀七分，橘络一钱，安息香三枝，生铁落两许。

用铁锤，于擂盆内，和开水研至数百转，取汁冲入一小杯。

柳宝诒按：推想病情，思路曲折以达。

再诊：两进开结通痹之后，悲哀之态顿释，咯痰黄厚，胃纳稍思，脉之滑数亦缓。其为痰火痹结也明矣。拟以清泄通降继之，补不可投，岂妄谈哉。

炙桑皮一钱五分，炒竹茹一钱五分，瓜蒌霜一钱五分，杏仁三钱，黑栀一钱五分，丹皮一钱五分，橘络一钱，冬瓜子三钱，紫菀五，丝瓜络一钱。(《柳选四家医案·评选爱庐医案·内伤杂病门》)

◆ **呕吐**

得食则呕，已延月余。形神疲乏，宛如膈证；听其言，观其人，惟知明而动，晦而休，务农无恙者流。诊左关脉数，右关细软，舌白口苦，寒热往来，汗之有无，病者不知。盖少阳见证，原有呕恶，揆其病情，是任其呕逆，以致反胃厌谷，胃气日逆，似乎噎膈。实由邪蕴于少阳一经，胃被邪克，气不通达。据是脉证，宜先泄少阳之邪为要，拟小柴胡法，佐以辛通。

柴胡七分，制半夏一钱五分，制厚朴七分，苏叶七钱，苏子一钱，炒川椒二分，橘皮一钱，青皮一钱，淡姜渣五分（后入）。

柳宝诒按： 治病不难，难在探取病情，能得真谛。

再诊：前方嘱服两剂，据述服后壮热大汗，湿透衣被，即思纳粥。因其效验，连服一剂，今已吃饭。惟力不充耳。诊其脉，左关已软，右脉尚细，续与和中。

党参三钱，归身一钱，续断一钱，白术一钱，茯苓三钱，陈皮一钱，炙甘草三分，前胡三分，煨木香三分。

柳宝诒按： 方中归身、续断，似非此证所宜。(《柳选四家医案·评选爱庐医案·外感门》)

恼怒伤肝，木火犯胃入膈，支撑胸背，呕吐血块痰涎，不纳不便，舌白苔腻。胃为水谷之海，多气多血之腑，性喜通降，所畏倒逆。经此气火冲激，湿浊乘机错乱，倘肆其猖狂，厥势立至。

若再侮脾土，胀满必增。左脉弦硬，右脉细软，谷不沾唇者已五日，胃气恚矣，而呕尚其，中无砥柱，何恃而不恐。诸先生所进苦寒沉降，盖欲止其呕而顺其气，诚是理也，然《内经》云：百病皆以胃气为本。苦寒性味，又属伐胃，胃不能安。药力何藉？拙拟苦寒以制肝之逆，苦辛以通胃之阳，而必参以奠安中气，庶几倒逆之势得缓，幸勿拘于见血畏温之议。

人参一钱，吴萸二分，旋覆花一钱五分，川楝子七分，川椒二分，法半夏一钱五分，茯苓二钱，川连二分。

另，肉桂四分，酒炒龙胆草三分，二味同研，饭丸，煎药送下。

柳宝诒按：论病颇有卓见，立方亦稳。惟丸方向桂合龙胆，一寒一热，似下如内桂合川连，取交济之意更佳。

再诊：呕逆已止，胀痛亦缓，左脉弦硬固平。右脉歇止渐见。土德大残，中气亦竭。急进补中立中，仍参约脾制肝之法，惟望胃纳能醒是幸。

人参一钱五分，肉桂三分，炙甘草三分，白术一钱五分，茯苓三钱，炒白芍一钱五分。

柳宝诒按：此建中合四君法。

三诊：胀痛大减。呕逆未平，稍能纳粥，脉俱濡细，胃气渐有来复之机。经云：纳谷则昌。信不诬也。

人参一钱，煨肉果三分，白芍一钱五分，橘白七分，白术一钱五分，炙甘草三分，煨木香三分，茯神三钱，谷芽一两。

柳宝诒按：此养胃和中，善后之方。(《柳选四家医案·评选爱庐医案·呕逆门》)

◆ 腹痛

脾肾之阳素亏，醉饱之日偏多。腹痛拒按，自汗如雨，大便三日未行，舌垢腻，脉沉实。湿痰食滞，团结于内，非下不通。而涉及阳虚之体，又非温不动。许学士温下之法，原从仲圣大实痛之例化出，今当宗之。

制附子五分，肉桂四分，干姜五分，生大黄四钱，枳实一钱五分，厚朴一钱。

柳宝诒按： 论病立方，如良工制器，极朴属微至之妙。

再诊：大腑畅行，痛止汗收，神思倦而脉转虚细。拟养胃和中。

北沙参三钱，甘草三分，橘白一钱，白扁豆三钱，丹皮一钱五分，石斛三钱，白芍一钱。(《柳选四家医案·评选爱庐医案·腹痛门》)

◆ 痢疾

腹痛下痢，昼夜无度，汗冷肢冷，脉细舌白。暑湿热挟滞互结，病经五日不减，嗜酒中虚之体，邪不能化热外达，而见多汗伤阳，多痢伤阴之险。凡里急后重腹痛者，治法宜通；口燥烦躁溲秘者，又当清渗。此证中阳先馁，不能托化；邪滞未动，虚波已至，诚属棘手。姑拟温清并进，宗泻心汤意，参以疏邪化滞。若正气、保和之类，何足恃耶。

制附子五分，厚朴七分，桂木五分，藿梗一钱五分，建曲一钱五分，赤苓三钱，木香三分，姜渣三分，酒炒黄连五分。

柳宝诒按： 此正虚不能托邪之证，若仅与苦寒香燥，痢门之套药，乌能挽回。前后三方，扶阳托邪，选药俱丝丝入扣，所以奏效。

再诊：下痢减半，赤白相杂，肤冷较和，汗亦稀少；舌白苔腻不化，里急后重已缓，诊脉沉细，腹中犹痛。究属中虚湿胜，暑积阻结，不能藉阳和运动。尚非坦途，再拟温中运邪一法。

制附子五分，厚朴七分，黄连三分，白术一钱五分，淡干姜四分，防风一钱，木香三分，枳实七分，丹皮一钱，赤苓三钱。

三诊：痢下大减，舌苔渐化，腹痛除而宿垢亦通，小溲赤而两三度，脉象起矣，谷食思矣。中阳既得运动，无虑邪滞不化也。尚当和中。

白术一钱五分，佩兰一钱，青皮七分，藿梗一钱五分，建曲一钱五分，厚朴七分，扁豆三钱，桔梗五分，肉果四分，滑石三钱，薏仁三钱。（《柳选四家医案·评选爱庐医案·痢疾门》）

暑湿热病下痢，始系赤白垢腻，昼夜数十余次，旬日后痢虽减而纯下血矣。伤及肝肾，病情最深，非易治者。姑先清热存阴，宗厥阴下痢之条。拟白头翁汤合黄连阿胶汤意。

白头翁三钱，秦皮一钱五分，丹皮一钱五分，黄连一钱，地榆炭二钱，白芍一钱五分，荷蒂二个，炒黄柏一钱，阿胶（蛤粉拌炒）一钱五分。

柳宝诒按：方论俱明当。

再诊：下血较昨减半，而其来必阵下，肠中滑泄已甚，关闸尽撤，肾气有下脱之虑。拟用昨方参桃花汤意。

赤石脂四钱，地榆一钱，干姜炭五分，白芍一钱五分，丹皮一钱，阿胶（蛤粉拌炒）一钱五分，炙草三分，炒黄柏一钱，粳米四钱，黄连四分。

柳宝诒按：病虽稍减，尚系紧要关头，不可松手。

三诊：血下缓而大减，脉微神倦，气阴并乏矣。堵塞存阴之药，尚不可撤，拟就昨方加立中意。

原方加人参一钱，另煎冲入。(《柳选四家医案·评选爱庐医案·痢疾门》)

◆ **黄疸**

疸证多种，黑者属肾，肾气过损者曰女劳黑疸。今肌肤舌质尽黑。手指映日俱黯。强壮之年，肾阳早已不举，体虽丰腴，腰软不耐久坐，脉弱神疲，纳减足冷，显属肾脏伤残太甚，尚谓北路风霜所致乎。昔有人患此，遍处医治，皆曰风毒，后遇顾西畴道破证名，宗湿热流入肾经主治，试以此证较之，证虽同而虚实又异矣。现届深冬，姑先治本。需春暖阳和，再商他法。

血余四两，猪油一斤，熬至生枯，取油盛贮，一切食中可以用油者，俱用之。

煎方：制附子七分，炒枸杞一钱五分，炒黄柏一钱，菟丝子一钱五分，茯苓三钱，牡蛎七钱，茵陈一钱五分，杜仲三钱，熟地六钱。

再诊：前方已服二十余剂，肌肤之黑半化，其势渐转阴黄。形神大振，胃纳加餐，且可耐劳理事矣。春令虽交，和暖未回。再拟补养脾肾，耐性摄养为嘱。

人参一钱，沙苑三钱，山药三钱，杜仲三钱，熟地一两，茯苓三钱，白术一钱五分，茵陈一钱五分，杞子一钱五分，续断三钱，菟丝二钱，泽泻一钱五分。

柳宝诒按： 此方中亦当再添温润之药。

三诊：肤色花斑，证转阴黄，较之黑疸，浅一层矣。培植脾肾之药，已进四十余剂，形神色脉，俱属平善。节令将交惊蛰，春暖之气已和。恰当开泄腠理，以涤肤斑。《内经》云：必先岁气，毋伐天和。《易》曰：待时而动，何不利之有。拟宗仲圣茵陈四逆法加减，三剂即停，接服丸药可耳。黑色褪尽之时，当在夏初。

制附子五分，白术一钱五分，赤小豆三钱，麻黄五分，炒黄柏一钱，茵陈一钱五分，连皮苓五钱。

柳宝诒按：此证即非冬时，亦当先以温煦脾肾为主，务使身中阳和之气渐渐煦动。然后投以此剂，方能奏效。接服丸方未见，拟八味去萸、桂，加术、柏。此病证情颇奥，治法亦奇。（《柳选四家医案·评选爱庐医案·黄疸门》）

◆ **眩晕**

眩晕多年，每发于湿蒸之令。今年初夏，潮湿过重，发亦频频。诊脉濡细，舌苔腻白。考古法眩晕一证，慨从《内经》诸风掉眩，皆属于肝之论。大旨不外乎风阳上旋，再辨别挟火挟痰以治之。今按脉证，乃湿郁上泛，挟浊痰腻膈所致。因前人未经论及，而临证亦罕见也。拟辛香运中，以化湿化痰主之。

制厚朴一钱，煨草果四分，炒苏子一钱五分，旋覆花一钱五分，茅术一钱，制半夏一钱五分，陈皮一钱，白芥子七分，椒目五分，赤苓一钱。

柳宝诒按：所论病机极合。方中尚宜参入清泄肝阳之品，如白芍、蒺藜之类方稳；苏子似不必用。

又按：黄坤载《四圣心源》中，论此等证最详。每以木燥土湿为言，勿谓前人未及也。

再诊：眩晕不复作，舌自依然，脉濡便溏，脘中较爽。信系体肥多湿，嗜酒多湿，卧于地坑之上亦感湿，好饮冷茶亦停湿。倘泥于古法而投滋降，不亦远乎。再拟昨方加减，仍守太阴阳明主治。

茅术一钱，煨草果五分，制半夏一钱五分，土炒白术一钱五分，佩兰叶一钱五分，制厚朴一钱，旋覆花一钱五分，藿梗一钱五分，陈皮一钱，通草一钱。

柳宝诒按： 眩晕由于湿痰壅遏者，亦所时有。然其中必有木火内郁，为痰浊所蔽。治当于疏化湿痰之中，仍参清泄之品乃合。

（《柳选四家医案·评选爱庐医案·内风门》）

◆ 水肿

旬日内，遍体俱肿，肤色鲜明。始也，原有身热，不慎风而即止，亦无汗泄。诊脉浮紧，气喘促，小便闭，舌白，不思饮。证系水湿之邪，藉风气鼓行经隧，是以最捷。倘喘甚气塞，亦属至危之道。治当以开鬼门，洁净府为要着。

麻黄五分，杏仁三钱，赤苓三钱，苏子二钱，桂木五分，薏仁三钱，紫菀七分，椒目五分，浮萍一钱五分，大腹皮一钱五分。

外用麻黄、紫苏、羌活、浮萍、生姜、防风各五钱，闭户煎汤，遍体揩熨，不可冒风。

柳宝诒按： 病名风水，立方清灵流动，颇得轻可去实之旨。

（《柳选四家医案·评选爱庐医案·肿胀门》）

◆ 血证

鼻衄盛发，成流不止者已三日，面赤，足冷至膝，脉数，寸关尤甚。血去过多，心荡神驰。阴亏内热之体，厥阳化火上逆，扰动脉络，血行清道，从高灌注而下，非若吐红之易定。血有几何，岂堪如此长流。拟仿志火升腾治例，用凉血滋降法。

犀角七分，炒女贞子一钱五分，黄连五分，熟地六钱，青

449

铅一枚，炙龟板一两，旱莲草一钱，煨磁石五钱，阿胶一钱五分（蚌粉拌炒），盐水炒牛膝一钱五分。

柳宝诒按：此证甚险，用药尚称得力。方中当加童便冲入。

再诊：鼻衄虽止，而面色唇口㿠白；虚阳虽降，而额汗心悸畏明，脉虚而数，舌光而颤。气乏血涵，血无气护，阴阳有离脱之象，气血有涣散之险。急进双补法，庶几有所依附，再佐咸降酸收以摄之。

人参一钱，天冬一钱五分，炒枣仁三钱，秋石二分（烊入），熟地一两，枸杞炭三钱，白芍一钱五分，阿胶一钱五分，茯神三钱，大枣二枚。（《柳选四家医案·评选爱庐医案·失血门》）

◆ **消渴**

乍纳又饥，消铄迅速，如火之燎于原，遇物即为灰烬。病此半月，肌肉尽削。询系失意事多，焦劳苦思，内火日炽，胃液日干，脏阴既损，而充斥之威愈难扑灭耳。姑拟玉女煎加味。

大生地一两，麦冬三钱，玄参一钱五分，阿胶一钱五分，知母二钱，石膏一两，炒白芍一钱五分，女贞子一钱五分，旱莲草一钱，甘草一钱。

再诊：两进甘凉救液，大势仅减二三，渴饮反甚，溲浑而浊，上中之消，又转到肾消矣。三焦兼涉，津液必至告竭，证情极险。再拟从治之法，宗河间甘露法，必得十减七七八八乃幸。

熟地六钱，石膏七钱，肉桂五分，生地八钱，麦冬三钱，炙草五分，白芍一钱五分，人参一钱，盐水炒黄柏一钱五分。

三诊：从治之法，始也依然，药三进而纳日退矣。小水浑浊转清，舌苔光红亦淡。拟宗前方小其制，仍与上中下三焦并治。

熟地八钱，乌梅三分，炙草五分，川连五分，川椒廿粒，生地四钱，肉桂三分，人参一钱，麦冬二钱。

四诊：连进固本从治之法，并参苦辛酸安胃，允推应手。今胃纳安常，诸恙皆平，而津液受伤已极。善后之法，自当立中育阴，以冀其复。

人参一钱，熟地五钱，天冬一钱五分，洋参一钱五分，北沙参三钱，知母一钱五分，麦冬一钱五分，石斛四钱，炙草三分。

柳宝诒按：第一方力量之大，二方立法之巧，三四方用意之周匝，随机而应，步伐井然。具此见解，庶可谈医，然已难其人矣。(《柳选四家医案·评选爱庐医案·消证门》)

◆ 汗证

形凛汗渍，脉濡神糊，舌如覆粉，沉睡痰迷。素系嗜酒之体，湿痰弥漫，蒙遏清阳，扰乱神明所致。非陷也，亦非闭也。慎勿开泄，拟达原饮意。

制厚朴一钱五分，煨草果五分，枳实四分（磨冲），炒陈皮一钱五分，茅术一钱五分，白芷一钱，法半夏一钱五分，山慈菇五分（磨冲）。

柳宝诒按：论病确凿，方亦的当，宜其效若桴鼓也。

再诊：汗渍已收，神志转清。药后呕痰盈碗，呕出渐醒。脉犹濡细，舌苔白腻。弥漫之势虽除，尚宜燥湿祛痰，从太阴阳明主治。

茅术一钱，煨草果三分，制半夏一钱五分，椒目五分，厚朴一钱，炒青皮一钱，白术一钱五分，陈皮一钱，通草一钱，白芥子一钱。(《柳选四家医案·评选爱庐医案·湿病门》)

◆ 疟病

间疟止后复发，发不归期，或二三日，或七八日。发则寒战热甚，两三月如此，从无汗泄。脉沉而细，形瘦骨立，胃纳式微。证由久疟伤阴，阴损不复，其为劳疟显然。现届夏令，已得可汗之时，且服存阴泄邪，以冀汗泄十表，阴复于里，转准疟期，庶有畔岸可依。拟少阳、少阴并治。

柴胡四分，大生地四钱，地骨皮三钱，黄芩一钱五分，鳖甲七钱，青蒿一钱五分，归须一钱，细辛三分，丹皮一钱五分。

柳宝诒按：此病若认作虚证，而投腻补，则愈补愈热，不死不休矣。幸遇明眼人识破，乃能得此生机。

再诊：药四服而值疟来。寒战依然，热势转短，热退时汗已畅达，脉沉转出，神气觉爽，而食物有味。察其转轻之象，皆从汗后。究由外感乘虚蕴伏，愈伏愈深，延为怯象。兹有向外泄化之机。仍宗前议加减，必得转为间疟乃妥。

黄芩一钱五分，炒归须一钱五分，炒知母一钱五分，青蒿一钱五分，鳖血炒柴胡五分，丹皮一钱五分，炒秦艽一钱五分，小生地四钱，荆芥炭一钱，豆卷三钱。

柳宝诒按：寻汗即是生机。仍可用大生地、归身以助阴达邪。

三诊：疟准日作，解后有汗，寒热之势大减矣。脉形细小，舌不生苔。久疟阴伤，复其阴可耳。证属转机，已得坦途，凡腥膻鲜发以及麦食等，均须慎禁。拟清养法，参以泄化。

洋参一钱五分，桑叶一钱五分，炙鳖甲一两，石斛三钱，丹皮一钱，青蒿一钱五分，稽豆衣二钱，谷芽一两，秦艽一钱五分。

柳宝诒按：此善后之法。凡归地等养阴之品似不可少。（《柳选四家医案·评选爱庐医案·疟疾门》）

◆ 奔豚

少腹块磊，上攻及脘，其力猛而痛势剧，转瞬之间，腹中鸣响，则块磊一阵，向下即平。证名奔豚者，因其性情踪迹行止类似江豚耳。然考其证有三：犯肺之奔豚属心火；犯心之奔豚属肾寒；脐下悸欲作奔豚者属水邪。今系肾水寒邪所发，体属阳亏所致。拟以真武汤参奔豚汤意。

茯苓五钱，川芎五分，小茴五分，归尾一钱，附子五分，白芍一钱，半夏一钱五分，橘核三钱，李根皮一两。

柳宝诒按：案语明辨以晰，立方情切不浮。（《柳选四家医案·评选爱庐医案·痕癖门》）

妇科医案

◆ 痛经

痛经数年，不得孕育。经水三日前必腹痛，腹中有块凝滞，状似癥瘕、伏梁之类。纳减运迟，形瘦神羸。调经诸法，医者岂目无之。数载之中，服药无间。何以漠然不应？询知闺阁之时无是病，既嫁之后有是疾，痛之来源，良有以也。是证考古欲无，曾见于《济阴纲目》中，姑勿道其名目，宗其意而立方。不必于平时服，俟其痛而进之，经至即止，下期再服。

荆三棱一钱，莪术一钱，延胡一钱五分，香附一钱五分，制军一钱，归身一钱五分，丹皮一钱五分，川芎四分，桃仁二钱，枳实七分。

再诊：前方于第二期经前三剂。经来紫黑，下有似胎非胎一块，弥月不复痛而经至矣。盖是证亦系凝结于胞中者，今既下矣，复何虑乎。

白芍一钱五分，石斛三钱，川芎五分，醋炒柴胡三分，橘白一钱，白术一钱五分，归身一钱五分，丹皮一钱五分，谷芽一两。（《柳选四家医案·评选爱庐医案·妇人门》）

◆ 崩漏

经停三月，骤然崩冲，阅五月而又若漏卮。询系暴崩属虚。虚阳无附，额汗头震，闻声惊惕，多语神烦，脉微虚软。势将二气脱离，其危至速。拟回阳摄阴法，急安其气血。

附子五分，鹿角霜一钱五分，杞子炭一钱，熟地七钱，五味七粒，白芍一钱五分，人参一钱，龟板一两，天冬一钱五分，山药三钱。

柳宝诒按：证情已急，须得重剂，方可挽回。方中选药甚合，特嫌分量太轻耳。

再诊：脱象既除，经漏较稀，脉犹濡细，神思尚怯。气血乍得依附，再宗暴崩属虚之例，拟温补法。

人参一钱，熟地一两，枸杞一钱五分，鹿角胶一钱五分，杜仲三钱，巴戟一钱五分，白芍一钱五分，归身一钱五分，阿胶一钱五分，天冬一钱五分。（《柳选四家医案·评选爱庐医案·妇人门》）

◆ 产后恶露不畅

上腊严寒生产，受寒必甚。当时瘀露未畅，脐下阵痛，迄今五月未止。阅所服药，皆宗产后宜温之例，固属近是，惜未考经穴经隧耳。譬诸锁则买矣，何以不付以匙？买者不知，卖者当知；病者不知，医者当知，致使远途跋涉，幸遇善与人配匙者。

肉桂一钱，细辛五分，同研末，饭丸，匀五服，每晨一服。

柳宝诒按：方颇奇特。（《柳选四家医案·评选爱庐医案·妇人门》）

外科医案

◆ 瘰疬

恼怒悒郁，内火自生。火能燥痰，则气结痰凝，火性上炎，则痰随之上窜，结核成串于左项，安保右项之不发。壮年朴实之体，而得斯疾，谅亦偏于性情之固执也。倘能暂抛诵读，专以舒闷畅怀为事，则病痰之消，犹可计日而待。盖不若自戕本元者之水亏火旺，而燥痰成串也。设听其在络内四窜，久延必至于溃，则终身之累矣，后悔莫及。聊赠数言，然乎否乎？

旋覆花一钱五分，橘络一钱，白芥子七分，杏仁三钱，苏子一钱，海藻一钱五分，昆布一钱五分，丹皮一钱五分，竹茹一钱五分，香附一钱五分。

再诊：通络化痰、理气开郁之方，已投七服，左项痰核软而可推，余络未窜，脉仍弦数，大便五日不行。内火犹炽，再议化痰通络之法。

海藻一钱五分，鳖甲五钱，黑栀二钱，昆布一钱五分，丹皮一钱五分，旋覆花一钱五分，蒌皮一钱五分，炙甲片七分，白芥子七分，竹沥一两。

三诊：前方五服。痰核已消三粒，所剩四粒亦软而小，其势不至四窜矣。脉弦小软，大便已畅。再拟消痰，以冀速除。然方药虽效，亦半藉怡养功夫耳。

橘核一钱，川楝子一钱，炙山甲七分，土贝母三钱，昆布一钱，丹皮一钱五分，旋覆花一钱，海浮石三钱，黑栀一钱五分，竹沥一两。

柳宝诒按：此案三方，药力不甚结实，而用意颇玲珑，在应酬方中，可云完善。(《柳选四家医案·评选爱庐医案·外疡门》)

◆ 交肠

大小便易位而出，证名交肠。当得之大怒大饱之后，气火错乱，升降失常，以致清浊混淆，水滓不按常道而行，久则难治。

明矾七分，敲如绿豆大，用腐衣五层包扎，淡盐汤送下。日三服，三日丸服可愈。

柳宝诒按：立方简当。(《柳选四家医案·评选爱庐医案》)